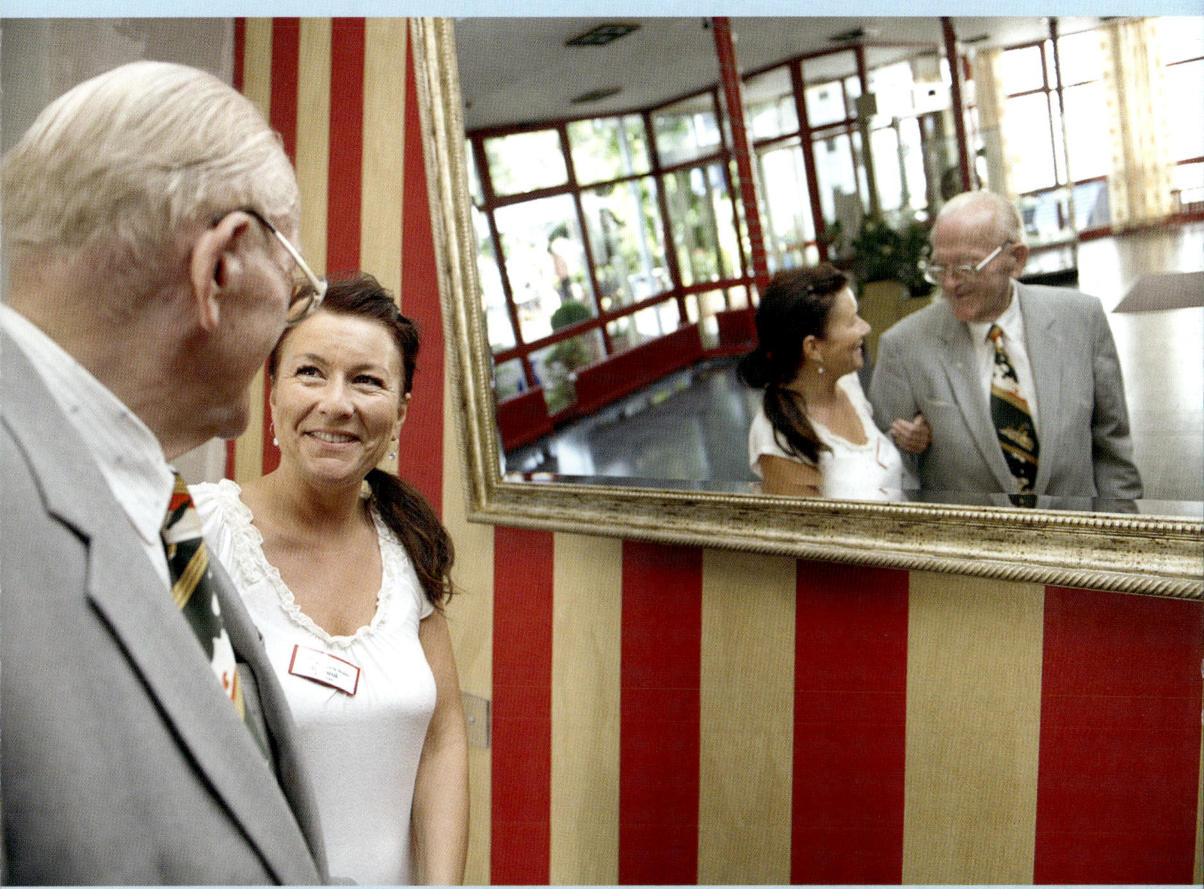

Pflegeplanung

Formulierungshilfen für Altenheim – Ambulante Pflege – Krankenhaus

Jörg Kußmaul,
Alexander Vater

83 Abbildungen
99 Tabellen

Georg Thieme Verlag
Stuttgart · New York

Bibliografische Information
Der Deutschen Nationalbibliothek

Die Deutsche Nationalbibliothek verzeichnet diese Publikation in der Deutschen Nationalbibliografie; detaillierte bibliografische Daten sind im Internet über http://dnb.d-nb.de abrufbar.

Autorenadressen:
Jörg Kußmaul
Health Care Consulting Network
Jägerhausstraße 202
74074 Heilbronn
info@joergkussmaul.de
www.joergkussmaul.de

Alexander Vater
Lontalstr. 13
73312 Geislingen

Wichtiger Hinweis: Wie jede Wissenschaft ist die Medizin ständigen Entwicklungen unterworfen. Forschung und klinische Erfahrung erweitern unsere Erkenntnisse, insbesondere was Behandlung und medikamentöse Therapie anbelangt. Soweit in diesem Werk eine Dosierung oder eine Applikation erwähnt wird, darf der Leser zwar darauf vertrauen, dass Autoren, Herausgeber und Verlag große Sorgfalt darauf verwandt haben, dass diese Angabe **dem Wissensstand bei Fertigstellung des Werkes** entspricht.
Für Angaben über Dosierungsanweisungen und Applikationsformen kann vom Verlag jedoch keine Gewähr übernommen werden. **Jeder Benutzer ist angehalten**, durch sorgfältige Prüfung der Beipackzettel der verwendeten Präparate und gegebenenfalls nach Konsultation eines Spezialisten festzustellen, ob die dort gegebene Empfehlung für Dosierungen oder die Beachtung von Kontraindikationen gegenüber der Angabe in diesem Buch abweicht. Eine solche Prüfung ist besonders wichtig bei selten verwendeten Präparaten oder solchen, die neu auf den Markt gebracht worden sind. **Jede Dosierung oder Applikation erfolgt auf eigene Gefahr des Benutzers.** Autoren und Verlag appellieren an jeden Benutzer, ihm etwa auffallende Ungenauigkeiten dem Verlag mitzuteilen.

Rüdigerstraße 14
D-70469 Stuttgart
Deutschland
Unsere Homepage: www.thieme.de

Zeichnungen: Christiane und Dr. Michael von Solodkoff, Neckargemünd

Umschlaggestaltung: Thieme Verlagsgruppe
Umschlagfotos: Werner Krüper
Postergestaltung: Andrea Schnitzler, Innsbruck;
Fotograf: Alexander Fischer, Baden-Baden

Satz: stm | media GmbH, Köthen
gesetzt aus Adobe InDesign CS5.5
Druck: Grafisches Centrum Cuno, Calbe

ISBN 978-3-13-153991-5 1 2 3 4 5 6

Auch erhältlich als E-Book:
eISBN (Pdf) 978-3-13-166571-3

Vorwort

Sie halten ein neues Buch zur Pflegeplanung in der Hand und fragen sich vielleicht, ob es zu diesem Thema noch ein weiteres Buch braucht? Ist denn nicht alles gesagt und geschrieben worden, was dazu wichtig ist? Dazu meinen wir: „Jedes Buch braucht seine Zeit und jede Zeit braucht sein Buch".

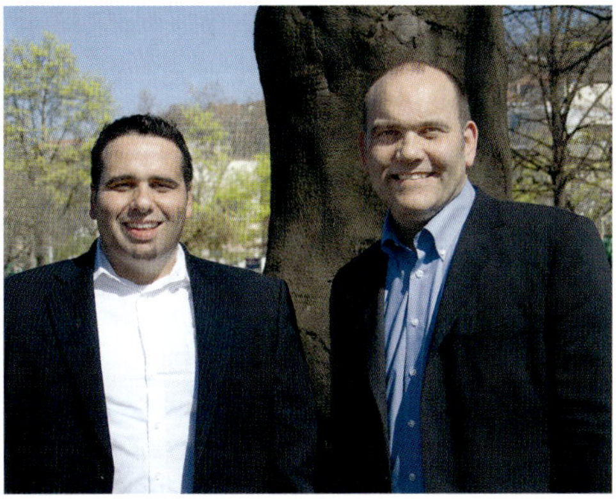

Dieses Buch verfolgt nicht das primäre Ziel, die Grundlagen der Pflegeplanung neu aufzubereiten, sondern es soll Ihnen helfen, unter den sich rasch veränderten Rahmenbedingungen in der Pflegelandschaft möglichst schnell eine auf Ihr Tätigkeitsfeld bezogene, fachlich fundierte Pflegeplanung zu erstellen. Wir haben dazu Ihre Erfahrungswerte aus vielen Jahren der Anwendung und Lehre der Pflegeplanung sowie aus unzähligen Qualitätsüberprüfungen in den verschiedensten Pflegeeinrichtungen in dieses Werk mit einfließen lassen.

Die grundsätzliche Zielsetzung der Pflegeplanung ist unverändert. Sie soll die Pflege transparent und nachvollziehbar machen und ein zielgerichtetes, am Pflegeempfänger orientiertes Arbeiten ermöglichen. Gleichzeitig soll sie die Pflege dabei unterstützen, weg von der intuitiven, zufälligen Pflege hin zur prozesshaft fundierten Pflege zu gelangen. Die Pflegeplanung ist und bleibt damit die Basis für eine hohe Pflegequalität. Sie unterstützt nachhaltig den Prozess der Professionalisierung in der Pflege. Jedoch findet dieser Prozess unter zunehmend erschwerten Bedingungen statt.

Die Gründe für die schwieriger gewordenen Rahmenbedingungen sind sehr vielfältig. Wesentlich sind hier vor allem die immer knapper werdenden finanziellen Mittel im Gesundheitswesen. Das hat in der Krankenhauslandschaft dazu geführt, dass bei steigender Fallzahl zahlreiche Pflegestellen gestrichen worden sind. Laut dem Deutschen Institut für Pflegeforschung (DIP) waren dies allein im klinischen Bereich in den letzten 10 Jahren 50 000 Vollzeitstellen. Das hat zur Folge, dass mit immer weniger professionell Pflegenden die gleiche bzw. eine bessere Qualität erreicht werden soll.

Der persönliche Anspruch der Pflegenden, gut zu pflegen, ist sicherlich unverändert hoch. Doch immer mehr stoßen mit diesem Anspruch unter den aktuellen Bedingungen an ihre Grenzen. Sie arbeiten in einem Spannungsfeld, in dem es sehr schwer fällt, einen gangbaren Weg für die Anvertrauten, für sich selber und die Interessensgruppen zu finden. Nicht wenige sind damit überfordert und tragen sich mit dem Gedanken, bereits nach wenigen Arbeitsjahren aus dem Beruf auszusteigen.

Auch die Öffentlichkeit hat ein zunehmendes Interesse an einer hohen und zuverlässigen Pflegequalität. Zum einen haben wir eine zunehmende Zahl von immer älter werdenden Menschen in unserer Gesellschaft und zum anderen haben zahlreiche Pflegeskandale in der jüngsten Vergangenheit dafür gesorgt, dass das Thema Pflege auf der Tagesordnung steht. Die Politik hat darauf reagiert und verschärfte Qualitätsvorgaben erlassen, die durch die Aufsichtsbehörden streng kontrolliert werden. Jüngstes Beispiel ist die medienwirksame Einführung der Qualitätsprüfungsrichtlinien (QPR), mit deren Hilfe die „Qualität" von Pflegeeinrichtungen in Schulnoten erfasst werden soll. Leider wurden die Qualitätsvorgaben einseitig erhöht, ohne hierfür die notwendigen zusätzlichen finanziellen Mittel bereitzustellen.

Zentraler Schwerpunkt der Überprüfungen ist die ordentliche und nachvollziehbare Pflegeplanung und Pflegedokumentation. Dass dies für die Aufsichtsbehörden eine unabdingbare Voraussetzung zur Durchführung einer sach- und fachgerechten Pflege darstellt, zeigt der verordnete Aufnahmestopp durch die Heimaufsicht in einer stationären Pflegeeinrichtung in Baden-Württemberg. Dort kam es zu schwerwiegenden Komplikationen bei einigen Bewohnern, die nach Meinung der Aufsichtsbehörde durch eine entsprechende Dokumentation zu verhindern gewesen wären (Az. 10 K 1446/03). Einige Einrichtungen, die schlechte Pflegenoten erhalten hatten, kommentierten ihren veröffentlichten Prüfungsbericht paradoxerweise damit, dass die festgestellten Mängel tatsächlich gar nicht vorhanden, sondern nur nicht entsprechend nachvollziehbar dokumentiert geworden wären. Klar ist jedoch: Ohne eine nachvollziehbare Dokumentation kann diesen Zweifeln gegenüber Dritten jedoch nicht glaubhaft begegnet werden.

Ein weiterer Grund, warum sich die Rahmenbedingungen weiter verschärfen, ist der fehlende Nachwuchs an kompetenten Pflegekräften. Obwohl der Pflegeberuf zu den gesellschaftlich anerkanntesten Berufen zählt, sind doch zu wenige junge Menschen bereit, sich der Aufgabe zu stellen. Die Auswirkungen des Personalmangels zeigen sich insbesondere im Bereich der Altenpflege. Es wird deshalb auch offen von einem Pflegenotstand gesprochen. Der viel zitierte demografische Wandel tut ein Übriges, dass diese Situation nicht als nur vorübergehend bezeichnet werden kann.

Trotz alledem darf die Pflege jetzt nicht in Selbstmitleid verharren. Vielmehr ist es die selbstverständliche Pflicht eines jeden professionell Pflegenden, gerade jetzt ein hohes Maß an Transparenz über die geleistete Arbeit zu bieten. Denn nur so wird es möglich, gegenüber den politisch Verantwortlichen die notwendigen Argumente für bessere Rahmenbedingungen schaffen zu können.

Dieses Buch soll Ihnen helfen, den Ansprüchen im Dokumentationsbereich gerecht zu werden. Es soll Ihnen ein täglicher Begleiter sein, um die Anforderungen der Pflegeplanung in Ihrem Arbeitsbereich zu erfüllen. Neben einer kompakten Übersicht zur grundlegenden Systematik der Pflegeplanung erhalten Sie zahlreiche Formulierungshilfen, die konkret auf Ihr Tätigkeitsfeld zugeschnitten sind. Dazu erhalten Sie Tipps, wie Sie die Pflegeplanung zukunftsfähig gestalten können und Information dazu, welche Entwicklungen auf Sie zukommen.

Heilbronn und Geislingen, Oktober 2011

Es grüßt Sie

Jörg Kußmaul

Alexander Vater

Inhaltsverzeichnis

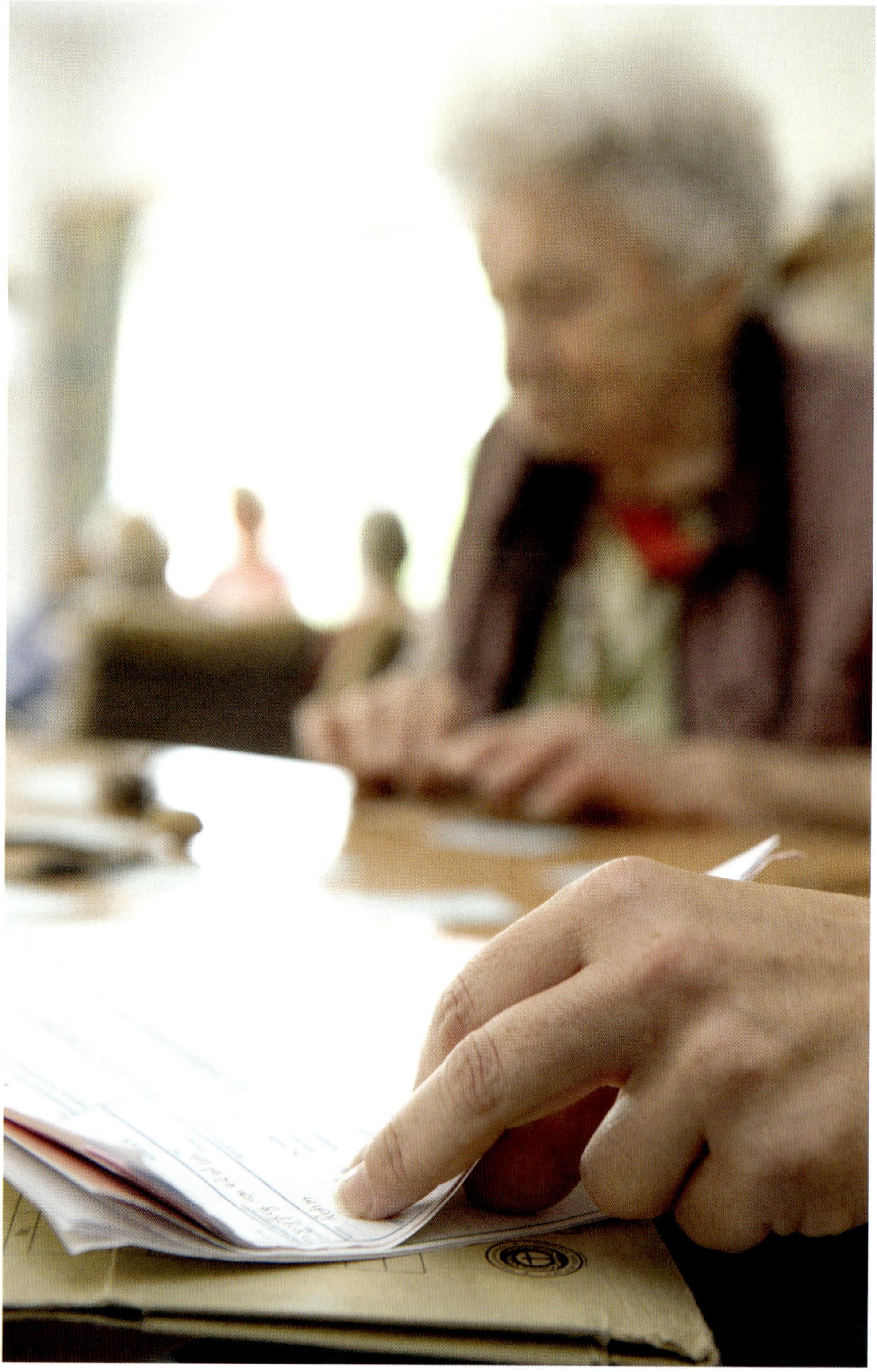

1 Ursprünge und gesetzliche Grundlagen der Pflegeplanung

1 Ursprünge und gesetzliche Grundlagen der Pflegeplanung

1.1 Ursprünge der Pflegeplanung

Die Pflege eines Menschen ist sehr anspruchsvoll und muss individuell erfolgen. Dabei spielen viele Einflussfaktoren eine wichtige Rolle. Die aktuelle Gesundheitssituation, aber auch die Lebensgeschichte. Die Pflege- und Betreuung soll kontinuierlich erfolgen, um die gemeinsam vereinbarten Ziele zu erreichen. Hierzu ist Planung notwendig. Denn nur durch eine strukturierte, patienten- und prozessorientierte Pflegeplanung kann Pflege heute ihren fachlichen, gesellschaftlichen und rechtlichen Anforderungen gerecht werden.

Der Weg von den ersten medizinischen Fallbesprechungen bis hin zur modernen prozessorientierten Pflegeplanung war lang und diese Entwicklung, die Kathryn Steward Hegedus einst in verschiedene Phasen einteilte (Hegedus 1978), möchten wir Ihnen im Folgenden näher vorstellen.

1. Phase

Ab etwa 1900 gab es medizinische Fallbesprechungen, die primär Lehrzwecken dienten. Erst 30 Jahre später wurde gefordert, dass der Patient in den Mittelpunkt der geplanten Pflege kommen solle. Um die pflegerische Versorgung zu gewährleisten, wurden von Buell folgende Schritte zur Planung der Pflege empfohlen:

- „Erkennen eines Problems
- eindeutige Beschreibung und Bestimmung des Problems
- Formulieren einer möglichen Lösung des Problems
- Auswählen der für diesen Fall am besten geeigneten Lösung
- Umsetzen der ausgewählten Lösung
- Beurteilen der Ergebnisse hinsichtlich ihres Misserfolgs bzw. Erfolgs“ (Buell 1930, S. 399).

Erste konkrete Ansätze und Überlegungen für eine geplante Pflege kamen in den 20er und 30er Jahren in den USA auf. Verschiedene Pflegetheoretikerinnen wie z. B. Hildegard Peplau, Dorothea E. Orem, Ida Jean Orlando, Imogene King und Virginia Avernal Henderson befassten sich mit der Planung von Pflege. Die theoretischen Grundlagen des Pflegeprozesses und schließlich die erste Anwendung einer Pflegeplanung fanden jedoch erst in den 50er Jahren statt (Mischo-Kelling 2003).

2. Phase

In den 30er und 40er Jahren wurden in den USA die Fallbesprechungen um sog. Nursing Care Studies erweitert. Das 1937 von der National League of Nursing Education (NLNE) vorgeschlagene Curriculum beinhaltete eine eigene Lehreinheit Planning Patient Care. Hierbei handelte es sich um einen berufsübergreifenden Versorgungsplan, der die Grundlage für die pflegerische Versorgung im Krankenhaus sowie zu Hause darstellte.

3. Phase

Der Nursing Care Plan enthielt Informationen zur Erkrankung des Patienten, zu seiner persönlichen Hygiene, seinen Bedarf für Ruhe und Aktivierung sowie Angaben über seine Vorlieben und Abneigungen. Darüber hinaus war die ärztliche angeordnete Behandlung aufgeführt. Durch den Nursing Care Plan sollte der Patient als Individuum wahrgenommen werden können. „Ein solcher Plan ermöglichte es der Pflegekraft, den Patienten als Individuum zu sehen, und zu erkennen, dass dessen persönliche Pflege bei gleicher Krankheit wie der seines Bettnachbars aufgrund der Tatsache, dass er ein anderer Mensch war, eine andere sein musste“ (Stewart et al. 1948, S. 97 ff.).

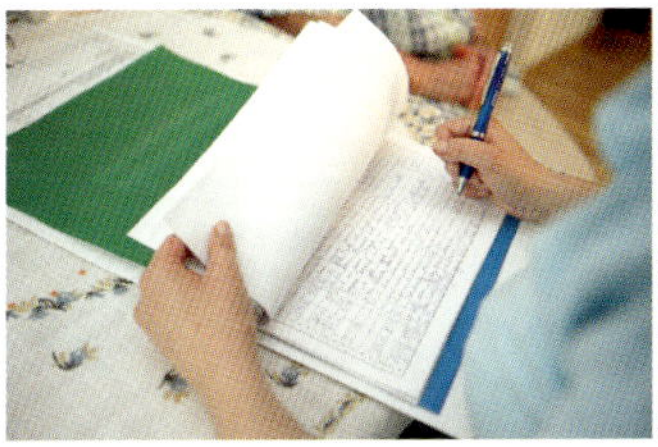

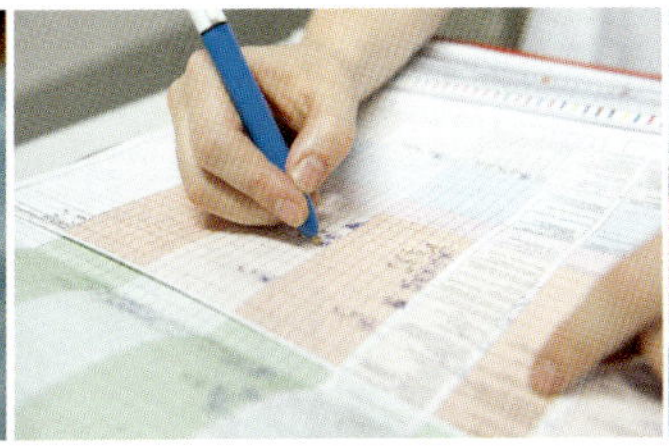

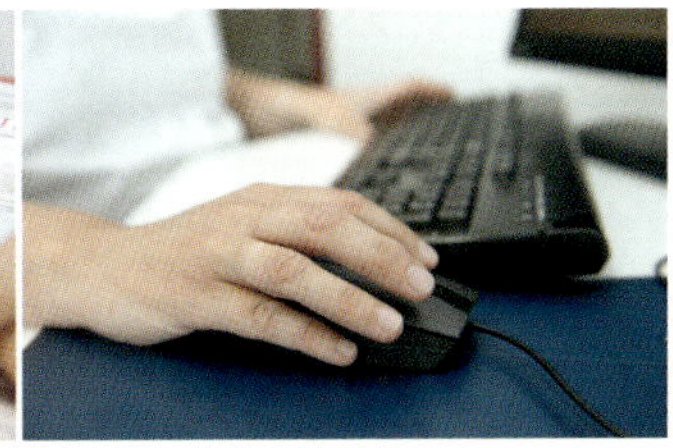

In den 50er Jahren forderten dann Mauksch et al. (1950) die Zusammenführung der Nursing Care Studies mit dem von ihnen vorgeschlagenen Pflegeplan. Dieser setzte sich aus folgenden 4 Teilbereichen zusammen (Hegedus 1978):

1. Probleme der pflegerischen Versorgung
2. davon abgeleitet die Ziele des Patienten
3. die notwendigen Pflegemaßnahmen zur Erreichung dieser Ziele
4. Reaktionen des Patienten

In den späten 60er und frühen 70er Jahren setzte sich der Pflegeprozess in den USA schließlich durch und wurde Grundlage für die pflegerische Versorgung (Tanner 1983). Die American Nurses Association unterstützte 1965 diese Entwicklung mit einem Positionspapier, sodass der Pflegeprozess als aktueller pflegewissenschaftlicher Wissenstand anerkannt wurde. Auch Helen Yura und Mary B. Walsh beschäftigten sich in diesem Zeitraum eingehend mit dem Pflegeprozess und beschrieben detailliert die einzelnen Phasen auf Grundlage der Systemtheorie (Yura u. Walsh 1967).

4. Phase

In den 70er und 80er Jahren forderten v. a. amerikanische Institute, die für die Akkreditierung von Krankenhäusern zuständig waren, dass für jeden Patienten ein Pflegeplan erstellt werden müsse. Dieser solle die Probleme, die geplanten Maßnahmen und eine Beurteilung der erzielten Ergebnisse bis zur Entlassung enthalten (Henderson 1995).

Der Pflegeplan wurde in den USA aufgrund von Reorganisationen der pflegerischen Dienste, Zuordnung von neuen Verantwortungsbereichen zu Case Management Plans (multidisziplinäre, fallbezogene Behandlungspläne) oder zu Critical Pathways weiterentwickelt.

Pflege als Prozess. Die sich in den USA zunehmend etablierte Auffassung, Pflege als einen Prozess zu begreifen, wurde Ende der 60er Jahre von der WHO aufgegriffen und in den folgenden Jahren auch in Europa im Rahmen des mittelfristigen Programms für das Krankenpflege- und Hebammenwesen (1976–1983) verbreitet (Mischo-Kelling 2003).

1.2 Gesetzliche Grundlagen der Pflegeplanung

Längst gehört es zum Alltag professionell Pflegender zu Beginn einer Pflegebeziehung eine schriftliche Planung zu erstellen. Doch diese Herangehensweise ist noch sehr jung und beschreibt einen Meilenstein auf dem Weg der Pflege hin zu einer eigenständigen Profession. Über viele Jahrzehnte hinweg haben Pflegende ausschließlich aus reiner Intuition und nach traditionellem Wissen gepflegt. Die ausgewählten Pflegemaßnahmen waren dabei vorrangig auf das Krankheitsbild ausgerichtet und haben sich weniger an den eigentlichen Bedürfnissen der zu Pflegenden orientiert.

Erst die Professionalisierungsdebatte in der Pflege, die seit den 80er Jahren intensiv geführt wird, hat dazu geführt, nicht mehr die Krankheit als den Ausgangspunkt für Pflegebemühungen zu betrachten, sondern den Menschen mit seinen individuellen Bedürfnissen in den Mittelpunkt für eine Pflegeintervention zu stellen.

Struktur durch Planung

Im Rahmen dieser Professionalisierungsbemühungen wurde dazu der Pflegeprozess als handlungsleitendes Instrument in der Pflege etabliert.

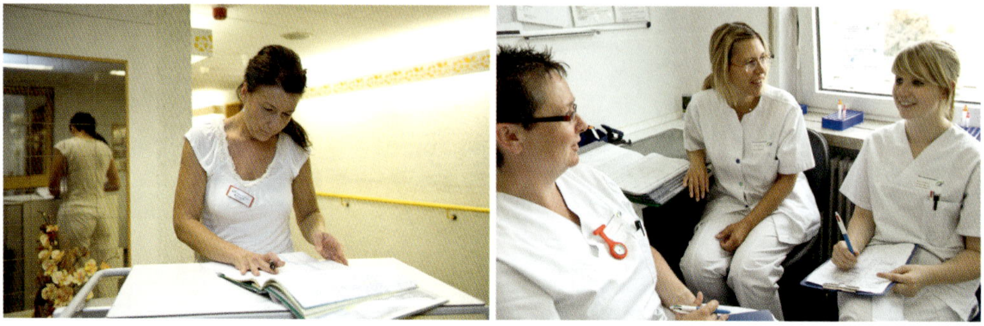

Abb. 1.1 Pflegeplanung und -dokumentation sind heute gesetzlich verankerte Instrumente der professionellen Pflege.

Mit Hilfe dieses Werkzeuges soll erreicht werden, dass Pflege nicht mehr zufällig geschieht, sondern strukturiert und zielorientiert geplant wird.

Die Gesetzgebung hat diesen Anspruch aufgenommen und die „geplante" Pflege in verschiedenen Werken verbindlich für die Berufsausübung festgeschrieben (**Abb. 1.1**).

Krankenpflegegesetz/Ausbildungs- und Prüfungsverordnung

1985 wurde im Krankenpflegegesetz (§ 4 KrPflG) erstmalig „die sach- und fachkundige, umfassende, geplante Pflege des Patienten" als Ausbildungsziel formuliert. Auch das Altenpflegegesetz (AltPflG) von 2000 betonte in § 3, dass die Ausbildung die Kenntnisse, Fähigkeiten und Fertigkeiten zu vermitteln hat, damit „die sach- und fachkundige, den allgemein anerkannten pflegewissenschaftlichen, insbesondere den medizinisch-pflegerischen Erkenntnissen entsprechende, umfassende und geplante Pflege" gewährleistet ist.

2003 wurde in der Überarbeitung des Krankenpflegegesetzes schließlich die Bedeutung der Pflegeplanung weiter hervorgehoben und konkretisiert. So wird in § 3 KrPflG die Verantwortlichkeit der Pflege bei der Durchführung der Pflegeplanung betont. Die Ausbildung soll demnach dazu befähigen, **eigenverantwortlich** die „Erhebung und Feststellung des Pflegebedarfs, Planung, Organisation, Durchführung und Dokumentation der Pflege" (§ 3 KrPflG) auszuüben. Damit dieses Ausbildungsziel überprüft werden kann, wird konsequenterweise in der praktischen Prüfung der Alten- und Krankenpflege die Fähigkeit der prozessorientierten geplanten Pflege explizit erwartet und geprüft.

Sozialgesetzbuch (SGB XI)

Aber nicht nur die Pflegebildungsgesetze verweisen auf die Notwendigkeit der Pflegeplanung. Auch in anderen Gesetzestexten finden sich gezielte Vorgaben und Hinweise, dass und wie die Pflegeplanung als Instrument einzusetzen ist.

So sind in den gemeinsamen Grundsätzen und Maßstäben für die Qualität und Qualitätssicherung, die den § 113 des SGB XI (Pflegeversicherung) konkretisieren, sowohl für die vollstationäre wie auch für die ambulante Pflege klare Regelungen für die Pflegeplanung vorgeschrieben:

Ambulante Pflege

Unter Abs. 3.2.1.2 ist festgelegt: Der ambulante Pflegedienst fertigt für die im Pflegevertrag vereinbarten Leistungen eine Pflegeplanung an. Ziel der Pflegeplanung ist es […] die Fähigkeiten, Ressourcen und Pflegeprobleme des pflegebedürftigen Menschen zu identifizieren sowie Pflegeziele und Pflegemaßnahmen zu vereinbaren. Die Pflegeplanung ist entsprechend der Entwicklung des Pflegeprozesses zu evaluieren und kontinuierlich zu aktualisieren. (Maßstäbe und Grundsätze für die Qualität und Qualitätssicherung sowie für die Entwicklung eines einrichtungsinternen Qualitätsmanagements nach § 113 SGB XI in der ambulanten Pflege vom 27. Mai 2011 Im Internet: http://www.gkv-spitzenverband.de/upload/2011_06_09_MuG_ambulant_Fassung_nach_Schiedsspruch_16742.pdf; Stand: 18.08.2011)

Vollstationäre Pflege

Hierzu steht unter 3.1.3: „Die vollstationäre Pflegeeinrichtung fertigt eine individuelle Pflegeplanung und legt erreichbare Pflegeziele, deren Erreichung überprüft wird, fest. Die Pflegeplanung muss der Entwicklung des Pflegeprozesses entsprechend kontinuierlich aktualisiert werden. Die Pflegedokumentation dient der Unterstützung des Pflegeprozesses, der Sicherung der Pflegequalität und der Transparenz der Pflegeleistung. [...] Das Dokumentationssystem beinhaltet zu den folgenden fünf Bereichen Aussagen [...]: Stammdaten, Pflegeanamnese/ Informationssammlung inkl. Erfassung von pflegerelevanten Biografiedaten, Pflegeplanung, Pflegebericht, Leistungsnachweis. Das Dokumentationssystem ist in Abhängigkeit von bestehenden Pflegeproblemen im Rahmen der vereinbarten Leistungen ggf. zu erweitern. [...] Zu Beginn der Versorgung erstellt die vollstationäre Pflegeeinrichtung eine umfassende Informationssammlung über Ressourcen, Risiken, Bedürfnisse, Bedarfe und Fähigkeiten. [...] Bezugspersonen sind in die Pflegeplanung einzubeziehen. Ziel der Pflegeplanung ist es, unter Einbeziehung des Bewohners seine Fähigkeiten, Ressourcen und Pflegeprobleme zu identifizieren sowie Pflegeziele und Pflegemaßnahmen zu vereinbaren". (Maßstäbe und Grundsätze für die Qualität und die Qualitätssicherung sowie für die Entwicklung eines einrichtungsinternen Qualitätsmanagements nach § 113 SGB XI in der vollstationären Pflege vom 27. Mai 2011 Im Internet: http://www.gkv-spitzenverband.de/upload/2011_06_09_MuG_stat_Fassung_nach_Schiedsspruch_16741.pdf; Stand: 18.08.2011)

Landesheimgesetz (LHeimG)

Ergänzend für den stationären Pflegebereich gibt es in den auf Länderebene geregelten Landesheimgesetzen (LHeimG) weitere Ausführungen und Hinweise zur Pflegeplanung. So wird z. B. im Landesheimgesetz Baden-Württemberg vorgeschrieben, dass ein Heim nur betrieben werden darf, wenn der Träger und die Leitung sicherstellen, dass für pflegebedürftige Bewohnerinnen und Bewohner Pflegeplanungen aufgestellt und deren Umsetzung aufgezeichnet werden (§ 6 Abs. 1 LHeimG Baden-Württemberg) und die Pflegeplanung und der Pflegeverlauf aus der Dokumentation ersichtlich werden muss (§ 8 Abs. 1 LHeimG Baden-Württemberg). Vergleichbare Hinweise finden sich in allen anderen Landesheimgesetzen.

Anforderungen des Medizinischen Dienstes der Krankenkassen

Die schriftliche Planung und Dokumentation des Pflegeprozesses dient nicht nur der reinen Informationsübermittlung, sondern beinhaltet darüber hinaus noch einen weiteren wesentlichen Aspekt für die Pflegenden: Sie können/müssen durch die lückenlose Dokumentation ihrer Pflege auch ihrer Sorgfaltspflicht im Sinne des Haftungsrechts nachkommen. Gerade diesen Aspekt hat der Medizinische Dienst der Spitzenverbände der Krankenkassen e. V. (MDS) in seiner Grundsatzstellungnahme von 2001 konkretisiert.

Die Pflegedokumentation muss nach den Vorstellungen des Medizinischen Dienstes der Krankenkassen (MDK) so nachvollziehbar sein, dass eine 3. Person sich ein zutreffendes Bild über die Pflegesituation eines Pflegeempfängers machen kann.

D ***Wenn nichts dokumentiert wird, wird grundsätzlich davon ausgegangen, dass auch keine Maßnahmen erfolgt sind!***

Gesetzliche Grundlagen

Der MDK beruft sich bei seinem Anforderungsprofil auf folgende gesetzliche Grundlagen:

- Rahmenverträge für die ambulante Pflege, teilstationäre Pflege, Kurzeitpflege und vollstationäre Pflege gemäß § 75 Abs. 1 SGB XI, Richtlinien des Bundesausschusses der Ärzte und Krankenkassen nach § 92 SGB V

- gemeinsame Rahmenempfehlungen gemäß § 132a Abs. 1 SGB V über die einheitliche Versorgung mit häuslicher Krankenpflege
- gemeinsame Grundsätze und Maßstäbe zur Qualität und Qualitätssicherung einschließlich des Verfahrens zur Durchführung von Qualitätsprüfungen nach § 113 SGB XI in der ambulanten Pflege, teilstationären Pflege, Kurzeitpflege und vollstationären Pflege

Ziele

In einer weiteren Grundsatzstellungnahme (MDS 2005) zum Pflegeprozess und zur Dokumentation konkretisiert der MDS weiterhin die Ziele eines Dokumentationssystems. Demnach muss die Dokumentation folgende Aufgaben und Ziele bewältigen:

- Die Dokumentation dient als Nachweis für die professionelle, systematische, aktualisierte und auf den Pflegebedürftigen bezogenen individuellen Pflege.
- Sie sichert die Kontinuität und Organisation der Pflege durch eine übersichtliche, konkrete und vollständige Verlaufsdarstellung.
- Die Dokumentation ist praktikabel zu handhaben, Überflüssiges wird vermieden.
- Sie dient als intra- und interprofessionelles Kommunikationsmittel, auch im Schnittstellenmanagement.
- Sie stellt Informationen für das Qualitätsmanagement zur Verfügung.
- Sie stellt die Leistungsqualität nach innen und außen dar.
- Sie stellt Informationen für das Personal- und Pflegestufencontrolling bereit.
- Sie dient als rechtssicherer Nachweis der pflegerischen Leistung.

Für den Pflegeempfänger bietet die geplante Pflege eine hohe Verlässlichkeit und Kontinuität bei der Durchführung der Pflege sowie Sicherheit hinsichtlich der zu erreichenden Ziele im Pflegeprozess (**Abb. 1.2**).

Fazit

Zusammenfassend verdeutlichen diese Grundsatzstellungnahmen des MDS, dass der Pflegeprozess und die Pflegeplanung zum unveräußerlichen Handwerkszeug pflegefachlicher Kompetenz gehören und aus dem Pflegealltag nicht wegzudenken sind. Der MDS folgt damit auch den Erkenntnissen aus der Pflegewissenschaft, dem Berufsrecht, dem Sozialversicherungsrecht und dem Haftungsrecht.

Anforderungen zur Qualitätssicherung

Rückrufaktionen von Produkten sind in der Wirtschaft keine Seltenheit. Nachträglich wird am verkauften Produkt ein Qualitätsmangel festgestellt, welcher dem Kunden oftmals aus Sicherheitsgründen nicht zumutbar ist und den Hersteller in haftungsrechtlicher Sichtweise in Bedrängnis führen könnte. Diese Rückrufaktionen zur Fehlerbehebung sind oftmals mit ho-

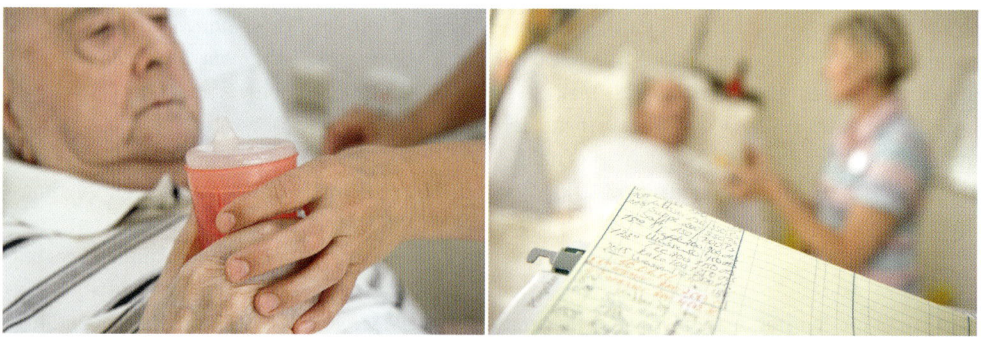

Abb. 1.2 Das Dokumentieren des Pflegeprozesses bedeutet für den Pflegeempfänger Verlässlichkeit und Kontinuität, für die Pflegenden ist es u. a. ein wichtiges Kommunikations- und Organisationsinstrument und bietet Rechtssicherheit.

hen Kosten verbunden wie das folgende Beispiel zeigt:

„Tokio. Es ist ein kleiner Fehler, aber er wird richtig teuer: Der Rückruf von Millionen Toyota-Fahrzeugen wegen technischer Probleme mit den Pedalen wird den japanischen Autohersteller nach eigenen Angaben einen Milliardenbetrag kosten.“ (Spiegel online 2010)

Der gute Ruf und das Image des Herstellers können zusätzlich leiden. Aber immerhin gibt es bei Produkten wie diesen die Möglichkeit der nachträglichen Fehlerbehebung.

Dienstleistungen am Menschen hingegen sind immer einmalig. Die einmal erbrachte Leistung kann nicht rückgängig gemacht werden und eine nachträgliche Fehlerbehebung ist ebenfalls nicht mehr möglich.

Um eine Dienstleistung, wie z.B. die der Pflege, kontinuierlich auf einem hohen Qualitätsniveau gewährleisten zu können (Ergebnisqualität), müssen daher entsprechende Rahmenbedingungen (Strukturqualität) geschaffen und aufrechterhalten sowie die Prozesse (Prozessqualität) von qualifizierten Pflegekräften optimal durchgeführt werden (zur Struktur-, Prozess- und Ergebnisqualität in der Pflege s. Kap. 4, S. 84).

Pflegeplanung als Instrument der Qualitätssicherung. Aus Sicht des Qualitätsmanagements sind für Dienstleistungsunternehmen die Kernprozesse zu beschreiben und die Durchführung quantitativ und qualitativ zu planen. In der Pflege stellt der Pflegeprozess einen der maßgeblichen Kernprozesse dar. Die Pflege und Betreuung muss daher geplant und auf gleich hohem Qualitätsniveau erfolgen. Eine Möglichkeit hierfür ist die Pflegeplanung. Diese wird durch die Pflegebezugsperson gemeinsam mit dem Pflegeempfänger und seinen Angehörigen erstellt. Mit der gemeinsamen Planung der pflegerischen Dienstleistungen findet so auch eine Kundenorientierung – ein weiteres zentrales Merkmal des Qualitätsmanagements – statt.

Haftungsrecht

Das Führen ordnungsgemäßer Krankenunterlagen ist eine bestehende ärztliche Pflicht gegenüber dem Patienten (Bundesgerichtshof, BGH 1978). In seiner Entscheidung vom 18. März 1996 hat der BGH diese Pflicht zur Dokumentation auf pflegerische Tätigkeiten erweitert und dabei deutlich darauf hingewiesen, dass fehlende Dokumentation ein Indiz für mangelhafte Pflege darstelle. Fehlen in den Aufzeichnungen insbesondere Feststellungen über konkrete Gesundheitsgefahren und -risiken (z.B. Dekubitus), so gilt dies als ein Indiz dafür, dass diese nicht erkannt und vorbeugende Maßnahmen nicht in ausreichendem Maße durchgeführt worden ist.

Übernahme- und Durchführungsverantwortung

Die Pflegefachperson übernimmt eigenverantwortlich die Planung und Umsetzung des Pflegeprozesses. Sie trägt auch die Verantwortung für die Durchführung der pflegerischen Maßnahmen und der ärztlich delegierten Tätigkeiten. Kommt es bei der Übernahme zu einem Fehler, kann dies haftungsrechtliche Folgen nach sich ziehen. Die fachlich korrekte Umsetzung des Pflegeprozesses muss daher für Pflegefachkräfte ein selbstverständlicher Bestandteil der Pflegepraxis sein.

Informationstransfer und Beweissicherung

Der Dokumentation kommt in diesem Zusammenhang eine besondere Bedeutung zu. Sie ist wichtig für den Informationstransfer in der Pflege und kann gleichzeitig in der Beweisfunktion im Zivil- und Strafrecht belastend oder entlastend sein. Die Pflegedokumentation stellt aus rechtlicher Sicht eine Urkunde dar und ist entsprechend sorgsam zu behandeln.

Haftung bei fehlendem Handeln

Im Haftungsrecht wird auch auf fehlendes Handeln Bezug genommen: Wird z.B. eine dekubitusgefährdete Person nicht im individuellen Lagerungsintervall gelagert, obwohl die Gefähr-

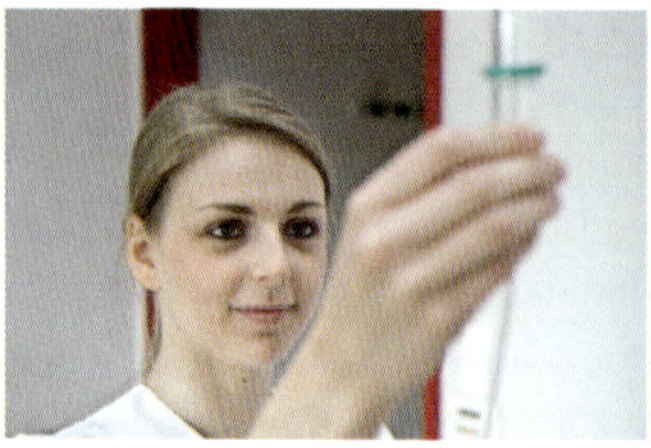
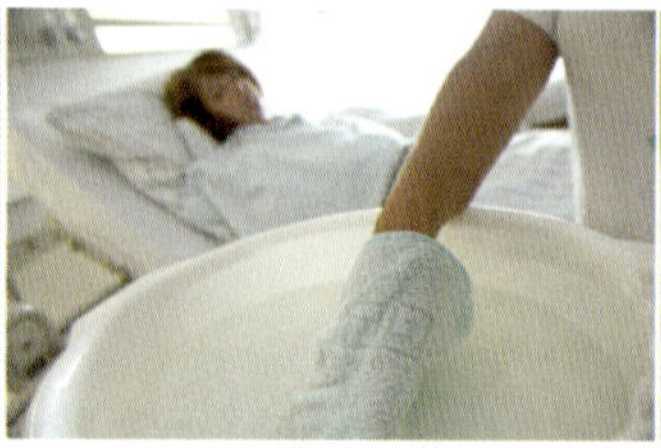
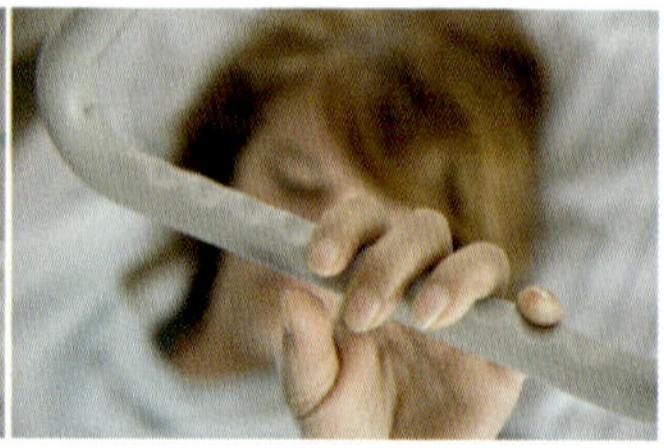

dung nach der Braden-Risikoeinschätzung und pflegefachlicher Einschätzung bekannt ist, lassen sich daraus Schadensersatzansprüche ableiten (**Abb. 1.3**).

„In der Rechtsfolge können nebeneinander zivilrechtliche, strafrechtliche und arbeitsrechtliche Haftungslagen entstehen. Maßstab ist jeweils die Umsicht und Sorgfalt der besonnen und gewissenhaft handelnden Pflegenden. Sorgfältig handelt demnach, wer auf Grundlage des nachgewiesenen Stands des pflegefachlichen Wissens handelt. Eingerissene Verkehrsunsitten und Nachlässigkeiten entschuldigen daher nicht, auch nicht das Bestehen eines ‚verbreiteten Brauchs'" (MDK 2005, S. 54 f.).

§ 823 BGB Schadensersatzpflicht

(1) Wer vorsätzlich oder fahrlässig das Leben, den Körper, die Gesundheit, die Freiheit, das Eigentum oder ein sonstiges Recht eines anderen widerrechtlich verletzt, ist dem anderen zum Ersatz des daraus entstehenden Schadens verpflichtet.

Abb. 1.3 Schadensersatzpflicht. Bürgerliches Gesetzbuch § 823 BGB Abs. 1.

D ***Es gilt der Grundsatz „Was nicht dokumentiert ist, wurde auch nicht gemacht."***

1.3 Pflege planen heißt Pflege professionalisieren

Die Pflege zählt historisch betrachtet zu den Heilhilfsberufen. Das heißt, die Ausübung des Berufes ist geprägt durch die direkte Abhängigkeit der Medizin als Heilberuf. Pflegerische Tätigkeiten bedürfen hiernach erst einer ärztlichen Verordnung. Im klinischen Bereich ist es nach wie vor so, dass es aus juristischer Sicht keinen arztfreien Raum gibt. Zudem wurde die Ausübung der pflegerischen Tätigkeit jahrzehntelang weitgehend unter dem religiösen Deckmantel als „Berufung" und als ein „Dienst am Nächsten" angesehen. Entsprechend schlecht war die finanzielle Entlohnung. Aber auch die Arbeitsbedingungen und die gesellschaftliche Anerkennung waren sehr bescheiden.

Erst Mitte des 20. Jahrhunderts wurden gesetzliche Regelungen geschaffen, die die Grundlagen boten, um den Pflegeberuf als eigenständigen Beruf zu entwickeln. Seit den 70er Jahren ist der Pflegeberuf dabei, sich zunehmend zu emanzipieren (v. a. von der Medizin) und sich als eigenständige Profession zu etablieren. Unterstützt wird dies durch

- die Einrichtung von pflegebezogenen Studiengängen (seit den 80er Jahren),
- der Systematisierung der Pflegepraxis,
- das pflegerische Qualitätsmanagement.

Dadurch gelingt es der Pflege immer mehr, sich die strukturellen und inhaltlichen Voraussetzungen für die Anerkennung als eigenständige Profession zu schaffen. Anzeichen dafür, dass die Politik die Zeichen der Zeit erkannt hat, sind die gesetzliche Ausweitung der pflegerischen Selbstständigkeit und die Erweiterung der Aufgabenfelder und – nicht zuletzt – die damit verbundenen steigenden Qualitätsanforderungen.

Was bedeutet „Profession"?

Damit sich eine Tätigkeit bzw. ein Beruf als Profession bezeichnen darf, muss er bestimmte Merkmale aufweisen. Unter Professionalisierung wird der Prozess verstanden, „an dessen Endpunkt die Profession steht, die durch bestimmte Merkmale gekennzeichnet ist" (Veit 2004, S. 13). Diese sind je nach Professionalisierungstheorie unterschiedlich. Allgemein lässt sich jedoch sagen, dass folgende Voraussetzungen notwendig sind, damit Pflege als eigenständige Profession anerkannt werden kann (Arets et al. 1999):

- Es existiert eine einheitliche theoretische und praktische Ausbildung, die staatlich geregelt ist.
- Nur die Personen, die diese Ausbildung abschließen, dürfen den Pflegeberuf ausüben.
- Der Beruf ist gesetzlich geregelt und anerkannt.
- Basis für pflegerische Interventionen ist wissenschaftlich fundiertes Wissen.
- Die Pflege wird aufgrund eines gesellschaftlichen Auftrages ausgeführt.
- Pflegerische Diagnosen sowie die Planung, Durchführung und Evaluation der Pflege werden selbstständig geregelt.
- Es müssen sog. Vorbehaltstätigkeiten definiert sein.
- Eine eigene Berufsaufsicht muss gewährleistet sein (Pflegekammer).
- Ein Berufsausschluss ist möglich.
- Das Berufsfeld muss klar abgegrenzt sein.
- Es existiert eine einheitliche Berufsethik.

Noch ist die Pflege nicht am Ziel, um alle diese Kriterien erfüllen zu können. Der prozessorientierten Pflegeplanung kommt in dieser Phase der Professionalisierung eine außerordentlich bedeutende Rolle zu. Sie unterstützt den Professionalisierungsprozess in vielfältiger Weise, und zwar indem

- das Pflegewissen benannt und beschrieben wird,
- sie Begründungen für das Pflegehandeln liefert,
- sie die Pflegeleistung transparent dargestellt und damit die Voraussetzung für eine realistische Kostenbestimmung geschaffen wird,
- sie die Grundlage bildet, um Pflege zu evaluieren,
- die Grundlage zur Weiterentwicklung der Pflege geschaffen wird,
- die Aufgaben und das Verantwortungsspektrum der Pflege beschrieben und abgegrenzt werden,
- sie die Entwicklung einer gemeinsamen standardisierten Fachsprache fördert.

Insgesamt kann festgehalten werden, dass eine fundierte Pflegeplanung aus der professionellen Pflege nicht mehr wegzudenken ist und in der aktuellen Situation ein unverzichtbares Instrument zur Professionalisierung der Pflege darstellt.

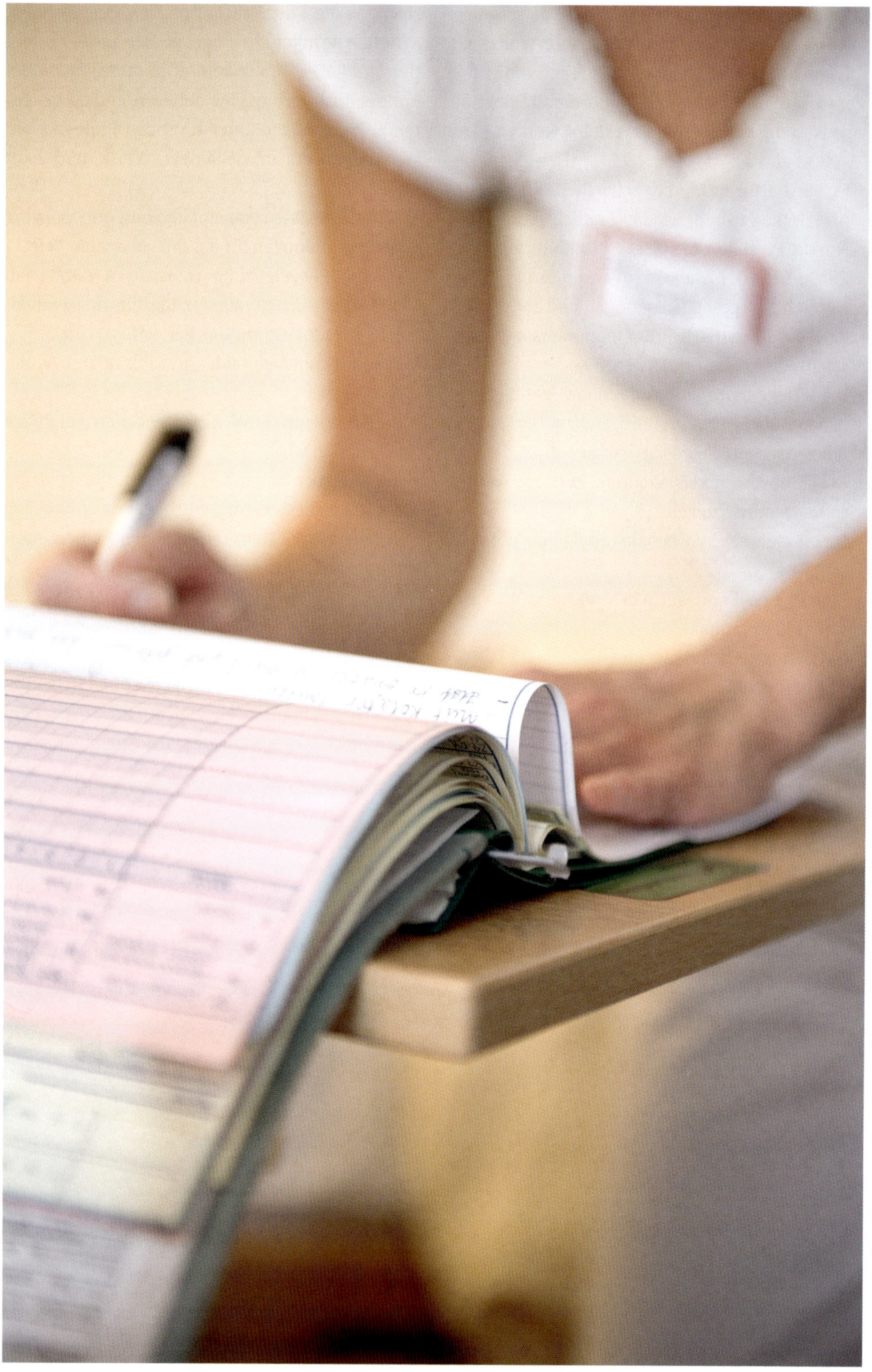

2

2 So funktioniert der Pflegeprozess

2 So funktioniert der Pflegeprozess

2.1 Theorie

M ***„Pflege ist ein dynamischer Problemlösungs- und Beziehungsprozess. Er besteht aus logisch aufeinander aufbauenden Phasen und Schritten, die sich wechselseitig beeinflussen." (MDS 2005)***

Die Entwicklung des Pflegeprozesses beginnt in den 50er Jahren in den USA. Zunächst formulierten die Pflegetheoretikerinnen Hall (1955), Johnson (1959), Orlando (1961) und Wiedenbach (1963) ein 4-schrittiges Prozessmodell. Diese Darstellungen enthielten bereits die Elemente des heute häufig verwendeten 6-schrittigen Pflegeprozesses nach Fiechter und Meier.

Die Prozessschritte gaben professionell Pflegenden die Möglichkeit, die Pflege bedarfs- und zielorientiert zu planen und durchzuführen. Die kreative Umsetzung der Pflegeplanung wurde nachweislich dokumentiert. Somit entstand in den USA schon früh ein praktischer Wissensfundus, der pflegewissenschaftlich ausgewertet werden konnte.

Die theoretische Auseinandersetzung mit den verschiedenen Phasen und Schritten des Pflegeprozesses wurde weltweit in der Fachliteratur aufgegriffen. Im deutschsprachigen Raum begann die fachliche Analyse in den 60er und 70er Jahren mit Reusch (1969), Juchli (1973), Hohlin (1975) und Abermeth (1979), bis Anfang der 80er Jahre der Pflegeprozess verstärkt thematisiert wurde. Jedoch erst die Veröffentlichung von Fiechter und Meier (1981) „Pflegeplanung – Eine Anleitung für die Praxis" setzte Maßstäbe in der Implementierung und Verbreitung des Prozessgedankens in der deutschsprachigen Pflegelandschaft.

Die einzelnen Schritte des Pflegeprozesses wurden im Rahmen einer multinationalen Studie näher untersucht. Die WHO veröffentlichte die Ergebnisse 1987 unter dem Titel „People's Needs for Nursing Care". Damit trug die Weltgesundheitsorganisation maßgeblich dazu bei, den Pflegeprozess als Grundlage einer professionellen Pflege zu etablieren. Auch in Deutschland wurden in der Folge der Pflegeprozess und die darin enthaltene Pflegeplanung als Qualitätsinstrumente erkannt und als gesetzliche Qualitätsvorgaben verbindlich (Krankenpflegegesetz 1985, Sozialgesetzbuch XI, Pflege-Personalregelung 1993).

Phasen des Pflegeprozesses. Nach Monika Krohwinkel besteht der Pflegeprozess aus 4 sich gegenseitig beeinflussenden Phasen und ist zyklischer Natur:

1. Erhebung der Pflegeanamnese
2. Planung der Pflegeziele und Maßnahmen
3. kreative Durchführung und Umsetzung der Pflegeplanung
4. Auswertung und Evaluation auf der Grundlage einer Ist-Soll Bewertung

Die Schritte werden zwar grafisch immer hintereinander dargestellt, jedoch verlaufen diese nicht grundsätzlich in dieser Reihenfolge. Einzelne Schritte können parallel verlaufen (vgl. Krohwinkel 2008).

Erstes deutsches Pflegeforschungsprojekt. Von 1988–1991 förderte das Bundesministerium für Jugend, Familie, Frauen und Gesundheit das erste deutsche Pflegeforschungsprojekt zur Umsetzung des Pflegeprozesses. Am Beispiel von Patienten mit der Diagnose Apoplexie wurden Erkenntnisse über die umfassende Umsetzung des Pflegeprozesses sowie über den Beitrag der Pflege zur Gesundheitsentwicklung solcher Pflegeempfänger gewonnen. Die Ergebnisse des von Monika Krohwinkel geleiteten Projektes „Der Pflegeprozess am Beispiel von Apoplexiekranken" wurden 1993 in der Schriftenreihe des genannten Ministeriums publiziert (Krohwinkel 1993).

Frau Krohwinkel konstatierte hierin u. a.: „Wenn die Methoden und Inhalte des Pflegeprozesses defizitär bleiben, kann auch der Pflegeprozess selbst nicht effektiv sein." (Krohwinkel 1993, S. 276)

2.2 Anforderungen an Sie als Pflegende

Die Einführung des Pflegeprozesses hat einen Paradigmenwechsel im Pflegeverständnis nach sich gezogen. Die rein funktionelle Pflege wurde durch eine pflegeempfängerorientierte, prozesshafte Pflege abgelöst. Neue Arbeitskonzepte, wie z. B. die Bereichs- und Gruppenpflege, das Primary-Nursing-Konzept oder das Case Management sind entstanden. Nur dadurch kann letztlich die Anforderung des Pflegeprozesses erfüllt werden, die individuellen Bedürfnisse des einzelnen Pflegeempfängers bzw. dessen Angehörigen systematisch zu erfassen und darauf angemessen zu reagieren. Durch die Evaluation der Resultate entsteht die Basis dafür, dass die Pflegeperson als Teil des therapeutischen Teams diese Rolle aktiv wahrnehmen kann.

Kompetenzanforderungen. „Um prozesshafte, pflegeempfängerorientierte Pflege zu leisten, benötigt die Pflegeperson umfassendes Fachwissen und sozial-kommunikative Kompetenzen. Sie muss selbstständig und kritisch-analytisch denken können und entscheidungsfähig sein. Sie braucht Kreativität und Flexibilität für die Dynamik des prozesshaften Arbeitens und die erforderlichen Problemlösungen" (Buckley-Viertel 2010, S. 36, **Abb. 2.1**).

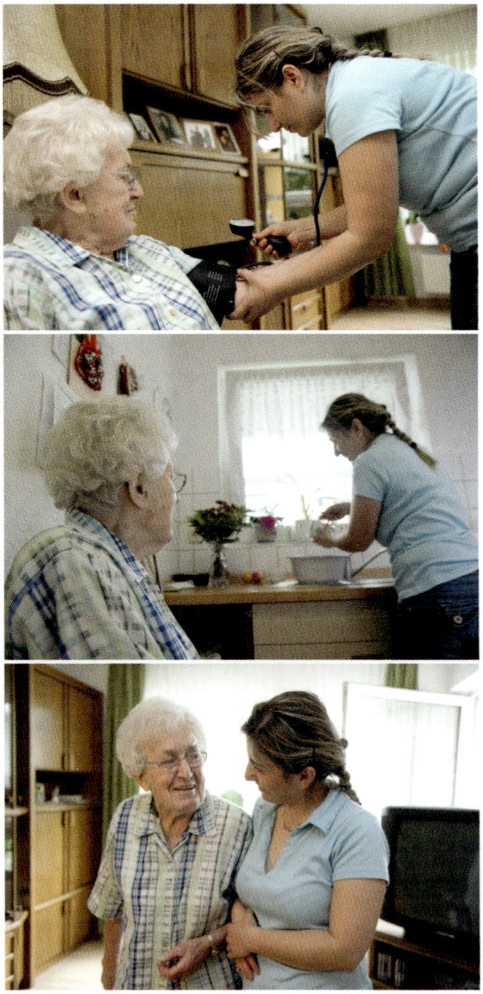

Abb. 2.1 Eine verantwortungsvolle, prozess- und pflegeempfängerorientierte Pflegeplanung erfordert vielseitige Kompetenzen von den Verantwortlichen.

Jeder Mensch ist einmalig und deshalb muss sich der Pflegeprozess auch in der individuellen Planung unterscheiden. Die unterschiedlichen Probleme und Ressourcen, die Einzigartigkeit der Lebensbiografie sowie die Facetten des Charakters eines Menschen fordern die oben beschriebenen Kompetenzen. Zur Professionalität gehört das prozesshafte Denken im Gegensatz zur impulsgesteuerten Laienpflege.

2.3 Ziele des Pflegeprozesses

Die Strukturierung der Pflege in einem definierten Pflegeprozess gibt den Pflegenden und den Pflegeempfängern eine Systematik an die Hand, nach der sie gemeinsam zielgerichtet arbeiten können. Der Pflegebedarf, die Probleme und Ressourcen des Pflegeempfängers werden leichter erkannt und können individuell formuliert werden. Anhand dieser Daten können die pflegerischen Ziele und Maßnahmen klientenbezogen geplant und umgesetzt werden. Nur so kann den individuellen Bedürfnissen entsprochen werden.

Weitere wesentliche Ziele des Pflegeprozesses hat der Medizinische Dienst der Spitzenverbände der Krankenkassen (MDS) in seiner Grundsatzstellungnahme Pflegeprozess und Dokumentation zusammengefasst. Prozessorientierte Pflege bedeutet demnach auch (MDS 2005, S. 11):

- Transparenz, Nachvollziehbarkeit und Sicherheit von Pflege- und Betreuungsleistungen
- Information und Transparenz für den Pflegeempfänger
- Einbeziehung des Pflegeempfängers und seiner Angehörigen
- Gewährleistung einer personellen und fachlichen Kontinuität
- interdisziplinären und innerbetrieblichen Informationstransfer
- objektive Qualitätsbewertung und Qualitätssicherung von Pflege- und Betreuungsleistungen
- juristischer Nachweis der Pflegequalität und Beweissicherung

Dieses methodische Vorgehen grenzt die berufliche Pflege von der Laienpflege ab. Durch den Pflegeprozess wird die Basis dafür geschaffen, die Pflege auf einem einheitlichen Qualitätsniveau durchzuführen und die Rollen der Pflege zu definieren.

Die Arbeitsmethode des systematisierten Pflegeprozesses verfolgt darüber hinaus weitere Ziele: So wird die Dokumentation und die Kommunikation innerhalb eines Teams deutlich verbessert. Er sorgt für Kontinuität, bleibt in seiner Anwendung flexibel und lässt so kreatives Arbeiten zu. Für die Pflegenden wird der Pflegeprozess so zu einem hilfreichen Instrument professioneller Pflege.

2.4 Schritte des Pflegeprozesses

Der Pflegeprozess wird in unterschiedliche Phasen eingeteilt. Hierzu existieren u. a. folgende Modelle (vgl. Lauber 2007):

- 4-Phasen-Modell von Yura und Walsh
- 5-Phasen-Modell nach Brobst
- 6-Phasen-Modell von Fiechter und Meier

Die Grundlagen dieser Modelle sind vergleichbar und hauptsächlich in der Anzahl der einzelnen Schritte zu unterscheiden. Die einzelnen Schritte sind untereinander flexibel und können sich überschneiden. Diese Modelle werden meist als ein Regelkreis dargestellt. Bei Abweichungen in der Zielsetzung oder veränderten Problemen beginnt der Prozess wieder von Neuem oder an einer anderen Stelle.

6-Phasen-Modell

Das im deutschsprachigen Raum am häufigsten angewandte Pflegeprozessmodell wurde von den Schweizerinnen Fiechter und Meier erstellt (**Abb. 2.2**). Dieses gliedert den Pflegeprozess in folgende 6 Schritte (Fiechter u. Meier 1993):

1. Informationssammlung oder Pflegeanamnese
2. Erkennen von Problemen und Ressourcen des Pflegeempfängers
3. Festlegung der Pflegeziele
4. Planung der Pflegemaßnahmen
5. Durchführung der Pflege
6. Beurteilung/Evaluation der Wirkung der Pflege auf den Pflegeempfänger

Im Folgenden werden wesentliche Grundlagen zum 6-schrittigen Pflegeprozess und der damit

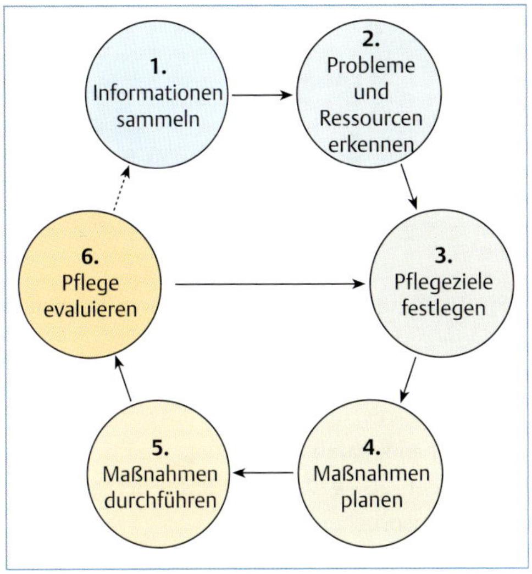

Abb. 2.2 Sechs Schritte des Pflegeprozesses (in Anlehnung an Fiechter und Meier 1993).

verbundenen Pflegeplanung erörtert. In den darauf folgenden Kapiteln 3–5 steht dann die praktische Umsetzung im Vordergrund.

Schritt 1: Informationen sammeln (pflegerisches Assessment)

Zu Beginn einer jeden Pflegebeziehung heißt es: Informationen sammeln! Denn nur aufgrund einer umfassenden und systematisierten Informationsbasis kann eine klientenorientierte Pflege geplant und umgesetzt werden.

Pflegeanamnese erstellen

Dies geschieht zunächst durch eine ausführliche Pflegeanamnese, d. h., pflegerelevante Daten und Fakten werden systematisch erhoben und dokumentiert.

Pflegerisches Assessment. Hier helfen spezielle Erhebungs- und Dokumentationsinstrumente, die auch als pflegerisches Assessment bezeichnet werden.

M ***Unter einem pflegerischen Assessment wird eine theoriegestützte, standardisierte und merkmalsorientierte Einschätzung verstanden mit dem Ziel, vorhandene Pflegeprobleme zu erkennen. Assessmentinstrumente sind z. B. die Braden-Skala zur Einschätzung und Identifikation eines Dekubitusrisikos oder die Numerische Rating-Skala zur Einschätzung der Schmerzintensität.***

Welche Daten werden erhoben? Bei der Erhebung werden neben den Basisdaten zum Pflegeempfänger (also Name, Alter, Beruf, Anschrift usw.) auch Informationen über sein soziales Umfeld erhoben. Es geht darum, spezifische Bedürfnisse, Probleme sowie die individuellen Ressourcen zu erfassen. Insbesondere sind dies Informationen über (vgl. Buckley-Viertel 2010)

- die Person (Name, Vorname, Alter, Beruf usw.),
- den momentanen Gesundheitszustand (Diagnose, Medikamente usw.),
- das Gesundheitsverhalten sowie die Gesundheitsziele,
- frühere Erkrankungen, Verletzungen und die damit verbundenen Erfahrungen,
- die Lebensgewohnheiten und -umstände,
- die soziale Situation (Familienstrukturen, vorhandene Bezugspersonen usw.).

Dieses Assessment wird

- mittels eines Gesprächs mit dem Pflegeempfänger und evtl. seiner Angehörigen,
- durch eine gezielte Beobachtung (z. B. der Mimik und Gestik, Beobachtung der Vitalfunktionen wie Atmung oder Bewusstsein) und
- durch eine körperliche Untersuchung (z. B. Kontrolle des Hautzustandes oder Messung der Körpertemperatur) durchgeführt. Ergänzend können zur Verfügung stehende Dokumente zur Datenerhebung hinzugezogen werden.

Qualität der Daten. Die gesammelten Informationen lassen sich je nach Herkunft und Messbarkeit unterscheiden in:

- **direkt:** Angaben durch eigene Beobachtung, Aussagen des Pflegeempfängers, Selbsteinschätzung usw.
- **indirekt:** Angaben von Angehörigen oder aus Dokumenten (z. B. Arztanamnese, Verlegungsbericht usw.)

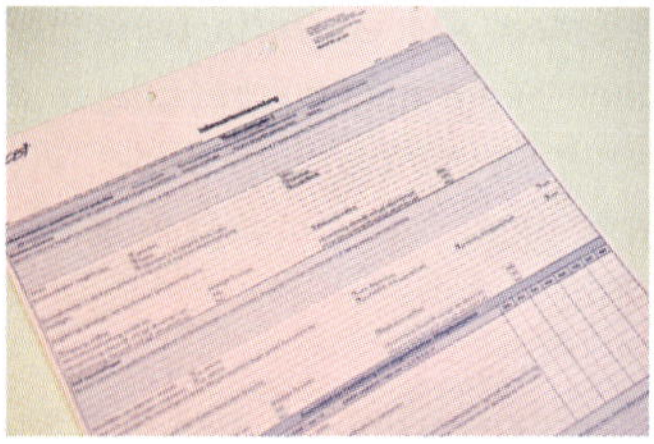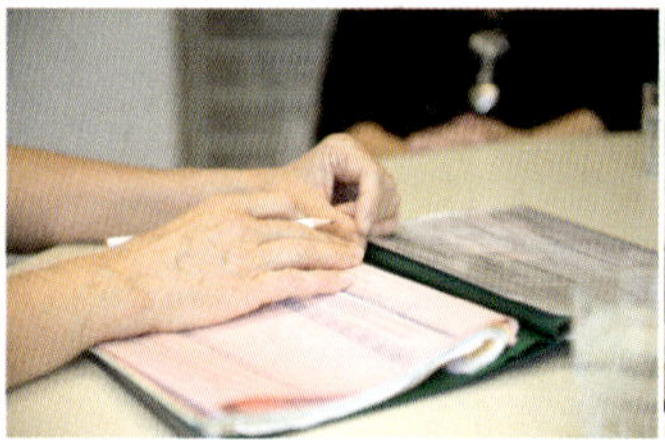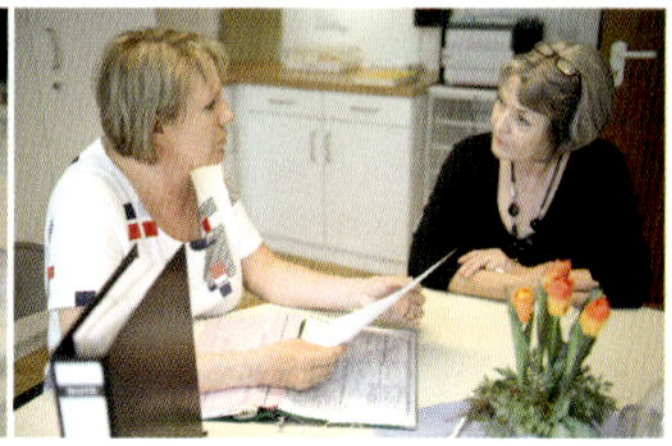

- **objektiv:** Informationen, die beobachtbar und messbar sind (z. B. Größe, Gewicht, Temperatur usw.)
- **subjektiv:** Aussagen des Pflegeempfängers zum eigenen Empfinden (z. B. er fühlt sich müde, hat Ängste und Sorgen usw.)

Anamnesegespräch führen

Da das Anamnesegespräch zu Beginn der Dienstleistung geführt wird, kommt ihm eine besondere Bedeutung im Beziehungsaufbau zu. Es kann dem Pflegeempfänger und den Angehörigen helfen, mögliche Ängste, Nervosität und Unsicherheiten abzubauen und ein Gefühl von Sicherheit, Geborgenheit und persönlicher Anteilnahme vermitteln. Der Pflegebedürftige erlebt im Idealfall zu diesem Zeitpunkt eine Integration in den Versorgungsprozess. Es wird damit gewährleistet, dass nicht *über* ihn entschieden wird, sondern *mit* ihm. Gelingt es, eine offene, vertrauensvolle Atmosphäre entstehen zu lassen, ist eine gute „Pflegebasis" geschaffen.

Die Erhebung der Basisdaten muss schnellstmöglich, spätestens aber innerhalb von 24 Stunden abgeschlossen sein. Die Informationssammlung ist der wichtigste Schritt im Pflegeprozess. Denn erst aufgrund dieser Daten können die Pflegeziele geplant und die notwendigen Pflegemaßnahmen erstellt werden. Es ist daher äußerst wichtig, möglichst alle pflegerelevanten Informationen vollständig, exakt und v. a. nicht wertend zu dokumentieren.

Funktionen der Informationssammlung

Neben der zentralen Bedeutung im Rahmen des Pflegeprozesses hat die Informationssammlung noch weitere bedeutsame Funktionen:

- Sie bietet für alle an der Pflege Beteiligten einen schnellen Überblick über die Aufnahmesituation.
- Sie lässt eine Erfolgskontrolle durch Rückblick auf die Aufnahmesituation zu.
- Sie liefert in Notfallsituationen ohne langes Suchen schnelle und aussagekräftige Informationen zur adäquaten Behandlung.
- Sie dient als Beweisgrundlage bei etwaigen Rechtsansprüchen.

Schritt 2: Probleme und Ressourcen erkennen

Die erhaltenen Daten aus dem pflegerischen Assessment können anschließend durch eine fachkompetente Pflegeperson, optimal die Pflegebezugsperson, analysiert und interpretiert werden. Sie kann daraus die individuellen Ressourcen und Probleme aus der Perspektive des Pflegeempfängers formulieren.

Ressourcen erkennen

M ***Unter einer Ressource wird im pflegefachlichen Kontext die Kraft oder Fähigkeit des Pflegeempfängers verstanden, sich gesund zu erhalten bzw. seine Gesundheit zu fördern. Es sind Fähigkeiten und Möglichkeiten, die für die Lösung seiner Probleme von Bedeutung sein könnten.***

Die Ressourcen eines Pflegeempfängers bilden ein Potenzial an Fähigkeiten und Möglichkeiten, die aktiv in den Pflegeprozess mit einbezogen werden sollten. Dies zeigen folgende Beispiele: Der Pflegeempfänger

- kann sich den Oberkörper selbstständig waschen,
- freut sich auf das Mobilisieren,
- hat große Kraft in den Oberarmen,
- hat Freude am Leben,
- akzeptiert die momentane Einschränkung,
- hört gerne Radio,

- hat guten Kontakt zu seiner Familie,
- hat einen tiefen, festen Glauben,
- hat eine rollstuhlgerechte Wohnung.

Bei jedem Pflegeempfänger sind die Ressourcen individuell verschieden, sie müssen aktuell erfasst und fortlaufend ergänzt werden. **Tab. 2.1** gibt Ihnen hierzu eine kleine Übung an die Hand.

Ressourcen beeinflussen den Genesungsprozess positiv und helfen dem Pflegeempfänger die größtmögliche Selbstständigkeit zu erreichen. Werden die Ressourcen berücksichtigt, steigert dies in vielen Fällen das Selbstwertgefühl des Pflegeempfängers. Abschließend bleibt festzuhalten, dass erst durch die Berücksichtigung der Ressourcen die Pflege aktivierend wirkt.

Tab. 2.1 Erkennen Sie die Ressourcen.
Prüfen Sie, ob es sich um eine Ressource handelt und begründen Sie Ihre Aussage.

Beispiel	*Ressource*		*Begründung*
	ja	*nein*	
Die Tochter kommt regelmäßig zu Besuch und berichtet von Ereignissen in der Familie.			
Frau M. hat zur Aufnahme des Mittagessens nur eine Hand zur Verfügung. Sie besitzt jedoch Geschirr mit erhöhtem Tellerrand, das sie anwenden kann.			
Frau S. ist motiviert, sich im Genesungsprozess aktiv zu beteiligen.			
Herr K. ist motiviert und besitzt die Fähigkeit, sicher an der Bettkante zu sitzen.			
Frau A. ist fähig, sich das Gesicht und den Oberkörper selbst zu waschen.			
Herr U. kann sich eigenständig das Frühstücksbrot zubereiten.			
Frau B., die viel trinken soll, hat eine Vorliebe für Orangensaft und eine Abneigung gegen Mineralwasser.			
Die Körperpflege wird von der Pflegeperson übernommen.			
Herr V. akzeptiert die Bettruhe.			
Die Mahlzeiten werden von der Pflegeperson vorbereitet und Herrn T. eingegeben.			
Frau D. hat eine Hemiplegie rechts, sie verspürt ihren Harndrang und äußert diesen.			
Herr Q. bestimmt selbstständig den Blutzuckerspiegel, errechnet seine Insulineinheiten und injiziert sich diese.			
Die Versorgung des Tracheostomas wird von der Pflegeperson übernommen.			
Frau E. kennt die Ursachen für ihren Herzinfarkt nicht.			
Die Pflegeperson appliziert das Insulin.			
Die Zahnprothesenpflege führt die Pflegeperson am Waschbecken durch.			
Herr G. ist motiviert, seine Sprachstörungen zu überwinden.			
Frau H. kennt die Ursachen ihrer momentanen Urininkontinenz.			

Probleme erkennen

Werden bestehende oder potenzielle Pflegeprobleme festgelegt, ist eine grundsätzliche Frage von besonderer Bedeutung: „Wer hat eigentlich das Problem?“ Oftmals hat ausschließlich die Pflegeperson ein Problem mit gewissen Umständen und Tatsachen in der Pflegebeziehung, die für den Pflegeempfänger aber überhaupt kein Problem darstellen.

Ein Beispiel: Als Pflegeproblem wird angegeben: „Pflegeempfänger verweigert die morgendliche Durchführung der Körperpflege“. Nun kann es aber sein, dass sich der Pflegeempfänger bevorzugt abends wäscht. Das „Problem“ wird also nur dadurch zum Problem, weil es den pflegerischen Arbeitsablauf „stört“. Oder ein weiteres kritisch zu hinterfragendes Pflegeproblem wäre z.B.: „Der Pflegeempfänger nimmt seine Mahlzeiten unvollständig zu sich.“ Hinter diesem Problem könnte auch die Tatsache stehen, dass sich die Pflegeperson nicht ausreichend Zeit nimmt, dem Pflegeempfänger das Essen einzugeben.

Kommt es zu solchen Situationen, hat die professionell agierende Pflegeperson die Aufgabe, sich selbst zu reflektieren und die Bedeutung des Problems dem Pflegeempfänger gegenüber zu argumentieren und mit ihm gemeinsam Lösungsalternativen zu erörtern und festzulegen.

Was sind Pflegeprobleme?

Pflegeprobleme beinhalten:

- Behinderungen des Pflegeempfängers, die ihn in seinem momentanen Zustand beeinträchtigen und durch Pflegemaßnahmen beseitigt oder erleichtert werden können,
- Beeinträchtigungen des Pflegeempfängers in irgendeinem Lebensbereich, die seine Unabhängigkeit einschränkt bzw. ihn belastet,
- Defizite des Pflegeempfängers, die er nicht aus eigener Kraft bewältigen kann und pflegerisches Eingreifen erfordert.

D ***Als Pflegeprobleme werden nur solche Probleme bezeichnet, die durch pflegerisches Handeln gelindert oder beseitigt werden können. Mit medizinischen Problemen befasst sich der behandelnde Arzt.***

Richtige Formulierung wählen

Um die Pflegeziele eruieren und die Maßnahmen patienten- und situationsgerecht planen zu können, ist eine klare Formulierung möglicher Pflegeprobleme eine zwingende Voraussetzung. Sie sollte daher

- kurz und knapp (wenig Platz im Dokumentationssystem, bessere Übersicht, Zeit),
- objektiv (keine Interpretation),
- exakt und spezifisch (Art, Ausmaß, Ursache)

sein.

Beispiel: Schlecht formuliert wäre: „Schlaf gestört.“

Besser und informativer formuliert ist: „Nächtlicher Schlaf gestört wegen Schmerzen im Wundbereich.“

Pflegeprobleme einteilen

Für die Pflegeplanung lassen sich die erkannten Probleme in 5 Kategorien einteilen:

- aktuelle Probleme
- potenzielle Probleme
- verdeckte Probleme
- individuelle Probleme
- generelle Probleme

Aktuelle Probleme. Aktuelle Probleme sind pflegerisch vordringliche, zeitnah zu bearbeitende Probleme, die bei fehlender Intervention rasch zu Komplikationen führen können. Diese können durch gezieltes Fragen und Beobachtungen des Pflegepersonals erkannt werden. Häufig äußert der Pflegeempfänger das Problem von sich aus. Beispiele: Schmerzäußerungen, trockene Haut, Husten, Immobilität usw.

Potenzielle Probleme. Dies sind mögliche, aber momentan noch nicht aktuelle Probleme. Um sie erkennen zu können, benötigt die Pflegende fachliches Wissen. Sie müssen dem Pflegeempfänger erläutert werden und können nur durch prophylaktische Maßnahmen verhindert werden. Beispiele: Dekubitus- oder Thrombosegefahr

Verdeckte Probleme. Diese können aus dem Verhalten des Pflegeempfängers abgeleitet werden. Die Bestimmung eines Problems ist durch Hinterfragen und/oder eigene Überlegungen möglich. Sehr oft beziehen sich diese Probleme auf die Beziehungsebene oder resultieren aus der Biographie des Pflegeempfängers. Beispiele: Äußerungen zur besonderen Bedeutung der Unabhängigkeit und Leistungsfähigkeit, der Pflegeempfänger zieht sich zunehmend zurück.

Individuelle und generelle Probleme. Grundsätzlich wird zwischen individuellen und generellen Problemen unterschieden. Individuelle Probleme sind die spezifischen Probleme für den einzelnen Pflegeempfänger. Generelle Probleme sind die typischen, voraussehbaren Probleme, die sich aus dem jeweiligen Krankheitsbild ergeben, z.B. aus einer Operation (Angst vor Schmerzen, gewisse Gefahren nach der Operation wie Thrombose, Wundinfektion usw.). Auch generelle Probleme können zu individuellen Problemen werden, wenn Abweichungen vom typischen Krankheitsverlauf beobachtet werden (Stiller 1987).

Schritt 3: Pflegeziele festlegen

M ***Ein Pflegeziel beschreibt ein Ergebnis, welches der Pflegeempfänger und das Pflegeteam in einem festgelegten Zeitraum erreichen wollen. Es beschreibt, welche Fortschritte und Eigenständigkeiten erreicht werden sollen.***

Sinn und Zweck von Pflegezielen

Indem bestimmte Pflegeziele formuliert und festgelegt werden, wird der Prozess der Pflege ergebnisorientiert strukturiert und damit auch evaluierbar. Pflegeziele verfolgen damit ganz bestimmte Ziele. Hierzu gehören:

- Pflegeziele stellen einen Sinnzusammenhang zwischen Pflegeproblem und -maßnahme her.
- Aufgrund der Zielplanung werden die Pflegeschwerpunkte deutlich, das Pflegekonzept erkennbar und überprüfbar und die Pflegemaßnahmen begründbar.
- Ein Pflegeziel bezieht sich auf ein bestimmtes Pflegeproblem und beschreibt die Situation des Pflegeempfängers, die durch pflegerisches Handeln erreicht werden soll.
- Ein Pflegeziel legt die Richtung und die Priorität fest, die im Hinblick auf die Bewältigung eines bestimmten Problems von der Pflege gesetzt wird.
- Ziele müssen mit dem Pflegeempfänger abgestimmt werden und mit dem ärztlichem Dienst und anderen Berufsgruppen kommuniziert werden.
- Ein Pflegeziel bezieht sich nicht nur auf körperliche Beschwerden, sondern auch auf Veränderungen vom Verhalten des Pflegeempfängers.
- Ziele dienen als Kriterium und Maßstab, um die Wirksamkeit der geplanten Maßnahmen überprüfen zu können.
- Die Pflegemaßnahmen können im Hinblick auf die Ausgangssituation und das „Endresultat" beurteilt werden.

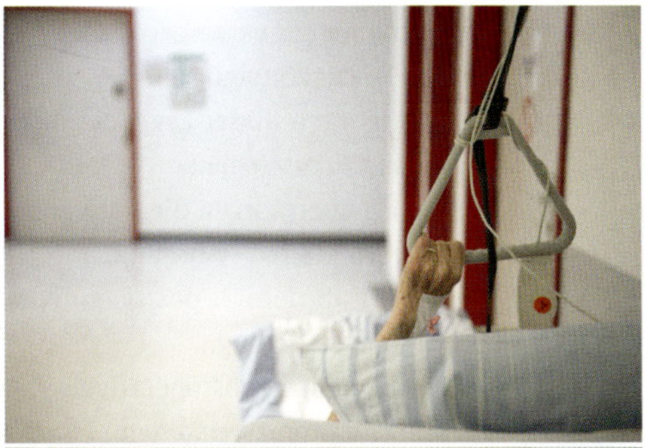

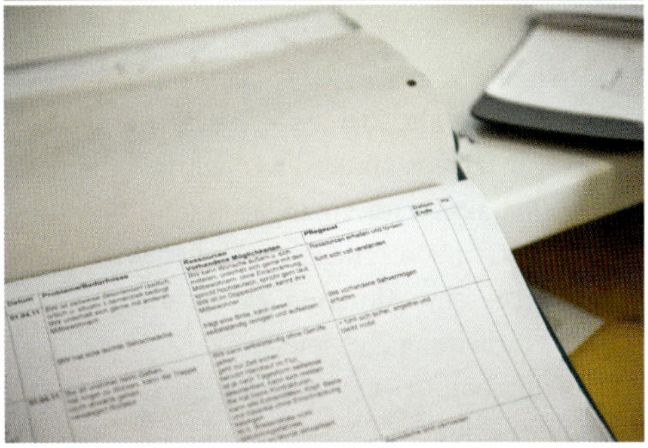

Intentionen und Zielformen

Die Formulierung der Pflegeziele dient v.a. der Intention, den Zustand des Pflegeempfängers zu erhalten, zu verbessern und zu verarbeiten. Entsprechend werden die Ziele gegliedert in:

- Erhaltungsziele
- Rehabilitationsziele
- Bewältigungsziele
- Nah- und Fernziele

Erhaltungsziele. Sie verfolgen vorrangig das Ziel, den Ist-Zustand des Pflegeempfängers zu erhalten (Zustandserhaltung). Hierzu gehören auch seine bestehenden Fähigkeiten und Ressourcen. Beispiele: intakte Haut, nimmt weiterhin seine Mahlzeiten am Tisch ein.

Rehabilitationsziele. Schritte, die vom Ist-Zustand zum definierten Soll-Zustand führen, verbessern die Situation des zu Pflegenden (Zustandsverbesserung). Pflegeziele, die einen solch möglichen Weg beschreiben, zeigt folgendes Beispiel:

- **Ist-Zustand:** Frau M. hat keine Kenntnisse und Fertigkeiten im Umgang mit dem künstlichen Darmausgang (Stoma enteralis).
- **Soll-Zustand:** Frau M. ist in der Lage, ihre Stomaanlage selbstständig zu versorgen. Mögliche Schritte (Teilziele) dazu könnten sein:
  1. Frau M. ist bis morgen in der Lage, bei ihrer Stomaversorgung zuzuschauen.
  2. Frau M. kennt bis übermorgen die notwendigen Materialen zur Stomaversorgung.
  3. Frau M. assistiert ab dem 3. postoperativen Tag bei der Stomaversorgung.
  4. Frau M. kann ab dem 5. postoperativen Tag unter Anleitung ihr Stoma versorgen.
  5. …

Bewältigungsziele. Ziel ist es, dass der Pflegeempfänger seine veränderten Lebensbedingungen durch eine aktive Auseinandersetzung bewältigt und akzeptiert. Der Pflegeempfänger wird dabei unterstützt, seine Situation zu verarbeiten (Zustandsverarbeitung). Beispiele:

- Der Pflegeempfänger ist in der Lage, seine Angstgefühle zu äußern.
- Der Pflegeempfänger nimmt an einer Umschulungsmaßnahme teil.
- Der Pflegeempfänger geht regelmäßig in die Selbsthilfegruppe.

Nah- und Fernziele. Je nach zeitlicher Erreichbarkeit werden auch Nah- und Fernziele unterschieden. Ein Nahziel ist so formuliert, dass es innerhalb eines oder weniger Tage erreicht werden kann. Sie werden mit einer konkreten Zeitangabe versehen und bilden im Idealfall die einzelnen Etappen zum Erreichen des Fernziels ab. Das Fernziel beschreibt damit die langfristige pflegerische Zielsetzung und ist eher abstrakt gehalten. Eine genaue Zeitangabe ist hierbei nicht möglich (siehe Kap. 2.6.1 Nahziele versus Fernziele, S. 37).

Pflegeziele formulieren

Bei der Formulierung der Pflegeziele sollte die Pflegende nicht „gleich nach den Sternen greifen", sondern lieber machbare und erfolgsversprechende Ziele formulieren. Pflegeziele sollten deshalb

- knapp und spezifisch,
- realistisch,
- erreichbar und
- überprüfbar sein!

D ***Tipp! Bei der Formulierung möglichst darauf achten, dass nicht beschrieben wird, was vermieden, verhindert oder nicht erreicht werden soll, sondern möglichst ein positiv formuliertes Pflegeziel benennen!***

Beispiel.

- Negativ formuliert: „Pflegeempfänger ist nicht verschleimt."
- Positiv formuliert: „Pflegeempfänger hustet Sekret ab."

Um überprüfen zu können, das ein Ziel auch erreicht wurde, müssen in der Zielformulierung Kriterien zur eindeutigen Beurteilung genannt werden, z. B.:

- Falsch: „Pflegeempfänger trinkt ausreichend."
- Richtig: „Pflegempfänger trinkt täglich 1,5 l."

Schritt 4: Maßnahmen planen

Der nächste Schritt im Pflegeprozess beinhaltet die Planung der Maßnahmen. Hier werden nun die Maßnahmen benannt und beschrieben, die geeignet sind, die formulierten Ziele zu erreichen. Dabei müssen die Ressourcen des Pflegeempfängers und seiner Angehörigen berücksichtigt werden. Es empfiehlt sich, die Planung im Pflegeteam abzustimmen. Nur so kann eine hohe Akzeptanz der geplanten Maßnahmen bei allen Beteiligten erreicht werden.

Die Formulierung sollte daher
- kurz,
- aussagekräftig und
- vollständig sein.

Dies bedeutet: Für die Pflegeperson muss ersichtlich sein, wer, was, wann, wie oft und wie zu tun hat. **Tab. 2.2** zeigt 2 Beispiele.

Pflegestandards integrieren

M ***Pflegestandards sind „allgemein gültige Normen, die den Aufgabenbereich und die Qualität der Pflege definieren. Pflegestandards legen themen- und tätigkeitsbezogen fest, was die Pflegepersonen in einer konkreten Situation leisten wollen/sollen und wie diese Leistung auszusehen hat“ (von Stösser 1994, S. 2). Neben dem „Was“ kann in den Pflegestandards auch festgelegt werden, wer mit welcher Qualifikation die Tätigkeit durchführen darf.***

In der Pflege wird eine Vielzahl unterschiedlicher Standards eingesetzt. Alle verfolgen das primäre Ziel, eine gleichbleibende Qualität der Dienstleistung „Pflege“ zu erreichen (**Abb. 2.3**). Als quasi „Nebeneffekt“ erleichtern Standards die Dokumentation, ermöglichen eine Einschätzung des Personal- und Materialeinsatzes, erleichtern die Einarbeitung von neuen Mitarbeitern und bieten die Möglichkeit, die Pflegequalität zu überprüfen.

Häufig werden Pflegestandards unterteilt in:
- Strukturstandards
- Prozessstandards
- Ergebnisstandards

Strukturstandards. In den Strukturstandards werden die Rahmenbedingungen für eine defi-

Tab. 2.2 Maßnahmen planen und formulieren.

zu beantwortende Fragen	*Beispiel*
Beispiel 1	
Wer:	examinierte Pflegende
Was:	atemstimulierende Einreibung
Wann:	8.00, 14.00, 19.00 Uhr
Wie oft:	3 × tgl.
Wie:	in sitzender Position mit W/O-Lotion xy
Beispiel 2	
Wer:	examinierte Pflegende/KPH
Was:	Mundpflege
Wann:	nach jeder Nahrungsaufnahme
Wie oft:	alle 2 Std.
Wie:	nach Standard-Mundpflege

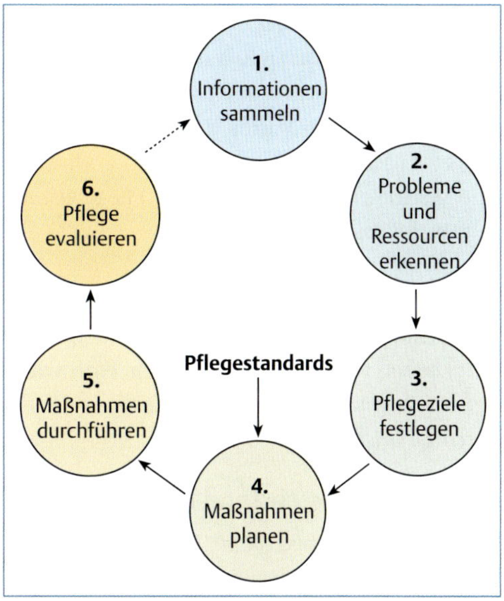

Abb. 2.3 Pflegestandards gewährleisten eine kontinuierliche Qualität in der Pflege und sind wesentlicher Bestandteil der Pflegeplanung und -durchführung.

nierte Tätigkeit festgelegt. So wird z.B. festgelegt, welche Person mit welcher Qualifikation die Tätigkeit ausführen darf. Oder es wird definiert, welches Material in welcher Menge dafür nötig ist.

Prozessstandards. Die Prozessstandards beschreiben neben dem konkreten Ablauf der Tätigkeit auch die Art und Weise der durchzuführenden Handlung.

Ergebnisstandards. Der Ergebnisstandard beschreibt die Zielssetzung, die durch die Pflegehandlung erreicht werden soll. Es kann damit „gemessen" werden, ob das gewünschte Ergebnis erreicht wurde.

Einrichtungsinterne Standards. Werden einrichtungsintern Pflegestandards erstellt, muss darauf geachtet werden, dass sich diese an den aktuellen pflegewissenschaftlichen Erkenntnissen der Standardpflegeliteratur orientieren.

Vorteile der Pflegestandards

Werden Standards eingesetzt, wird es überflüssig, Tätigkeiten, die sich häufig wiederholen, jedes Mal in der Maßnahmenbeschreibung ausführlich zu dokumentierten. Sie erleichtern und vereinfachen damit die Pflegeplanung bzw. Dokumentation. Es gelingt so, ohne großen Zeitaufwand ein exaktes Profil der Pflegemaßnahmen transparent darzustellen. Ein weiterer Vorteil dieses Verfahrens ist, dass eine Basis im Pflegeteam geschaffen wird, um eine gleichbleibende Qualität der Pflegeleistung zu gewährleisten.

D ***Da die Standards i.d.R. als Dienstanweisung verfasst werden, sind sie für alle Mitarbeiter verbindlich und bilden eine wichtige rechtliche Grundlage zum Nachweis der erbrachten Leistung.***

Nationale Expertenstandards

Innerhalb der Berufsgruppe Pflege sind in den letzten Jahren von ausgewiesenen Pflegeexperten unter der Federführung des Deutschen Netzwerks für Qualitätssicherung in der Pflege (DNQP) auf nationaler Ebene die sog. „Nationalen Expertenstandards" entwickelt worden. Diese spiegeln den aktuellen Stand der wissenschaftlichen Erkenntnisse wieder, wie mit einem definierten Pflegephänomen umgegangen werden soll.

Vorrangiges Ziel dieser Standards ist es, die Pflegequalität in allen Einsatzgebieten der Pflege zu verbessern und die Pflege weiter zu professionalisieren. Darüber hinaus gelten sie bei juristischen Streitigkeiten als das Maß der Dinge. Deshalb muss jede Pflegeeinrichtung, die sich mit professionellen Maßstäben messen lassen will, diese Standards in einer einrichtungsbezogenen Form umsetzen.

Derzeit gibt es zu folgenden Bereichen Expertenstandards (Stand: August 2011):

- Dekubitusprophylaxe in der Pflege
- Entlassungsmanagement in der Pflege
- Schmerzmanagement in der Pflege
- Förderung der Harnkontinenz in der Pflege
- Sturzprophylaxe in der Pflege
- Pflege von Menschen mit chronischen Wunden
- Ernährungsmanagement zur Sicherstellung und Förderung der oralen Ernährung in der Pflege

Kapitel 4 „Expertenstandards in der Pflegeplanung einsetzen" befasst sich ausführlich mit den Inhalten und pflegewissenschaftlichen Anforderungen sowie deren praktischer Umsetzung in der Pflegeplanung.

Maßnahmen individualisieren

Da ein Standard eine Pflegetätigkeit immer nur allgemein beschreibt, müssen im Sinne des Pflegeprozesses die Pflegeleistungen individualisiert werden. Dazu ist es notwendig, die standardisierten Pflegetätigkeiten auf ihre individuelle Anwendbarkeit hin zu überprüfen und evtl. einzelne Elemente zu priorisieren bzw. auszuklammern. Bei der Planung müssen Sie immer die Besonderheiten der Pflegesituation, insbesondere die vorhandenen Ressourcen (aktivierende Pflege), berücksichtigen. Damit eine solche Individualisierung leichter gelingen kann, ist es sinnvoll, komplexe Pflegestandards zu modularisieren.

Umsetzung in der Maßnahmenplanung

Haben Sie einen Pflegestandard ausgewählt, können Sie die geplanten Pflegemaßnahmen speziell auf die Anforderungen des Pflegeempfängers zuschneiden bzw. ändern. Der so individuell angepasste Pflegestandard wird damit zu einem Pflegeplan für den Pflegeempfänger. Hierzu sind folgende Schritte notwendig:

1. Beschreiben bzw. benennen Sie die Tätigkeit nach dem Pflegestandard: z. B. 6.1 Pflegestandard Ganzkörperwäsche im Bett.
2. Beschreiben Sie die Tätigkeit im Hinblick auf die individuelle Situation des Patienten. Geben Sie Hinweise für die Durchführung der Maßnahme.

Tab. 2.3 zeigt ein Beispiel.

Schritt 5: Maßnahmen durchführen

Bei der Durchführung der Pflegemaßnahmen werden die geplanten Maßnahmen umgesetzt. Es wird beurteilt, ob unter den aktuellen Bedingungen des Pflegeempfängers die ausgewählten Maßnahmen realistisch und machbar sind. Die Qualität und der Erfolg der Durchführung hängen sehr stark von der Qualifikation der Pflegeperson ab.

Nach der Durchführung dieses Prozessschrittes wird die Maßnahme im Dokumentationssystem abgezeichnet und der Verlauf und die Reaktion des Pflegeempfängers im Pflegebericht dokumentiert.

Pflegebericht erstellen

Nach erbrachter Pflegeleistung wird im Pflegebericht eine aktuelle Situationseinschätzung vorgenommen und beschrieben, was die durchgeführten Pflegemaßnahmen bewirkt haben. Hierzu müssen bestimmte formale, sprachliche und inhaltliche Regeln befolgt und berücksichtigt werden.

Funktionen. Der Pflegebericht erfüllt wesentliche Funktionen. Er dient u. a.

- als Grundlage zur Evaluation der geplanten Pflege,
- zur Information für die weiter betreuenden Pflegepersonen,
- zur juristischen Absicherung und
- als Nachweis gegenüber dem Medizinischen Dienst der Krankenkassen (MDK).

Inhalte. Der Pflegebericht beschreibt

- den kontinuierlichen Verlauf und die geplante oder spontane Wirkung (Misserfolge und Erfolge) der Pflege. Beispiel: „Durch die atemerleichternde Lagerung benötigt der Pflegeempfänger keinen Sauerstoff mehr", oder: „Der durchgeführte Schluckversuch ist gescheitert."
- Abweichungen von einer standardisierten Handlungsfolge. Beispiel: „Die atemstimulierende Einreibung mit Substanz A lehnt der Pflegeempfänger ab. Einreibung alternativ mit Substanz B durchgeführt."
- generell alle Abweichungen von der geplanten Pflege. Beispiel: „Pflegeempfänger konnte nicht in den Sessel mobilisiert werden, da er sich heute sehr müde und schlapp fühlt."
- Besonderheiten/Auffälligkeiten, die zu einer Neubewertung der Pflegesituation führen können. Beispiel: „Pflegeempfänger ist nach dem Besuch des Sohnes in Tränen aufgelöst", oder: „Der Pflegeempfänger ist bei der Mobilisation gestürzt".

Tab. 2.3 Pflegemaßnahmen individualisieren. Ein Beispiel.

Verweis auf Pflegestandard	*Individualisierung*
Körperpflege nach Pflegestandard 6.1 Ganzkörperpflege im Bett	Herr K. wäscht sich seine Arme und Hände mit dem Waschlappen selbstständig.
	Herr K. trocknet sein Gesicht mit Unterstützung selbstständig ab.
	…

Formale Anforderungen. Der Pflegebericht muss bestimmte formale Regeln befolgen. Hierzu gehören folgende Anforderungen:

- Es wird in einer klaren und eindeutigen Sprache dokumentiert, sodass kein Spielraum für Interpretationen bleibt, wie etwa in diesem Beispiel: „Pflegeempfänger ist zu faul, um aufzustehen und zu sich zu waschen".
- Es dürfen keine medizinischen Diagnosen gestellt werden. Beispiel: „Pflegeempfänger ist depressiv."
- Die Eintragungen müssen kontinuierlich und lückenlos sein, ein „roter Faden" muss immer erkennbar sein.
- Jede Eintragung muss mit Datum, Uhrzeit und Kürzel versehen werden.
- Jede Eintragung muss mit einem dokumentenechten Stift vorgenommen werden.
- Es dürfen keine Eintragungen geschwärzt werden. Korrekturen dürfen nur durch einfaches Durchstreichen vorgenommen werden.

Formulierung des Pflegeberichts. Abb. 2.4 fasst einige wesentliche Punkte zusammen, die Sie beim Formulieren des Pflegeberichtes beachten sollten.

Pflegebericht

Berücksichtigen Sie bei der Formulierung folgende Prinzipien:

- Der Verlauf (z.B. von der Aufnahme bis zur Entlassung) muss nachvollziehbar sein.
- Es muss jederzeit ein „roter Faden" im Bericht erkennbar sein.
- Die Eintragungen nehmen einen konkreten Bezug auf den erhobenen Pflegebedarf.
- Es dürfen keine Pflegemaßnahmen aus der Planung nochmals dokumentiert werden.
- Es muss mindestens einmal pro Schicht dokumentiert werden.
- Dokumentieren Sie wertfrei in einer klaren und eindeutigen Sprache, sodass der Pflegebericht keinen Spielraum für Interpretationen bietet.
- Es dürfen keine Diagnosen dokumentiert werden.
- Dokumentieren Sie auch Abweichungen von der geplanten Pflege.
- Verfassen Sie den Bericht so, dass Pflegeempfänger und Angehörige die Aussagen jederzeit nachlesen und akzeptieren können.
- Dokumentieren Sie auch außerordentliche Geschehnisse (z.B. ein Sturz aus dem Bett) im Bericht. Dies dient der Nachweispflicht.
- Sie dürfen keine Eintragungen mit „Tipp-ex" oder durch Überkleben unkenntlich machen. Nehmen Sie Korrekturen nur durch sauberes Durchstreichen vor.
- Benutzen Sie einen dokumentenechten Kugelschreiber (nicht mit Bleistift oder Buntstift).
- Die jeweilige verantwortliche Pflegkraft unterschreibt den Pflegebericht mit Kürzel.

Abb. 2.4 Im Pflegebericht werden Verlauf und Beobachtungen zur Pflege frei formuliert. Hierbei sind einige Prinzipien zu beachten.

Schritt 6: Pflege evaluieren

Im letzten Prozessschritt überprüfen die Pflegenden kontinuierlich, in welchem Umfang der Pflegeempfänger durch die durchgeführten Maßnahmen die definierten Pflegeziele erreicht hat.

Bei der Evaluation wird ein Soll-Ist-Abgleich vorgenommen. Mithilfe der Erkenntnisse, die im Pflegebericht festgehalten werden, werden die definierten Pflegeziele mit dem erreichten Zustand abgeglichen. Je nachdem, in welchem Zeitraum ein Pflegeziel erreicht werden soll, ist es notwendig, die Wirksamkeit der Pflegemaßnahmen engmaschig zu kontrollieren.

Im klinischen Bereich wird normalerweise eine tägliche Überprüfung der Pflegeplanung vorgenommen. Im ambulanten und stationären Pflegebereich können diese Zeiträume zwischen einer und mehreren Wochen liegen. Ergeben sich neue Zielsetzungen, werden die bisherigen Ziele in der Pflegeplanungsdokumentation durch Datum und Handzeichen abgesetzt und neue Pflegeziele formuliert.

Bitte lesen Sie hierzu das Kap. 5.3 „Pflegeplanung richtig evaluieren – ein Beispiel". Hier wird die Durchführung der Evaluation am Beispiel eines Sturzereignisses ausführlich dargestellt.

Stufen der Wirksamkeitskontrolle

Die Auswertung erfolgt in verschiedenen Stufen.

Stufe 1: Reaktionen des Pflegeempfängers auswerten. Zunächst werden die Reaktionen des

Pflegeempfängers auf die Pflegemaßnahmen aus dem Pflegebericht ausgewertet. Er kann wie erhofft oder auch völlig unerwartet darauf reagieren. Um dies so präzise wie möglich einschätzen zu können, ist ein kontinuierliches und lückenloses Dokumentieren im Pflegebericht wichtig. Es wird überprüft, ob es neue Informationen über den Pflegeempfänger gibt.

Stufe 2: Maßnahmen überprüfen. Mithilfe dieser Beschreibungen kann auf der nächsten Stufe überprüft werden, ob die ausgewählten Maßnahmen erfolgreich waren, um die definierten Ziele zu erreichen. Sollte erkennbar sein, dass bestimmte Maßnahmen nicht oder nur unzureichend erfolgreich waren, so muss evaluiert werden, ob weitere und/oder intensivere Maßnahmen zur Zielerreichung notwendig sind.

Stufe 3: Pflegeziele überprüfen und ggf. korrigieren. An diese Stufe schließt sich die Überprüfung der Pflegeziele an. Sind die definierten Ziele erreicht worden oder nicht? Sind sie erreicht worden, wird die Pflegeplanung aktualisiert, d. h., es werden neue Ziele mit dem Pflegeempfänger abgestimmt. Sind die Ziele nicht oder nur teilweise erreicht worden, gilt zu klären, ob lediglich die Zeitvorgabe korrigiert werden muss oder ob die richtigen Maßnahmen ergriffen worden sind. Liegt es nicht an diesen Prämissen, so muss die Zielsetzung insgesamt hinterfragt und neu angepasst werden.

2.5 Innovationen und neue Entwicklungen in der Pflegeplanung

Pflege fokussiert planen

In der Praxis ist die Pflegeplanung häufig mit Informationen überfrachtet, sodass die wirklich wichtigen pflegerischen Themen nicht sofort erkennbar sind. Die Pflegekräfte benötigen jedoch ein Instrument für die Planung der Pflege, dass in der Praxis schnell und praktikabel anwendbar ist.

Die fokussierte Pflegeplanung ist ein solches Instrument. Sie verfolgt das Ziel, der Pflegeperson schnell einen Überblick über die wichtigen pflegerischen Themen bei jedem einzelnen Pflegeempfänger zu geben. In den Fokus werden wichtige pflegerische Themen genommen. Diese orientieren sich an den Themen der nationalen Expertenstandards, z. B. Sturz, Dekubitus, Inkontinenz, Schmerz, chronische Wunde, Ernährung. Damit unterscheidet sich diese Art der Pflegeplanung von einer vollständigen und umfassenden Bearbeitung, die alle ABEDLs/ATLs beinhaltet, auch wenn diese im Einzelfall gar nicht relevant sind.

Gefährdungspotenziale im Fokus

Die fokussierte Pflegeplanung besteht inhaltlich aus den definierten Gefährdungspotenzialen sog. Pflichtthemen. Diese Pflichtthemen müssen in der fokussierten Pflegeplanung vollständig bearbeitet und abgebildet sein. Ein Gefährdungspotenzial bedeutet für einen Pflegeempfänger ein Risiko an einer zusätzlichen Krankheit bzw. einer Komplikation zu erkranken (Lungenentzündung, Versteifung der Gelenke, Stürze, Wundliegen usw.) die durch professionelles pflegerisches Handeln vermeidbar wären. Auf diese Gefährdungspotenziale

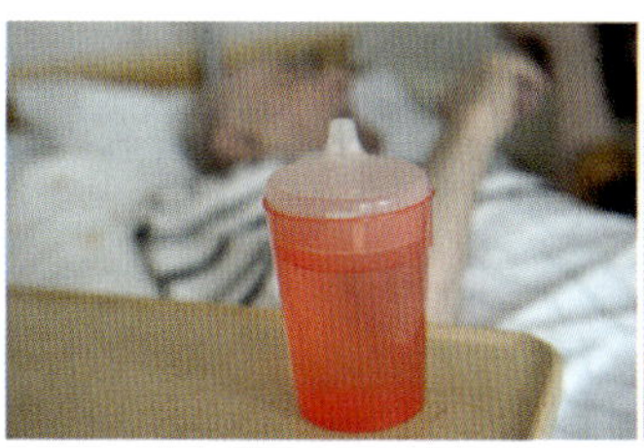

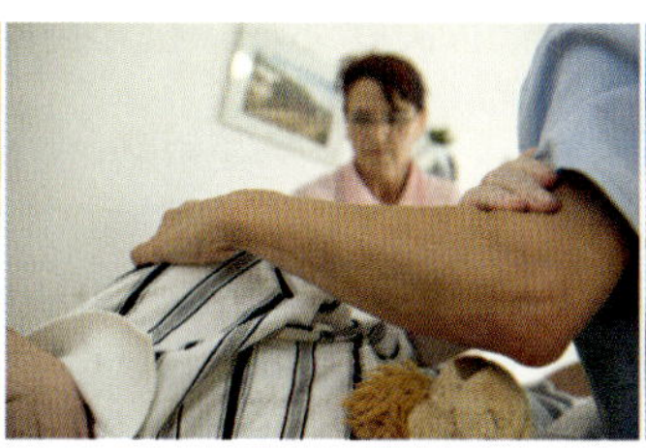

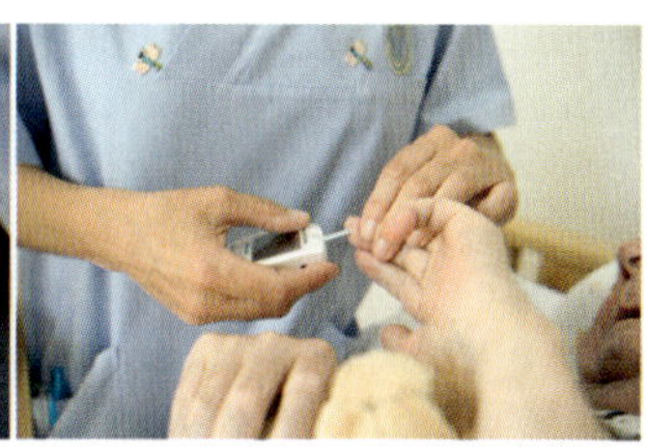

muss daher pflegerisch professionell agiert und reagiert werden. Diese pflegerischen Maßnahmen stellen einen zentralen Verantwortungs- und Tätigkeitsbereich der Pflege dar. Die einzelnen Gefährdungspotenziale sind von den nationalen Expertenstandards abzuleiten, z. B.

- Harninkontinenz
- Sturzgefährdung
- Dekubitusgefährdung
- Kachexie- und Exsikkosegefährdung
- Schmerz

Gefährdungspotenziale können auch aufgrund einer einrichtungsinternen Konzeption (z. B. Wachkomastation, Menschen mit Demenz usw.) festgelegt werden. Wir empfehlen folgende Gefährdungspotenziale zusätzlich aufzunehmen:

- Einsatz von freiheitsentziehenden Maßnahmen
- Kommunikation
- Aktivierung und Betreuung
- Kontrakturgefährdung

Liegt bei einem Pflegeempfänger ein Gefährdungspotenzial in einem oder mehreren der o. g. Bereiche vor, muss umgehend im Pflegeprozess darauf reagiert werden. Besteht aber kein solches Gefährdungspotenzial, so ist auch diese Aussage eine wichtige Information und muss in der fokussierten Pflegeplanung festgehalten werden (z. B. „Pflegeempfänger ist harn- und stuhlkontinent", „Pflegeempfänger ist nach Braden-Risikoeinschätzung und nach pflegefachlicher Einschätzung nicht dekubitusgefährdet").

Die Bedeutung und das genaue Vorgehen bei der fokussierten Pflegeplanung werden im Kapitel 4.3 „Gefährdungspotenziale in die Pflegeplanung integrieren" (S. 97) genau beschrieben.

Zusätzlich zu den festgelegten Gefährdungspotenzialen können weitere Themen in die Pflegeplanung aufgenommen werden, wenn diese individuell relevant sind. Das Ziel bleibt aber, einen Fokus auf die wichtigsten pflegerischen Themen zu behalten. Dies ist der Unterschied zu einer generalistischen Pflegeplanung, die zwangsweise die Bearbeitung aller ABEDLs/ATLs vorsieht.

Ziele unterscheiden

Im nächsten Schritt wird zwischen pflegerischen Maßnahmen, die ein überprüfbares und realistisches Ziel beinhalten, und Maßnahmen ohne Zielnennung differenziert. Für die Pflegeplanungen, die aus einem Gefährdungspotenzial hervorgehen, ist grundsätzlich eine Zielsetzung notwendig (z. B. „Dekubitus ist vermieden", „Das Körpergewicht ist auf 65 kg erhöht" usw.).

Immer wiederkehrende pflegerische Maßnahmen (z. B. Rücken waschen) sind der Tagesstruktur zuzuordnen. Das heißt, die Pflegeplanung ohne Zielnennung dient der Pflegeperson als wichtige Information für ihr pflegerisches Handeln und für die Einrichtung als Leistungsnachweis.

„Wohlfühlen" ist kein Pflegeziel

Häufig wird bei der Pflegeplanung im Bereich der Körperpflege als Ziel „Wohlbefinden", „Frischegefühl" usw. genannt. Diese sog. „Wohlfühlziele" stellen aber kein echtes pflegerisches Ziel dar, sondern bilden lediglich die Grundlage pflegerischen Handelns.

„Wohlfühlziele" sind zudem nur überprüfbar, wenn die Pflegeperson den Pflegeempfänger danach befragen (Überprüfbarkeitsstufe 1) kann. Ist dies nicht mehr möglich, so muss die Pflegeperson fachlich eine Einschätzung vornehmen (Überprüfbarkeitsstufe 2), ob das Ziel erreicht wurde oder nicht. Diese Art der Einschätzung basiert jedoch auf einer sehr subjektiven Grundlage und ist daher im hohen Maße fehleranfällig. Die Wahrscheinlichkeit, ein tatsächlich belastbares Ergebnis zu erhalten, sinkt drastisch. Außerdem müssten Kriterien definiert werden, ab wann die Pflegekräfte davon ausgehen können, dass der Pflegeempfänger ein Wohlbefinden empfindet und wann nicht.

Wann werden Pflegeziele gesetzt und wann nicht?

Die Entscheidung, ob ein Ziel gesetzt wird oder nicht, stellt die größte Herausforderung für die Pflegefachperson dar. Denn sie benötigt hierzu eine hohe Fachlichkeit sowie die Kompetenz, den Pflegeprozess durchführen zu können. Die Pflegefachperson muss in jedem Einzelfall neu entscheiden. **Tab. 2.4** zeigt ein Beispiel, warum im einen Fall ein Pflegeziel gesetzt werden muss und im anderen nicht.

Wann wird evaluiert?

Die fokussierte Pflegeplanung kann in unterschiedlichen Zeitintervallen evaluiert werden. Grundsätzlich ist aber immer dann eine Wirksamkeitskontrolle (Evaluation) notwendig, wenn sich die Gesundheitssituation des Pflegeempfängers verändert hat. Die Evaluationsintervalle können aber bei den pflegerischen Maßnahmen mit Zielnennung und denen ohne Zielnennung unterschiedlich sein.

Für die Maßnahmen ohne Zielnennung ist ein größeres Evaluationsintervall möglich, da es sich nach vorheriger fachlicher Einschätzung um eine vermutlich dauerhafte, immer wiederkehrende Maßnahme handelt.

Evaluierungszeiträume. Zu den Evaluierungszeiträumen gibt es in der fachlichen Diskussion unterschiedliche Vorstellungen. Viele Einrichtungen verfahren folgend: Je höher die Pflegestufe, desto kürzer die Evaluierungszeiträume, z. B.:

Tab. 2.4 Pflegeplan mit und ohne Zielnennung. Ein Beispiel.

ABEDL Sich pflegen (Ganzkörperwaschung)	*Pflegeplanung ohne Zielnennung*	*Pflegeplanung mit Zielnennung*
Problem	Frau B. kann aufgrund einer Hemiparese links und Immobilität keine Ganzkörperwaschung durchführen.	Frau B. kann aufgrund einer Hemiparese links und Immobilität keine Ganzkörperwaschung durchführen. Frau B. ist blind und sehr schreckhaft.
Ressource	Frau B. sieht Notwendigkeit der Körperpflege ein. Ist motiviert mitzuhelfen, kann linken Arm zum Waschen benutzen, wäscht Gesicht alleine, kann sich alleine kämmen, teilt Vorlieben und Wünsche mit, kann Kleidung bedarfsgerecht wählen, kann mit linkem Arm beim An- und Auskleiden helfen.	Frau B. sieht Notwendigkeit der Körperpflege ein. Ist motiviert mitzuhelfen, kann linken Arm zum Waschen benutzen, wäscht Gesicht alleine, kann sich alleine kämmen, teilt Vorlieben und Wünsche mit, kann Kleidung bedarfsgerecht wählen, kann mit linkem Arm beim An- und Auskleiden helfen.
Maßnahmen	Pflegeperson führt Ganzkörperwaschung am Waschbecken nach Standard XY unter aktivierenden Gesichtspunkten durch. Frau B. trocknet sich mit dem linken Arm so weit wie möglich selbstständig ab. Hilfebedarf TÜ (teilweise Übernahme)	Pflegeperson kündigt jede Pflegemaßnahme mündlich an und beschreibt, an welcher Körperstelle eine Berührung stattfindet. Sie führt die Ganzkörperwaschung am Waschbecken nach Standard XY unter aktivierenden Gesichtspunkten durch. Frau B. trocknet sich mit dem linken Arm so weit wie möglich selbstständig ab. Hilfebedarf TÜ (teilweise Übernahme)
Ziel	keine Zielnennung	Frau B. erschrickt nicht, Ängste und Unsicherheiten sind vermieden.

- Pflegestufe 1: bei Bedarf bzw. spätestens alle 3 Monate
- Pflegestufe 2: bei Bedarf bzw. spätestens alle 2 Monate
- Pflegestufe 3: bei Bedarf bzw. jeden Monat

Wir, die Autoren, sind jedoch der Ansicht, dass die Evaluierungsintervalle aber genau andersherum durchgeführt werden sollten. Denn die Praxiserfahrungen zeigen, dass sich der Pflegebedarf bei Menschen in der Pflegestufe 1 aufgrund der Krankheitsentwicklung häufiger und schneller verändert als bei Menschen mit der Pflegestufe 3. Diese Personen haben zwar einen hohen Pflegebedarf, dieser bleibt jedoch meist bis zur finalen Lebensphase im Umfang konstant.

So ist für eine individuelle und bedarfsorientierte Pflege besonders wichtig, den Menschen v. a. auch in Phasen der Veränderung professionell begleiten und nach Möglichkeit präventiv tätig werden zu können. Erhöht sich z. B. das Sturzrisiko, kann frühzeitig interveniert und weitere Gefahren und Erkrankungen können ggf. abgewendet werden.

So erstellen Sie eine fokussierte Pflegeplanung

1. Schritt

Zunächst erheben Sie eine vollständige, alle ABEDLs umfassende Pflegeanamnese für den Pflegeempfänger. In dieser Anamnese beschreiben Sie die Fähigkeiten (Ressourcen) und Einschränkungen sowie mögliche existenzielle Erfahrungen des Pflegeempfängers zu jeder einzelnen Lebensaktivität. Anhand dieser Daten ergibt sich dann ein Fähigkeits- bzw. Problemprofil des Pflegeempfängers.

2. Schritt

Anhand dieser Anamnese differenzieren Sie nun mit folgenden Fragestellungen:

- Was ist dem Pflegeempfänger selbst wichtig, was sind seine Anliegen und Wünsche hinsichtlich seiner Pflege und Betreuung?
- Welche Punkte sind aus Sicht der professionellen Pflege wichtig bzw. fachlich notwendig? Welche Gefährdungsbereiche müssen bearbeitet werden?

Nun prüfen Sie die Wünsche und Anliegen des Pflegeempfängers und welche Maßnahmen hierzu möglich bzw. notwendig sind. Beachten Sie hierbei auch die Pflichtthemen (Gefährdungspotenziale). Diese ergänzen/vervollständigen die fokussierte Pflegeplanung, die sich nun aus 2 Anteilen zusammensetzt:

- **Teil 1** enthält die individuellen Pflege- und Betreuungsaspekte sowie die Wünsche und Anliegen des Pflegeempfängers, die in den Pflegeprozess aufgenommen werden sollen.
- **Teil 2** enthält die definierten Gefährdungspotenziale.

D ***In der fokussierten Pflegeplanung müssen nicht grundlegend alle denkbaren Pflegeprobleme und Ressourcen, die ein Pflegeempfänger hat, bearbeitet werden!***

Alle erforderlichen Pflegemaßnahmen, also die, die sich aus der Problem- und Zielbeschreibung der Pflegeplanung ergeben sowie alle anderen ergänzenden Maßnahmen (Prozessplanung ohne Ziel) müssen nun detailliert (qualitativ und quantitativ) in der Maßnahmenplanung beschrieben (W-Fragen) und zeitlich hinterlegt werden.

- Was soll pflegerisch durchgeführt werden?
- Wer soll die pflegerische Maßnahme durchführen?
- Wie soll die pflegerische Maßnahme durchgeführt werden?
- Wie viel der pflegerischen Maßnahme wird durch die Pflegeperson und wie viel durch den Pflegeempfänger durchgeführt?
- Wie oft soll die pflegerische Maßnahme durchgeführt werden?

In der Maßnahmenplanung finden wir jetzt alle Pflegemaßnahmen, die für den Pflegeempfänger geplant und durchgeführt werden.

Pflege modular planen

Module für die ambulante Pflege

In der ambulanten Pflege kann der Pflegeempfänger zwischen sog. Leistungsmodulen auswählen. Darin sind verschiedene, sich bedingende pflege-

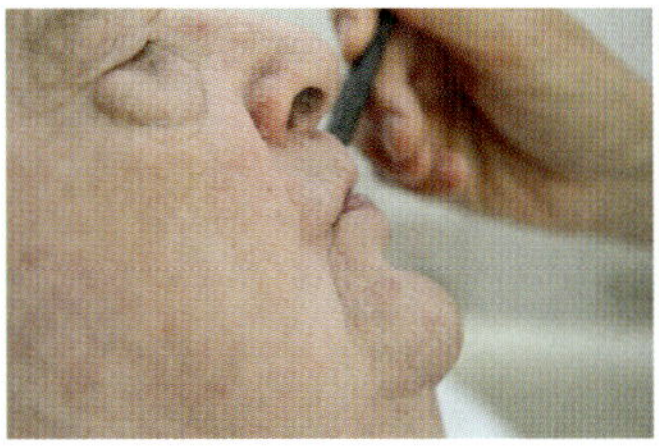
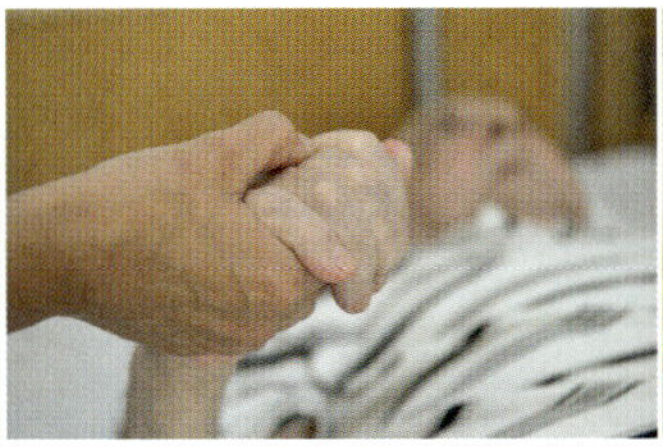
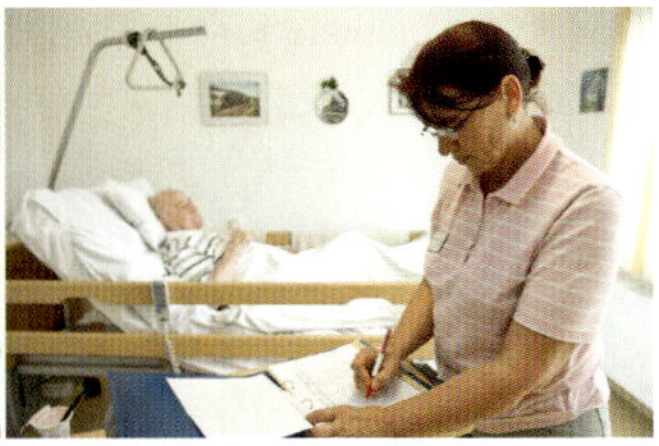

rische Tätigkeiten zusammengefasst. Das Modul „die kleine Toilette" bündelt z.B. folgende Tätigkeiten der Pflegenden:

- An- und Auskleiden
- Hautpflege
- Mund- und Zahnpflege, Zahnprothesenpflege einschl. Parodontitis- und Soorprophylaxe
- Teilwäsche (im Bett oder am Waschbecken)
- Transfer aus dem Bett/ins Bett
- Bett machen/richten

Zum Modul „Hilfe bei Ausscheidungen" gehören z.B. folgende pflegerische Tätigkeiten:

- An- und Auskleiden
- Hilfe beim Gang zur Toilette
- Pflege bei der Katheter- und Urinalversorgung
- Hilfe bei der Entsorgung von Erbrochenem (auch Entsorgung von Sekret über Magensonde)
- Hilfe und Pflege bei der Blasen- und/oder Darmentleerung
- Teilwaschen

Der Vorteil der ambulanten Module ist einerseits das klare Leistungsangebot und andererseits der einfach durchzuführende Leistungsnachweis. Mit einer Unterschrift bzw. einem Namenskürzel ist der Nachweis für verschiedene pflegerische und/ oder hauswirtschaftliche Leistungen erbracht. Im Vergleich dazu werden im stationären Pflegebereich häufig alle durchgeführten pflegerischen Maßnahmen einzeln „abgehakt". Dieser Unterschied im Nachweisverfahren innerhalb der Pflegeversicherung basiert auf der unterschiedlichen Systematik, wie der ambulante und stationäre Pflegebereich aufgebaut sind.

Module für die stationäre Pflege

Eine Adaption des Verfahrens des ambulanten Leistungsnachweises in den stationären Pflegebereich ist nach Einschätzung der Autoren jedoch möglich und wird folgend vorgestellt:

Der grundsätzliche Aufbau der Pflegeplanung mit Ressourcen/Problemen und Zielfestlegung bleibt bestehen. Im Bereich der Maßnahmen sind jedoch Veränderungen vorzunehmen. Empfehlenswert ist, dass in der Pflegeeinrichtung eine Expertengruppe gegründet wird, die die Erarbeitung der stationären Leistungsmodule übernimmt.

Als erster Schritt sind alle pflegerischen Maßnahmen zu identifizieren, die unmittelbar im Zusammenhang stehen, z.B. 1. Kleidung ausziehen, 2. Duschen. Weiterhin sind diese Leistungsmodule an die Vorgaben der eigenen Konzeption, dem Pflegemodell, der Pflegeversicherung sowie rechtlichen Anforderungen anzupassen. Ein Leistungsmodul ist kein Pflegestandard, sondern beschreibt die einzelnen pflegerischen Maßnahmen, die auf Pflegestandards beruhen können. **Tab. 2.5** zeigt 3 beispielhafte Leistungsmodule.

Pflegeplanung modular erstellen

Die Planung der Pflege beginnt mit der präzisen Benennung der Ressourcen und Probleme sowie den Zielformulierungen. Für die Maßnahmen planen Sie nun aber nicht mehr viele einzelne pflegerische Interventionen, sondern Sie wählen einzelne Leistungsmodule aus. Jedes Leistungsmodul beinhaltet eine Reihe pflegerischer Maßnahmen, die ansonsten einzeln aufzuführen wären. Der Leistungsnachweis erfolgt anhand Ihrer Bestätigung des durchgeführten Leistungsmoduls. Sollten einzelne pflegerische Maßnahmen nicht durchgeführt werden, die im Leistungsmodul aufgeführt sind, müssen Sie dies entsprechend dokumentieren. **Tab. 2.6** und **Tab. 2.7** zeigen 2 Beispiele für die Pflegeplanung mit und ohne Module.

Tab. 2.5 **Beispiele für Leistungsmodule.**

Zeitkorridor	*Zuordnung im Pflegemodell: ABEDL 4*	*beinhaltende Einzelleistungen*	*Zeitwerte der Einzelleistungen*
Leistungsmodul „Ganzkörperwäsche am Waschbecken“			
45–61 Min.	Diese Leistungen sind „Regel- oder Standardleistungen“ und können auch ohne Pflegeprozessplanung erbracht werden.	• Transfer	• 2 Min.
		• Entkleiden gesamt	• 4–6 Min.
		• Zahnpflege/ Mundpflege	• 5 Min.
		• Ganzkörperwaschung	• 20–25 Min.
		• Ankleiden gesamt	• 8–10 Min.
		• Rasur	• 1–3 Min.
		• Kämmen	• 1–3 Min.
		• Transfer	• 2 Min.
		• Körperpflege mit Creme	• 2–5 Min.
	Ergänzend können Leistungen aufgenommen werden wie z. B.: • Dekubitusprophylaxe	• Hautbeobachtung; ggf. Fingertest	• nicht definiert
Leistungsmodul „Teilwäsche Unterkörper am Waschbecken“			
Zeitkorridor	Zuordnung im Pflegemodell: ABEDL 4	beinhaltende Einzelleistungen	Zeitwerte der Einzelleistungen
25–31 Min.	Diese Leistungen sind „Regel- oder Standardleistungen“ und können auch ohne Pflegeprozessplanung erbracht werden.	• Transfer	• 2 Min.
	ergänzend können Leistungen aufgenommen werden wie z. B.: Intertrigoprophylaxe	• Entkleiden UK	• 2–3 Min.
		• Teilwäsche UK	• 12–15 Min.
		• Ankleiden UK	• 5–6 Min.
		• Transfer	• 2 Min.
		• Körperpflege mit Körperlotion	• 2–5 Min.
		• medizinische Einreibungen	• nicht definiert
		• Hautbeobachtung; ggf. Beschreibung im Pflegebericht	• nicht definiert
Leistungsmodul „Ankleiden Oberkörper/Unterkörper“			
Zeitkorridor	Zuordnung im Pflegemodell: ABEDL 7 An- und Auskleiden	beinhaltende Einzelleistungen	Zeitwerte der Einzelleistungen
9–13 Min.	Diese Leistungen sind „Regel- oder Standardleistungen“ und können auch ohne Pflegeprozessplanung erbracht werden.	• Ankleiden Ober- und Unterkörper	• 5–6 Min.
		• Hautbeobachtung	• 2 Min.
		• Kämmen	• 1–3 Min.
		• Kleidung aussuchen und bereit legen	• 2 Min.
	Ergänzend können Leistungen aufgenommen werden wie z. B.: • Kontrakturprophylaxe • Thromboseprophylaxe	• aktive/passive Bewegungen der einzelnen Gelenke • Anziehen der Kompressionsstrümpfe • Anlegen von Kompressionsverbänden	• nicht definiert

Tab. 2.6 Modulplanung.
Beispiel 1: Teilwäsche Unterkörper am Waschbecken.

Ressourcen und Probleme	*Ziel*	*Maßnahmen*
Pflegeplanung ohne Module		
Ressource: Herr Z. kann sich kurzfristig (ca. 4 Min.) mit den Händen abstützen. **Problem:** Herr Z. kann aufgrund einer Herzinsuffizienz nur kurzzeitig stehen und muss sich beim Stehen mit beiden Händen abstützen.	• Herr Z. fühlt sich nach eigenen Angaben frisch,	• Transfer zum Waschbecken durchführen. • Unterkörper entkleiden. • Teilwäsche Unterkörper am Waschbecken durchführen. • Haut mit Körperlotion oder medizinischer Einreibung pflegen. • Unterkörper ankleiden. • Nachfragen, ob sich Herr Z. frisch fühlt. • Transfer zurück ins Bett durchführen. • Haut beobachten und dokumentieren.
gleiche Pflegeplanung mit Modulen		
Ressource: Teilt Ihre Kleiderwünsche mit. **Problem:** Pflegeempfänger kann aufgrund einer Herzinsuffizienz nur kurzzeitig stehen und muss sich beim Stehen mit beiden Händen abstützen	• Herr Z. fühlt sich nach eigenen Angaben frisch.	• Leistungsmodul Teilwäsche Unterkörper am Waschbecken

Tab. 2.7 Modulplanung.
Beispiel 2: Ankleiden Ober- und Unterkörper.

Ressourcen und Probleme	*Ziel*	*Maßnahmen*
Pflegeplanung ohne Module		
Ressource: Frau C. kann sich kurzfristig (ca. 4 Min.) mit den Händen abstützen. **Problem:** Frau C. kann sich aufgrund des Rheumas und stark bewegungseingeschränkter Schultergelenke nicht selbstständig an- bzw. ausziehen.	• Frau C. trägt entsprechend dem geplanten Tagesablauf Wunschkleidung.	• Kleidung gemeinsam aussuchen und bereit legen. • Ober- und Unterkörper ankleiden. • Gelenke einzeln aktiv/passiv bewegen. • Kompressionsstrümpfe anziehen oder Kompressionsverbände anlegen. • Haut beobachten. • Kämmen.
gleiche Pflegeplanung mit Modulen		
Ressource: Frau C. teilt ihre Kleiderwünsche mit. **Problem:** Frau C. kann sich aufgrund des Rheumas und stark bewegungseingeschränkter Schultergelenke nicht selbstständig an- bzw. ausziehen.	• Frau C. trägt entsprechend dem geplanten Tagesablauf Wunschkleidung.	• Leistungsmodul An- und Auskleiden Oberkörper bzw. Unterkörper

„Pflegebedürftigkeit“ neu definiert

Der Begriff der Pflegebedürftigkeit im SGB XI und das darauf basierende Begutachtungsverfahren werden bereits seit Einführung der Pflegeversicherung von Gesundheitsexperten kritisch diskutiert. Pflegebedürftigkeit sei, so der Kern der Kritik, im SGB XI zu eng, zu verrichtungsbezogen und zu einseitig somatisch definiert.

Vom Bundesministerium für Gesundheit wurde 2006 ein Beirat zur wissenschaftlichen Überprüfung des Pflegebedürftigkeitsbegriffs einberufen. Dieser setzte sich aus Vertretern der Regierung, des Medizinischen Dienstes der Krankenkassen sowie verschiedenen Pflegewissenschaftlern zusammen. In seinem Umsetzungsbericht vom Mai 2009 hält dieser Beirat einen Pflegebedürftigkeitsbegriff für erforderlich, der alle körperlichen, geistigen und psychischen Beeinträchtigungen umfasst, sich differenziert an den Lebenslagen orientiert und auf den Grad der Selbstständigkeit abstellt.

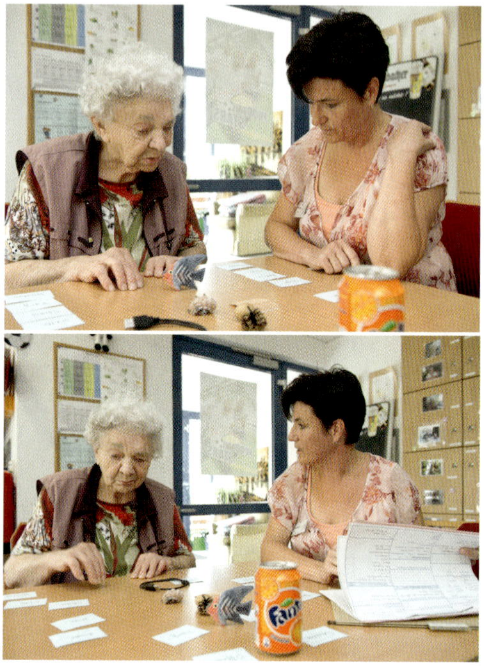

Abb. 2.5 Die Klassifikation in Bedarfsgrade berücksichtigt neben den körperlichen auch die kognitiven Einschränkungen der Patienten und ist deutlich ressourcenorientierter.

Bedarfsgrade statt Pflegestufen

Anstelle der Einteilung in Pflegestufen findet hiernach eine Klassifikation in Bedarfsgrade 1 bis 5 statt. Bei diesem Modell soll die Balance zwischen körperlichen und kognitiven Beeinträchtigungen weitgehend gegeben werden. Es stellt Menschen mit kognitiven Einschränkungen wie z. B. Demenz deutlich besser als bisher (BMG 2009). Die Erstellung der Pflegeplanung wird sich dann noch stärker an den Ressourcen eines Menschen und weniger an den Problemen orientieren (**Abb. 2.5**). Die Ressourcenbeschreibung ist dann ausschlaggebend für die Einteilung in die die Bedarfsgrade 1 bis 5. Im derzeitigen Pflegestufensystem ist die Problembeschreibung noch entscheidend für die Zuteilung der Pflegestufe.

Diese längst überfällige Erneuerung der Begrifflichkeit, die stärkere Orientierung an den Ressourcen und der Abschied vom Pflegestufenklassifikationssystem sollten bereits unter Gesundheitsministerin Ulla Schmidt und der großen Koalition eingeführt werden. Doch diese wichtige Aufgabe wurde an die nächste Bundesregierung übergeben. Wenn nun – hoffentlich in naher Zukunft – diese Neuorientierung auch politisch umgesetzt wird, müssen mögliche Auswirkungen für die Pflegeplanung neu betrachtet werden.

Pflegekomplexmaßnahmen-Scores (PKMS) für die hochaufwendige Pflege

Der Pflegeaufwand eines Pflegeempfängers während eines Klinikaufenthaltes ist so individuell wie der Mensch selber. Trotz gleicher Diagnose oder gleichem Behandlungsverfahren ergeben sich doch gravierende Unterschiede bei der pflegerischen Leistung. Diesem Unterschied wurde in der Vergangenheit in der DRG-Vergütungssystematik aber nur bedingt Rechnung getragen.

Dass die Pflege in der Klinik in der jüngsten Vergangenheit fast ausschließlich als reiner Kostenfaktor und nicht als wertschöpfende Dienstleistung betrachtet wird, zeigt sich nicht zuletzt daran, dass nach Angaben des statistischen Bundesamtes in den letzten Jahren ca. 48 000 Vollzeitstellen (–13,5%) im Klinikbereich abgebaut worden sind. Dem steht ein Stellenzuwachs bei den Ärzten von 20% gegenüber. In den Ländern, die ebenfalls nach Fallpauschalen vergüten, haben Studien jedoch gezeigt, dass die Folgen des Stellenabbaus in der Pflege die Versorgungsqualität nachhaltig beeinträchtigen. So sind dort u. a. die Mortalitätsrate, die Häufigkeit von nosokomialen Infektionen und Sturzereignissen angestiegen (Wieteck 2009).

Adäquate Abbildung der Pflege im G-DRG-System. Vor dem Hintergrund dieser Entwicklung und der Tatsache, dass Pflege in der Vergütungssystematik nicht adäquat abgebildet wird, wurde unter der Federführung des Deutschen Pflegerates (DPR) 2007 die Initiative „Adäquate Abbildung der Pflege im G-DRG-System" ins Leben gerufen.

Aus dieser Initiative heraus wurden die Pflegekomplexmaßnahmen-Scores (PKMS) als Instrument entwickelt, um die Leistungen der Pflege von hochaufwendigen Pflegeempfängern im Krankenhaus auf „Normalstationen" besser abzubilden. Mithilfe der PKMS ist es jetzt möglich, den erhöhten Pflegeaufwand zu kodieren und ein zusätzliches Entgelt für Pflegeempfänger im Klinkbereich zu erlösen.

Pflegeförderprogramm. Infolge dieser Arbeit und auf Druck der Öffentlichkeit reagierte die Politik und hat im März 2009 im Krankenhausfinanzierungs-Reformgesetz (KHRG) ein Pflegeförderprogramm aufgenommen. In diesem wurde neben der Schaffung von 17 000 neuen Stellen im Pflegebereich auch vereinbart, neue Kriterien zu entwickeln, nach denen ab dem Jahr 2012 zusätzliche Finanzmittel im Rahmen des DRG-Vergütungssystems zielgerichtet den Bereichen zugeordnet werden, die einen erhöhten pflegerischen Aufwand aufweisen.

In der Pressemitteilung des 2. Pflegegipfels vom 2. April 2009 wird die Handlungsempfehlung zur genaueren Abbildung von pflegerisch hochaufwendigen Fällen im G-DRG-System konkretisiert. So wird u. a. empfohlen,

- pflegerische Komplexcodes zu entwickeln und diese in den OPS-Katalog aufzunehmen,
- pflegerische Diagnosen in den ICD-Katalog aufzunehmen.

Dieser Aufgabe hat sich eine Expertengruppe des Deutsche Pflegerats angenommen. Es wurden sog. Pflegekomplexmaßnahmen-Scores (PKMS) entwickelt, welche die Pflegeleistung von hochaufwendigen Pflegeempfängern auf Normalstationen abbildet.

Was ist hochaufwendige Pflege

Nach den PKMS besteht hochaufwendige Pflege in folgenden Situationen:

- überschreitet der Pflegeaufwand deutlich die volle Übernahme von Pflegetätigkeiten in mind. einem der 4 Leistungsbereiche
  - Körperpflege,
  - Ernährung,
  - Ausscheidung,
  - Bewegen/Lagerung/Mobilisation/Sicherheit und/oder
- besteht im Bereich der Kommunikation/Beschäftigung ein wesentlich höherer Bedarf als beim durchschnittlichen Pflegeempfänger der Stufe A3 (PPR).

In diesen Fällen kann diese *hochaufwendige Pflege* gesondert abgerechnet werden.

Was heißt „volle Übernahme"

In Anlehnung an die Definition der PPR-Stufe A3 wird die „volle Übernahme" pflegerischer Leistung in den Leistungsbereichen wie folgt definiert:

M ***Volle Übernahme:** „Pflegeempfänger brauchen in allen Leistungsbereichen ein hohes Maß an Unterstützung, Aktivierung, Motivation und Zuwendung, denn sie sind durch Immobilität, eingeschränkte Körperfunktionen oder durch ihre Erkrankung an der eigenständigen Erfüllung ihrer Grundbedürfnisse gehindert" (in Anlehnung an PPR-A3, zit. n. Wieteck 2009, S. 29).*

Tab. 2.8 zeigt, wie „volle Übernahme" in den einzelnen Leistungsbereichen definiert ist.

Tab. 2.8 Definition „volle Übernahme“ pflegerischer Leistung in den Leistungsbereichen: Körperpflege, Ernährung, Ausscheidung, Bewegung und Lagerung.

Leistungsbereich	Definition
Körperpflege	überwiegende oder vollständige Übernahme der Körperpflege
	Der Pflegeempfänger kann sich nicht selbstständig waschen, die Zähne putzen, rasieren und die Haare pflegen. Dies muss von den Pflegenden ausgeführt oder der Pflegeempfänger muss helfend und aktivieren unterstützt werden.
Ernährung	Hilfe bei der Nahrungsaufnahme
	Der Pflegeempfänger ist nicht in der Lage, allein zu essen oder zu trinken, auch wenn die Nahrung mundgerecht zubereitet ist. Essen oder Trinken muss dem Pflegeempfänger verabreicht werden oder das Kind muss gefüttert werden oder ihm muss während des Essens geholfen werden. Außerdem muss der Pflegeempfänger aktivierend unterstützt werden.
Ausscheidung	Versorgen bei unkontrollierter Blasen- oder Darmentleerung
	Der inkontinente Pflegeempfänger muss mit frischen Inkontinenzmaterialien versorgt oder das Kind muss regelmäßig gewindelt und gereinigt werden (dazu gehört auch – soweit erforderlich – die Reinigung des Bettes). Dieses Merkmal umfasst auch das Kontinenztraining.
Bewegung und Lagerung	häufiges (2–4-stündliches) Körperlagern oder Mobilisieren
	Der Pflegeempfänger wird aufgrund seiner Immobilität häufig gelagert oder mobilisiert. Dies kann therapeutisch erforderlich sein oder seinen persönlichen Bewegungs- und Lagerungsbedürfnissen entsprechen.

in Anlehnung an PPR-A3, zit. n. Wieteck 2009, S. 29

„Damit wird ein Paradigmenwechsel in der Krankenhausfinanzierung eingeleitet. Pflegerische Leistungen werden erlösrelevant. „Hochaufwendige Pflege“ soll sichtbar sein und in Zukunft auch entsprechend vergütet werden“ (Wieteck 2009, S. 26).

Dokumentieren im PKMS-Vordruck

Für die Pflegedokumentation dieser „hochaufwendigen“ Patienten kann auf PKMS-Vordrucke zurückgegriffen werden (Download unter: www.deutscher-pflegerat.de; Stand: 15.04.2011). Diese gibt es für:

- Erwachsene (PKMS-E)
- Kinder und Jugendliche (PKMS-J)
- Kleinkinder (PKMS-K)

Hier können die ergänzenden Teilaspekte verschriftlicht werden.

Die PKMS-Dokumentationsbögen ersetzen damit – bis auf einzelne spezifische Dokumente – die vorhandene Pflegedokumentation in den vorgegebenen Leistungsbereichen. Unnötiger Dokumentationsaufwand und Doppeldokumentationen können so vermieden werden.

D ***Der PKMS sind ein Instrument zur Leistungseinschätzung für hochaufwendige Pflegeinterventionen. Sie ermöglichen es, einen erhöhten Pflegeaufwand im Klinikbereich kodierbar zu machen, um zusätzliche Entgelte zu erlösen.***

2.6 Kritische Aspekte der Pflegeplanung

Nahziele versus Fernziele

In der Praxis werden Nah- und Fernziele sehr unterschiedlich in der Pflegeplanung verwendet. Auch in der Fachliteratur gehen die Meinungen darüber auseinander, ob Nah- und Fernziele oder nur Nahziele in der Pflegeplanung aufgeführt werden sollen. Selbst die Kriterien für die Unterscheidung von Nah- und Fernzielen werden sehr unterschiedlich gesehen.

Kurzfristige und langfristige Ziele im Vergleich

Ein Nahziel bzw. ein Frühziel oder Kurzzeitziel soll für den Pflegebedürftigen in relativ kurzer Zeit zu erreichen sein. Ein Fernziel bzw. Spät- oder Langzeitziel soll nach Erreichen von mehreren Nahzielen als höchstmögliches Ziel erreicht werden können. Als oberstes Pflegeziel wird die eigenständige Übernahme der Verrichtungen des täglichen Lebens angenommen. Wenn dieses oberste Ziel nicht erreicht werden kann, dann sind Pflegeziele sinnvoll, die dem Pflegebedürftigen größtmögliche Zufriedenheit, Selbstbestimmung, Wohlbefinden und Lebensqualität ermöglichen (Völkel u. Ehemann 2006).

Genauer betrachtet sollen Nahziele mit konkreten Zeitangaben festgelegt werden, die innerhalb von Stunden oder Tagen erreicht werden können. Fernziele legen fest, was innerhalb Wochen, Monaten oder sogar Jahren erreicht werden soll (Jung-Heintz u. Lieser 2004). König (2004) sieht sogar einen noch größeren Zeitraum für möglich. „Unterschieden werden Nahziele, die in absehbarer Zukunft zu erreichen sind, und Fernziele, auf die länger hingearbeitet werden muss" (König 2004, S. 87). Dagegen ist in jeder Pflegesituation neu zu beurteilen, ob die Notwendigkeit von einem Nah- und Fernziel besteht, oder ob nur ein Nahziel formuliert werden sollte (Messner 2009).

Nahziele verwenden

Bei der praktischen Pflegeplanung sollen ausschließlich Nahziele verwendet werden. So schrieb Budnik bereits 1998: „In der Ausbildung ist die Integration von Fernzielen durchaus sinnvoll, um die analytischen Fähigkeiten der Schülerinnen zu schulen. Bei der täglichen Anwendung halte ich diese Vorgehensweise jedoch für nicht erforderlich, da die Pflegeziele fortlaufend überprüft und aktualisiert werden" (Budnik 1998, S. 63).

Wir, die Autoren, sind ebenfalls dieser Ansicht und möchten im Folgenden diese Auffassung begründen.

Kürzere Verweildauern in den Kliniken. Im klinischen Alltag konnten wir beobachten, dass aufgrund der DRGs die Pflegesituationen inzwischen anders interpretiert werden. So hat sich seit der Einführung der DRGs die durchschnittliche zeitliche Verweildauer eines Patienten im Krankenhaus merklich reduziert. In Baden-Württemberg ist z. B. die Verweildauer seit 1997 von 10,5 Tagen auf 8,5 Tage im Jahr 2006 gesunken (laut Baden-Württembergischer Krankenhausgesellschaft, BWKG). Auch das statistische Bundesamt bestätigt für das Jahr 2007 eine weitere Reduzierung auf 8,3 Tage.

Wenn also die Patienten immer kürzer im Krankenhaus verweilen, dann sind hier auch nur die Ziele in der Pflegeplanung sinnvoll, die auch in den wenigen Tagen des Klinikaufenthaltes erreicht werden können – also Nahziele (**Abb. 2.6**). In diesem Zusammenhang gewinnt auch die Überleitungspflege in eine Nachfolgereinrichtung oder in eine alternative Form der Versorgung einen immer wichtigeren Stellenwert in der Weiterführung des Pflegeprozesses.

Ebenso in der stationären Altenpflege. Eine ähnliche Entwicklung ist in der stationären Altenpflege zu verzeichnen. Die Menschen werden oftmals erst in der finalen Lebensphase oder mit einer stark eingeschränkten Gesundheitssituation in die stationäre Pflege eines Alten- und Pflegeheims aufgenommen. Daher hat sich die durchschnittliche Verweildauer im Vergleich zu früheren Jah-

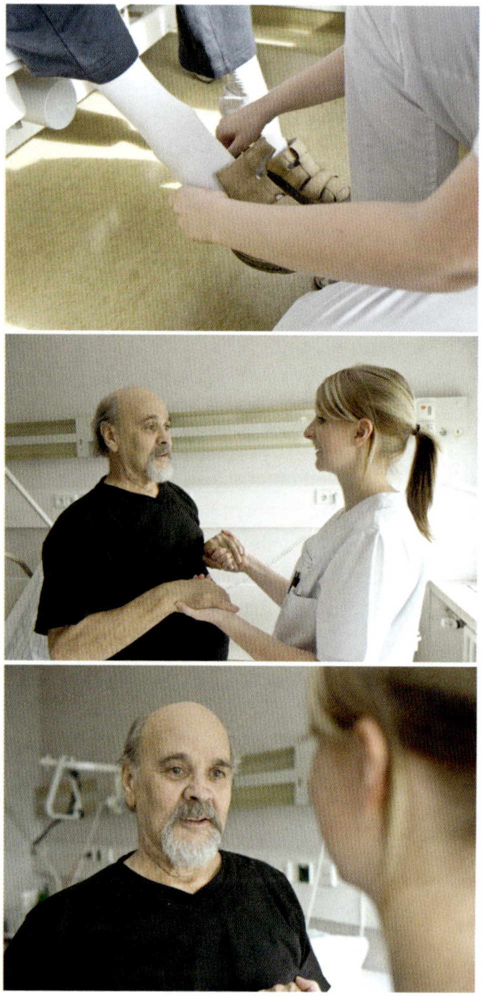

Abb. 2.6 Das Nahziel „Pflegeempfänger kann selbstständig auf beiden Füßen stehen" ist erreicht.

ren ebenfalls stark reduziert. Dies belegen nicht nur langjährig praktisch Pflegende, sondern auch die Statistik. So belegte z.B. das Amt für Statistik und Einwohnerwesen der Stadt Freiburg für 2003 eine kumulierte Verweildauer von fast einen Drittel (28%) der Pflegeempfänger von unter 6 Monaten! An dieser Stelle muss jedoch kritisch angemerkt werden, dass in Deutschland nur eine geringe Datenlage zur Verweildauer in Pflegeheimen vorliegt.

In solchen Gesundheits- und Lebenssituationen ist es oft schon ein großer Fortschritt, wenn ein Nahziel (z.B. „Pflegeempfänger kann selbstständig 30 Sekunden auf beiden Füßen stehen") erreicht werden kann. Ein solcher Erfolg ist schließlich auch die Grundvoraussetzung für die Planung weiterer (Nah-)ziele (z.B. „Pflegeempfänger kann 5 Schritte zum Fenster des Zimmers mit Begleitung gehen). Und diese hängen wiederum ab von der Stabilisierung des Gesundheitszustandes, der weiteren physischen und psychischen Krankheitsentwicklung und – am wichtigsten – den Wünschen und Lebenszielen des Pflegeempfängers selbst.

D ***Nah- und Fernziele sind nur in der didaktischen Pflegeplanung sinnvoll. In der Praxis sind hingegen nur Nahziele zu setzen.***

Aktivierende Pflege planen

Ressourcenorientierte, aktivierende Pflege fördert das möglichst rasche Wiedererlangen und/oder den Erhalt der Selbstständigkeit sowie der Unabhängigkeit eines Menschen. Sie steht im Mittelpunkt pflegerischen Denkens und Handelns. In der Pflegeplanung werden in besonderem Maße die Fähigkeiten (Ressourcen) des Pflegeempfängers berücksichtigt. Ziel ist es, diese Ressourcen zu erhalten bzw. zu erweitern. Der Pflegeempfänger soll möglichst viele seiner Verrichtungen unter Anleitung bzw. Begleitung selbst durchführen können.

Ziele. Die aktivierende Pflege soll dem Pflegeempfänger helfen, trotz seines momentanen Hilfebedarfs eine möglichst weitgehende Selbstständigkeit im täglichen Leben zu erhalten bzw. wiederherzustellen. Dabei ist insbesondere anzustreben,

- „vorhandene Selbstversorgungsaktivitäten zu erhalten und solche, die verloren gegangen sind, zu reaktivieren,
- bei der Leistungserbringung die Kommunikation zu verbessern,
- dass geistig und seelisch behinderte Menschen, psychisch kranke und geistig verwirrte Menschen sich in ihrer Umgebung und auch zeitlich zurechtfinden" (BMG 2011).

Aktivierende Pflege umsetzen

Um hier den größtmöglichen Erfolg zu erzielen, ist es besonders wichtig, dass die aktivierende Pflege in gleicher Art und Weise vom ganzen Pflegeteam und kontinuierlich beim Pflegeempfänger durchgeführt wird. Wird die aktivierende Pflege nur teilweise angewendet, sinken möglicherweise die Erfolgschancen, die Selbstständigkeit zu erhalten bzw. zu erhöhen. Im schlechtesten Fall kann sich sogar der Pflegebedarf weiter erhöhen.

Gibt es kein verbindliches Pflegeleitbild und -konzept in der Einrichtung, welche die aktivierende Pflege beschreiben und betonen, liegt es an jeder einzelnen Pflegeperson, ihrem persönlichen Leitbild entsprechend aktivierend zu pflegen. Dies führt zwangsläufig jedoch zu einem unterschiedlichen Qualitätsniveau. Diejenigen, die aktivierend pflegen, nehmen bewusst in Kauf, dass sie i. d. R. mehr Zeit benötigen, als wenn sie die Pflegemaßnahme vollständig übernehmen würden. Dies führt nicht selten zu Konflikten bei der Pflegeperson, da sie u. U. nicht allen Anforderungen gerecht werden kann.

So kann schnell ein Solidaritätskonflikt zwischen den Anforderungen der Pflege des Pflegeempfängers und ggf. denen, des Altenheimbetreibers entstehen. Denn seit Einführung der Pflegeversicherung 1995 wird die aktivierende Pflege zwar gesetzlich gefordert, jedoch ist eine Pflegeeinrichtung, die sich danach richtet, in manchen Situationen wirtschaftlich schlechter gestellt als andere. Denn: Wird durch aktivierende Maßnahmen die Selbstständigkeit des Pflegeempfängers wieder erhöht, führt diese Verbesserung durch das problemorientierte Pflegestufenklassifikationssystem zu einer Zurückstufung in eine niedrigere Pflegestufe. Das hat u. U. ein niedrigeres Heimentgelt zur Folge, was den betriebswirtschaftlichen Interessen widerspricht.

Um einer solchen Entwicklung entgegenzuwirken, wurde im Pflegeweiterentwicklungsgesetz vom Juli 2008 ein geringfügiger finanzieller Anreiz für die Pflegeheime geschaffen, die durch die aktivierende Pflege eine Herunterstufung erreichen (**Abb. 2.7**).

(4) Pflegeeinrichtungen, die Leistungen im Sinne des § 43 erbringen, erhalten von der Pflegekasse zusätzlich den Betrag von 1536 Euro, wenn der Pflegebedürftige nach der Durchführung aktivierender oder rehabilitativer Maßnahmen in eine niedrigere Pflegestufe oder von erheblicher zu nicht erheblicher Pflegebedürftigkeit zurückgestuft wurde. Der Betrag wird entsprechend § 30 angepasst. Der von der Pflegekasse gezahlte Betrag ist von der Pflegeeinrichtung zurückzuzahlen, wenn der Pflegebedürftige innerhalb von sechs Monaten in eine höhere Pflegestufe oder von nicht erheblicher zu erheblicher Pflegebedürftigkeit eingestuft wird.

(Pflegeweiterentwicklungsgesetz vom Juli 2008, Auszug § 87a Berechnung und Zahlung des Heimentgelts SGB XI)

Abb. 2.7 Pflegeweiterentwicklungsgesetz (PFWG). Auszug § 87a.

Aktivierende Pflege und DRGs. Für Kliniken ist seit der Einführung der DRG-Abrechnungsmethodik die aktivierende Pflege aus betriebswirtschaftlicher Sicht zusätzlich sehr interessant geworden. Je schneller ein Patient entlassen wird, umso weniger Kosten müssen von der pauschalen Vergütung gedeckt werden.

Akzeptanz beim Pflegeempfänger fördern

Von Seiten eines Pflegeempfängers und seinen Angehörigern ist die Akzeptanz der aktivierenden Pflege keinesfalls selbstverständlich. Denn häufig verstehen es Angehörige nicht, wenn ein hohes Heimentgeld bezahlt werden muss, und die Mutter/der Vater sich auch noch selber waschen soll. „Dafür sei er ja im Pflegeheim“, geben sie zu bedenken. Ähnliche Stimmen sind auch von den Pflegeempfängern zu hören. Hier ist es besonders wichtig, den Pflegeempfänger darüber aufzuklären und zu informieren, welchen Sinn und Nutzen die aktivierende Pflege für ihn haben kann. Nur so wird er motiviert, sich aktiv zu beteiligen. Der Nutzen der aktivierenden Pflege und die damit verbunden Möglichkeiten, die Selbstständigkeit zu erhalten bzw. sogar zu fördern, müssen deshalb von Beginn an und mithilfe der Pflegeplanung regelmäßig vermittelt werden.

Aktivierende Pflege darstellen

Die aktivierende Pflege muss im Rahmen der Pflegeplanung mit berücksichtigt und transparent dargestellt werden. Die Ressourcen- und Problembeschreibung sind dabei wichtige Ausgangspunkte, um die pflegerischen Maßnahmen planen und festlegen zu können. Ebenso entscheidend ist Schritt 3, d.h. die Festlegung der Pflegeziele zur Erhöhung oder Erhaltung der Selbstständigkeit. Aus der Maßnahmenbeschreibung muss klar ersichtlich sein, welche pflegerischen Aktionen vom Pflegeempfänger selbstständig, mit Anleitung oder Unterstützung durchgeführt werden können und welche vollständig von der Pflegeperson übernommen werden müssen. Dabei ist zu bedenken, dass auch kleine Handlungen aktivierend wirken können (z.B. Gesicht mit dem Handtuch abtrocknen, die Hände eincremen).

Von der Theorie in die Praxis: Pflege praxisnah planen

Nicht selten wird in der Praxis darüber geklagt, dass eine ausführliche und den Theorieansprüchen genügende Pflegeplanung nicht zu leisten sei. Nicht umsonst ist der Markt reich an Dokumentationshilfen und EDV-Programmen, die eine Vereinfachung der Pflegeplanung versprechen. Aber warum treten immer wieder diese Umsetzungsschwierigkeiten in der Praxis auf?

In der theoretischen Ausbildung oder in Fortbildungen wird i.d.R. die Planung der Pflege anhand von realitätsnahen komplexen Fallbeispielen gelehrt und gelernt. Die dazu verwendeten Fallbeispiele – und das gilt es in der Betrachtung zu berücksichtigen – können jedoch niemals die gesamte Realität abbilden, sondern immer nur einen Ausschnitt. Deshalb lassen sich die daraus erarbeiteten und entwickelten Planungen auch nicht ohne Weiteres eins zu eins in die Praxis übernehmen.

Bei der Vermittlung der theoretischen Grundlagen zur Pflegeplanung steht daher nicht deren Praxisrelevanz im Vordergrund. Vielmehr sollen die Fallanalysen das folgerichtige Ableiten von allen aktuellen und potenziellen Pflegeproblemen üben, aus denen dann Ziele und die entsprechenden Maßnahmen abgeleitet werden. In einer „Trockenübung" werden sozusagen in aller Ausführlichkeit die Szenarien, die auftreten könnten, besprochen und bearbeitet. Dass dadurch häufig sehr ausführliche Planungen entstehen, ist wohl jedem Betrachter einleuchtend und klar.

Wenn Theorie auf Alltag trifft

Pflegeplanung in der Praxis findet nicht in einem geschützten Rahmen, aber auch nicht mit anderen Zielsetzungen als in der Theorie statt. Doch jetzt gilt es, die Alltagsrealitäten zu berücksichtigen. Um handlungsfähig zu bleiben, ist häufig ein sehr rasches Entscheiden, oftmals ohne ausreichende Informationen, notwendig. Und es gilt, die vorrangigen pflegerischen Probleme und Handlungen richtig einzuschätzen. Dies erfordert neben einer umfangreichen beruflichen Erfahrung auch ein solides theoretisches Fundament.

Pflegeschüler, die ihre „theoretischen Planungen" im praktischen Einsatz umsetzen wollen, hören häufig Aussagen wie: „So, wie in der Schule geht das bei uns nicht auf Station. Hier in der Praxis sieht die Welt ganz anders aus." Sie verstehen das zunächst nicht und sind nicht selten frustriert und enttäuscht darüber. Die große Herausforderung an dieser Stelle für die „Theoretiker" und anleitenden Praktiker ist der Transfer von gelerntem Wissen in die Praxisrealität. Und daran scheitert die Umsetzung der Pflegeplanung leider sehr häufig. Es kommt für alle Beteiligten zu einer Desillu sionierung, die dazu führt, die prozesshafte Pflegeplanung allzu schnell für nicht anwendbar zu erklären. Deshalb gilt es für die Verantwortlichen, genau an diesem Punkt anzusetzen und für einen gelungen Praxistransfer zu sorgen.

D ***Eines bleibt festzuhalten: Ohne eine intensive theoretische Auseinandersetzung mit dem Thema Pflegeplanung fehlt das notwendige Handwerkszeug für die praktische Umsetzung!***

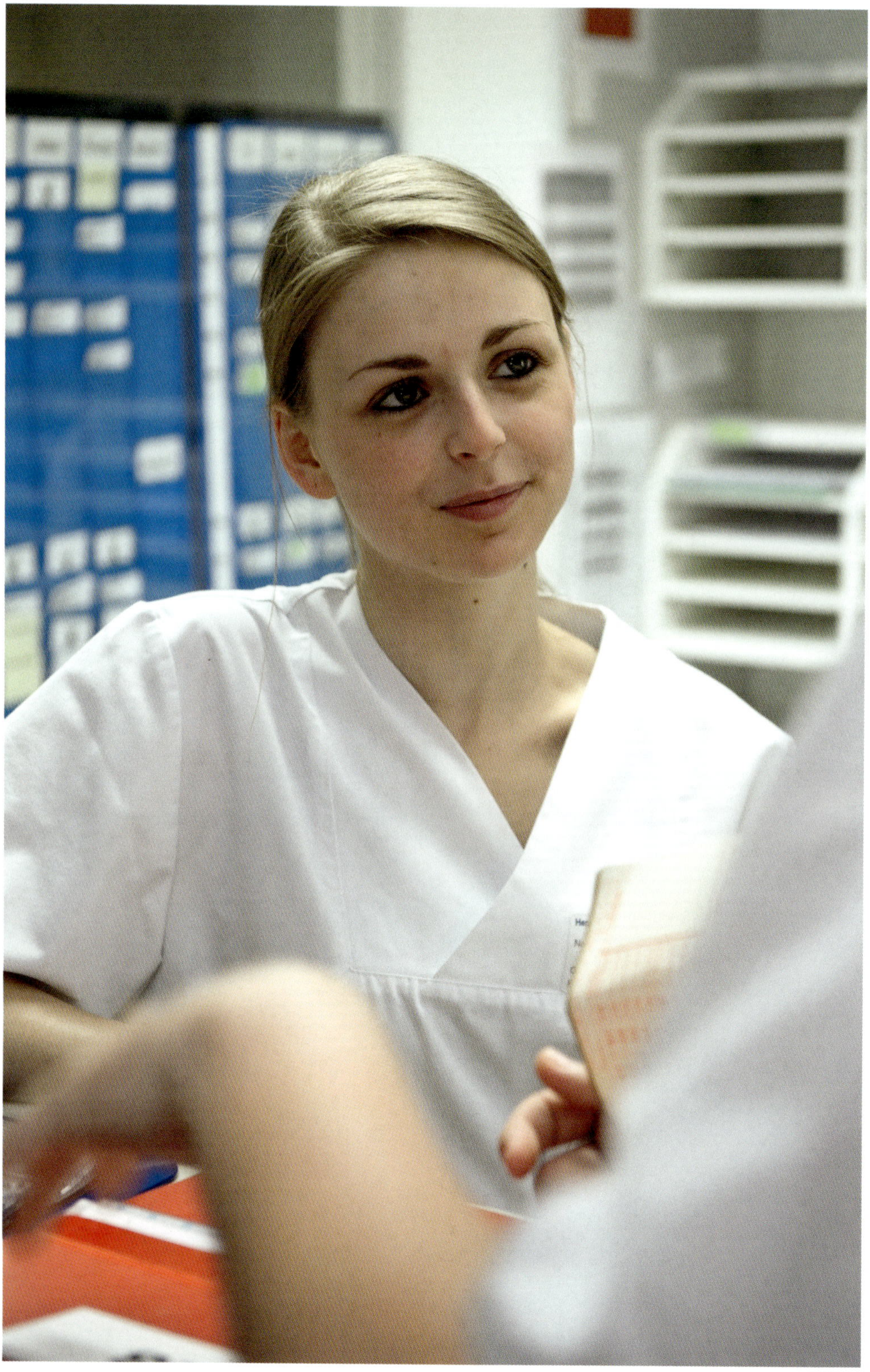

3

3 Formulierungshilfen für die stationäre, ambulante und klinische Pflege

3 Formulierungshilfen für die stationäre, ambulante und klinische Pflege

In vielen Büchern zur Pflegeplanung wird eine große Auswahl an einzelnen Formulierungen zum Problem, zur Ressource, als Ziel und als Maßnahmen zusammenhangslos aufgelistet.

Diese Ansammlungen von Formulierungshilfen bilden aber meist keinen zusammenhängenden Kontext. Die Folge ist, dass die Pflegefachperson aus dieser Fülle der vorgeschlagenen Formulierungen in einem aufwendigen, oft mühsamen Prozess die Pflegeplanung inhaltlich stimmig zusammenstellen und individualisieren muss. Dies gleicht mehr einer Lotterie als einer prozesshaft erstellten Pflegeplanung. Nicht selten kommt es hierbei zu inhaltlichen Fehlern.

EDV-gestützte Formulierungshilfen

Viele EDV-basierte Pflegedokumentationen bieten ebenfalls eine Auswahl an Formulierungshilfen an. Die Pflegekräfte können durch das Anklicken des vorgefertigten Satzes diese in die Pflegeplanung übernehmen. Bei der Einführung von EDV-basierten Pflegedokumentationen waren viele Pflegedienstleitungen und Pflegekräfte anfangs von dieser einfachen und schnellen Möglichkeit begeistert. Auch in der Vorbeugung von Schreibfehlern sah man positive Entwicklungsmöglichkeiten.

Bei der Durchführung von Pflegevisiten wurden dann aber relativ schnell die tatsächlichen Auswirkungen deutlich. Anstatt die Formulierungshilfen als erste Planungsgrundlage zu nehmen, um diese dann zu individualisieren bzw. der Pflegesituation anzupassen, wurden diese nur vorschnell ausgewählt und stehengelassen. Dies hatte zur Folge, dass sich schnell alle Pflegeplanungen schablonenhaft glichen. Es kam sogar dazu, dass teilweise die angebotenen Formulierungshilfen als einzig wahr und richtig angesehen wurden und im Bedarfsfall gar nicht personenbezogen angepasst wurden. Viele verantwortliche Pflegedienstleitungen haben daraufhin die Formulierungshilfen im Programm ausgeblendet.

Jede Pflegeplanung ist individuell

Die Pflege und das Menschsein sind so vielseitig wie das Leben selbst und kein Buch kann alle relevanten Formulierungshilfen aufzählen. Dies wäre auch nicht vorteilhaft, denn die Zeit, die für die Suche der Pflegeplanungsformulierung benötigt wird, ist eine verschenkte Zeit. Nach unserer Meinung kommt es nämlich nicht darauf an, einzelne Formulierungshilfen wie in einem Puzzle zusammenzustellen, sondern diese selbst der Pflegesituation anzupassen und individualisieren zu können.

Im Folgenden werden Ihnen deshalb immer themenbezogen und inhaltlich stimmige Pflegeplanungen präsentiert. Zu jedem Themenbereich werden musterhaft Formulierungen zu den Pflegesettings stationäre, ambulante und klinische Pflege vorgestellt (**Abb. 3.1**). Bei jedem Problem haben wir zum besseren Verständnis die Art, das Ausmaß und die Ursache eines Problems jeweils gekennzeichnet. Dies soll Ihnen als Hilfestellung dienen, um fachlich korrekte Planungen selbst erstellen zu können. Aus Gründen der Lesbarkeit haben wir abwechselnd die Anrede „Herr“ und „Frau“ gewählt.

Die folgenden Tabellen zeigen Ihnen Beispielplanungen und Formulierungshilfen zu folgenden Themen auf:

- Aggressivität
- Aktivierung und Beschäftigung
- Angstempfindungen

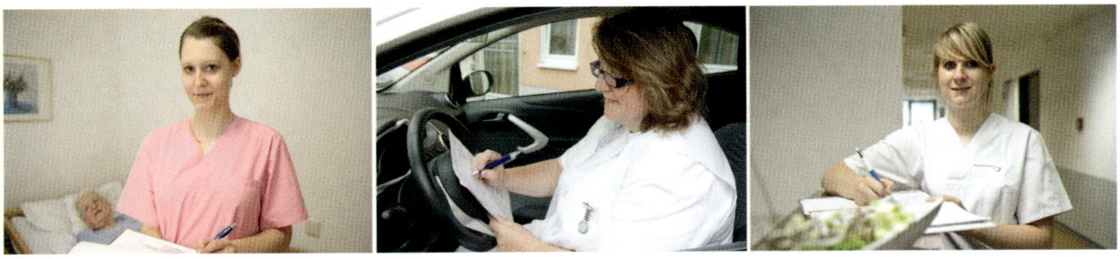

Abb. 3.1 Die folgenden Formulierungshilfen sollen Sie im Pflegeheim, im ambulanten Bereich und in der Klinik bei der Erstellung Ihrer Pflegeplanungen unterstützen.

- An- und Auskleiden
- Aspirationsgefahr
- Atmung
- Bewegungsdrang
- Bewegungseinschränkung (Immobilität)
- Compliance-Defizit
- Dekubitusgefahr
- Depression
- Desorientierung
- Diarrhö
- Erbrechen und Übelkeit
- Ernährungsdefizit
- Exsikkoserisiko
- Harninkontinenz
- Harnverhalt
- Hautsituation
- Infektionsgefahr
- Intertrigogefahr
- Kachexierisiko
- Kommunikationsstörungen (verbale und nonverbale Kommunikation)
- Körperbildstörung
- Körperpflege
- Körpertemperatur
- Kreislaufinstabilität
- Lebenskrise
- Leistungsfähigkeit
- Nahrungsunverträglichkeit
- Nahrungsverweigerung
- Obstipation
- Schamgefühl
- Schlafstörung
- Schluckstörung
- Schmerzsituation
- Sehdefizit
- Sexualität
- Stuhlinkontinenz
- Sturzgefahr
- Vereinsamung

Aggressivität

Problem	*Ressourcen*	*Ziel*	*Maßnahmen*
stationäre Pflege			
• Bei Herrn … kommt es aufgrund der demenziellen Entwicklung[3] zu aggressivem Verhalten[1] in Gruppen[2].	• Herr … zeigt keine Aggressionen bei Einzelaktivierung.	• Nimmt aggressionsfrei an Gruppenaktivitäten teil.	• Einzelaktivierung parallel zur Gruppenaktivierung anbieten. • Herrn … bei aggressivem Verhalten aus der Gruppe heraus begleiten. • Herr … in Tätigkeiten zum Wohnbereichsablauf einbeziehen (Verteilen von Wäsche, Tischdecken usw.).

Problem	Ressourcen	Ziel	Maßnahmen
ambulante Pflege			
• Aufgrund der demenziellen Entwicklung[3] kommt es bei Frau … häufig[2] zur Verwechslung der Personen[1] (Pflegekräfte werden als Einbrecher verkannt).	• Frau … erinnert sich bei namentlicher Vorstellung an die Pflegekräfte.	• Frau … erkennt bei Hauseintritt die Pflegeperson.	• Bei Hauseintritt Namen verbal ankündigen. • Bild mit Namen von nachfolgender Pflegeperson zur Orientierung bereitlegen. • Aktuellen Plan mit Besuchszeiten der Pflegekräfte aufhängen.
klinische Pflege			
• Herr … hat aufgrund des Delirs bei unbekannter Alkoholabhängigkeit[3] nach OP eine Eigenaggressivität[1] (Schläge gegen den eigenen Kopf[2]) entwickelt.		• Herr … ist körperlich unversehrt.	• alle 10 Min. Kontrollbesuch • Vitalzeichen stündlich überwachen. • 3-Punkt-Fixierung zum Eigenschutz im Bett anwenden.

1 = Art, 2 = Ausmaß, 3 = Ursache

Aktivierung und Beschäftigung

Problem	Ressourcen	Ziel	Maßnahmen
stationäre Pflege			
• Frau … vergisst[1] aufgrund fortschreitender Demenz[3] das tägliche Aktivierungsangebot und fragt nicht aktiv[2] nach Beschäftigungsmöglichkeiten nach.	• Frau … spielt gerne Gesellschaftsspiele. • Frau … lässt sich zur Teilnahme am Aktivierungsprogramm animieren.	• Frau … nimmt mind. an einer Aktivierung pro Tag teil.	• Tägliches Aktivierungsprogramm nach dem Frühstück vorstellen. • Nachfragen, an welchen Aktivierungen Frau … teilnehmen möchte. • Frau … an die Aktivierung kurz vor deren Beginn erinnern.
ambulante Pflege			
• Herr … kann aufgrund des Tremors durch die Parkinsonerkrankung[3] das Hörgerät nicht selbstständig[2] anlegen und bedienen[1].	• Herr … sieht sehr gern Fernsehen. • Herr … unterhält sich sehr gern.	• Herr … nimmt seine Umgebung akustisch wahr.	• Hörgerät vor der morgendlichen Körperpflege einsetzen und auf Funktionsfähigkeit prüfen. • Hörgerät zur Nachtruhe entnehmen. • Ersatzbatterien bereithalten.
klinische Pflege			
• Frau … kann aufgrund einer Sehschwäche durch grauen Star[3] die Tastatur der Medienleiste nicht[2] bedienen[1].	• Frau … ist interessiert am Zeitgeschehen. • Frau … hört sehr gern volkstümliche Musik.	• Frau … bedient die Medienleiste unter Anleitung.	• Frau … zur Bedienung der Medienleiste anleiten (verbal und durch Tastsinn). • Lieblingssender für sie einstellen, wenn sie es nicht schafft.

1 = Art, 2 = Ausmaß, 3 = Ursache

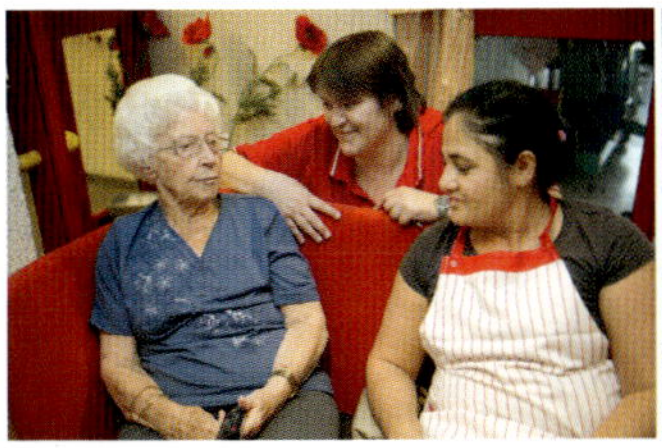
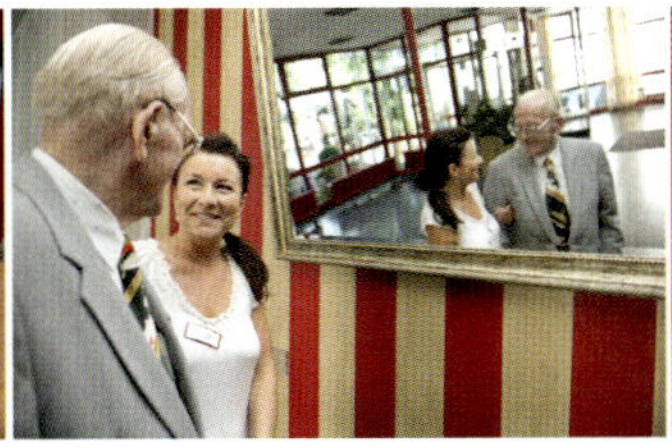
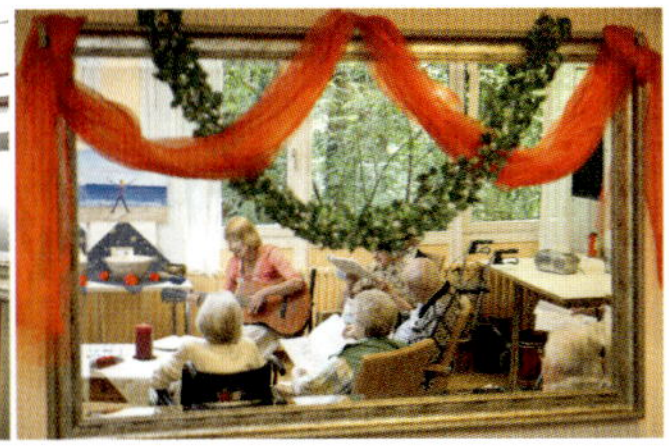

Angstempfindungen

Problem	*Ressourcen*	*Ziel*	*Maßnahmen*
stationäre Pflege			
• Herr ... hat Angst[1] vor einem leidvollen[2] Sterben[3].	• Herr ... übt aktiv seinen Glauben aus.	• Angst ist durch die Berücksichtigung der Wünsche und Bedürfnisse nach seinen Angaben minimiert.	• Teilnahme am Gottesdienst ermöglichen (Sonntag). • Kontakt zur Seelsorgeeinheit herstellen. • Über Möglichkeit der Patientenverfügung beraten und auf Wunsch bei der Erstellung unterstützen. • Hauseigenes Lebens- und Sterbenskonzept besprechen.
ambulante Pflege			
• Frau ... hat Angst[1] vor einer möglichen hilflosen Lage[2] durch Mobilitätseinschränkungen aufgrund der beginnenden Parkinsonerkrankung[3].	• Frau ... kann Telefonanrufe entgegennehmen. • Frau ... kann Wohnungstür öffnen. • Frau ... äußert ihre Befindlichkeit.	• Frau ... fühlt sich nach ihren Angaben sicher.	• Hausbesuch 1 × tgl. um 14.00 Uhr • Sicherheitsanruf um 20.00 Uhr • Hilfsmittel zur Mobilität auf Funktionsfähigkeit prüfen und bereitstellen (Rollator). • 24-Stunden-Notrufklingel umhängen.
klinische Pflege			
• Herr ... hat große[2] Angst[1] vor möglichen Komplikationen durch die bevorstehende Narkose und OP[3].	• Herr ... setzt sich mit der Angstsituation auseinander.	• Herr ... kann mit seinen Ängsten umgehen.	• Über Ablauf am OP-Tag informieren. • Gesprächsbereitschaft signalisieren (auf Fragen eingehen). • Beschäftigungsangebot vorstellen (z. B. TV, Zeitschrift, Bücher, Spiele usw.).

1 = Art, 2 = Ausmaß, 3 = Ursache

An- und Auskleiden

Problem	Ressourcen	Ziel	Maßnahmen
alle Bereiche			
• Frau … kann sich aufgrund ihrer altersbedingten Sehschwäche[3] nicht allein[2] an- und auskleiden[1].	• Hörvermögen ist intakt.	• Frau … kleidet sich unter Anleitung an- bzw. aus.	• Frau … nach Standard XY beim An- und Auskleiden anleiten. • In der Kleidungswahl wetterentsprechend beraten.
stationäre Pflege			
• Herr … kann sich aufgrund seiner zeitweisen[2] Desorientierung[3] nicht allein an- und auskleiden[1].	• Herr … ist kooperativ. • Herr … wirkt je nach Tagesform mit.	• Herr … kleidet sich unter Anleitung an- bzw. aus.	• Kleidung wird so gehalten, dass eine aktive Beteiligung beim Ankleiden möglich ist. • Abends nach Standard XY entkleiden.
ambulante Pflege			
• Frau … kann sich aufgrund einer muskulären Schwäche[3] in beiden Armen nicht allein[2] an- und auskleiden[1].	• Frau … ist kooperativ. • Tochter legt entsprechende Kleidung bereit.	• Frau … akzeptiert die Kleiderwahl.	• Frau … nach Standard XY beim An- und Auskleiden unterstützen.
klinische Pflege			
• Herr … kann sich aufgrund einer dekompensierten Herzinsuffizienz[3] und der daraus folgenden Belastungsdyspnoe nicht selbstständig[2] an- und auskleiden[1].	• Herr … kann Kleiderwahl mitteilen.	• Herr … ist seinem Kleiderwunsch und dem Tagesprogramm entsprechen angezogen.	• Herr … nach Standard XY beim An- und Auskleiden unterstützen. • Dem Tagesprogramm und der Wetterverhältnisse entsprechend bei der Kleiderwahl beraten.
• Frau … kann sich aufgrund einer Hemiparese links[3] nicht selbstständig[2] an- und auskleiden[1].	• Frau … ist zeitlich, örtlich und zur Person orientiert. • Geeignete Kleidung steht zur Verfügung.	• Frau … ist unter Berücksichtigung der betroffenen Körperseite in das An- und Auskleiden einbezogen.	• Beim An- und Ausziehen nach Standard Bobath-Konzept unterstützen.
• Herr … kann sich aufgrund einer Schulteroperation[3] nicht selbstständig[2] an- und auskleiden[1].	• Herr … kann Arm der nicht operierten Seite unterstützend einsetzen. • Herr … kann Knöpfe und Reißverschlüsse schließen. • Herr … äußert Kleidungswünsche.	• Das An- und Auskleiden findet schmerzfrei statt.	• Beim An- und Ausziehen nach Standard XY unterstützen. • Vorher Schmerzmittel nach Arztanordnung verabreichen.

1 = Art, 2 = Ausmaß, 3 = Ursache

Aspirationsgefahr

Problem	Ressourcen	Ziel	Maßnahmen
stationäre Pflege			
• Bei Frau … besteht eine erhöhte Aspirationsgefahr[1] durch die Insuffizienz des M. sphinkter[3] im Liegen[2] v. a. nachts.	• Hustenreflex ist erhalten.	• Frau … bleibt aspirationsfrei.	• Oberkörper hochlagern (mind. 30°). • Passierte Kost und Trinknahrung (6 × max. 200 ml/Mahlzeit) anbieten.
ambulante Pflege			
• Herr … hat eine erhöhte[2] Aspirationsgefahr[1] aufgrund vermehrter Speichelansammlung infolge einer Schluckstörung[3].	• Herr … beteiligt sich aktiv am Schlucktraining.	• Herr … aspiriert nicht während der Schluckversuche.	• Aspirationsprophylaxe nach Standard XY durchführen. • Schlucktraining (Druck auf den Gaumenbogen ausüben) durchführen. • An die Bettkante mobilisieren und in aufrechter Haltung Speichel auswerfen. • Bei Bedarf zum Speichelauswurf anleiten/unterstützen.
klinische Pflege			
• Frau … hat eine erhöhte[2] Aspirationsgefahr[1] aufgrund einer Schluckstörung durch Hemiparese[3].	• Frau … kann Schnabeltasse nutzen.	• Frau … nimmt angedickte Speisen ohne zu aspirieren zu sich.	• Nur angedickte Kost anbieten. • Oberkörper hochlagern (mind. 30°). • Schnabeltasse in Reichweite (50 cm Umkreis) stellen.

1 = Art, 2 = Ausmaß, 3 = Ursache

Atmung

Problem	Ressourcen	Ziel	Maßnahmen
stationäre Pflege			
• Herr … atmet bedingt durch Multiple Sklerose[3] sehr oberflächlich[2] und ist dadurch erhöht pneumoniegefährdet[1].	• Herr … kann aufrecht sitzend Sekret abhusten.	• Herr … ist pneumoniefrei.	• Herrn … zu den Mahlzeiten an den Tisch mobilisieren. • Vor der Mobilisation zum tiefen Ein- und Ausatmen auffordern. • Rücken und Brust 3 × tgl. mit atmungsfördernder Substanz einreiben.
ambulante Pflege			
• Bei Frau … kommt es aufgrund einer Herzinsuffizienz[3] beim Gehen und Waschen[2] zu einer Belastungsdyspnoe[1].	• Frau … kann im Sitzen Oberkörper selbst waschen.	• Frau … ist weiterhin in der Lage, sich den Oberkörper ohne Atemnot zu waschen.	• Rücken, Beine und Intimbereich werden von Pflegeperson nach Standard XY gewaschen. • Sitzmöglichkeit am Waschbecken und in der Wohnung schaffen. • Überprüfen, ob sich Dosieraerosol in Reichweite (Umkreis 50 cm) befindet.

Problem	Ressourcen	Ziel	Maßnahmen
• Herr ... kann aufgrund eines Tracheostomas[3] das sich ansammelnde Sekret nicht abhusten und leidet dadurch mehrmals täglich[2] unter Atemnot[1].	• Herr ... signalisiert der Ehefrau/Pflegeperson durch Handzeichen seine Atemnot.	• Herr ... erhält bei Atemnot sofortige Unterstützung.	• Atemerleichternde V-Lagerung in liegender Position im Bett durchführen. • Mind. 1,5 l Flüssigkeit pro Tag zuführen. • Bei Bedarf absaugen.
klinische Pflege			
• Bei Frau ... befindet sich zähes Sekret in den oberen Atemwegen aufgrund einer chronischen Bronchitis[3]. Dadurch besteht erhöhte[2] Pneumoniegefahr[1].	• Frau ... ist sich der Gefahr bewusst.	• Frau ... hustet zähes Sekret vollständig ab.	• Oberkörper erhöht (mind. 30°) lagern. • Rücken und Brust 3 × tgl. mit atmungsfördernder Substanz (Benennung des Produkts) einreiben. • 3 × tgl. Vibrationsmassage durchführen. • mind. 3 × tgl. zum tiefen Ein- und Ausatmen auffordern.

1 = Art, 2 = Ausmaß, 3 = Ursache

Bewegungsdrang

Problem	Ressourcen	Ziel	Maßnahmen
stationäre Pflege			
• Herr ... hat aufgrund fortschreitender Demenz[3] einen hohen[2] Bewegungsdrang[1]. Er kann nur für ca. 5 Min. ruhig sitzen[2] oder an einem Ort verweilen[2]. • Herr ... bewegt sich bis zum völligen[2] Erschöpfungszustand[1].	• Herr ... ruft um Hilfe, wenn er vor Erschöpfung nicht mehr stehen kann.	• Herr ... kann seinem erhöhten Bewegungsbedürfnis voll umfänglich nachkommen.	• Herrn ... anbieten, die Pflegende bei hausinternen bzw. wohnbereichsinternen Rundgängen zu begleiten. • Beschäftigungsmöglichkeiten (konkrete Benennung) anbieten. • Auf Hilferuf sofort reagieren, um einen möglichen Sturz zu vermeiden. • Besuchsdienst zum Spazierengehen organisieren.
ambulante Pflege			
• Frau ... ist aufgrund ihrer Demenz[3] ständig[2] in der Wohnung unterwegs und sucht andere Personen[1].	• Frau ... ist ohne Gehhilfe mobil.	• Frau ... kann tagsüber ihrem Bewegungsdrang nachgehen, steht nachts nicht auf.	• Zeitplan über Besuchszeiten aufhängen. • 5 × tgl. Kontrollbesuch • Über Tageszeitpunkt informieren. • Beschäftigungsmöglichkeiten (konkrete Benennung) anbieten. • Besuchsdienst zum Spazierengehen organisieren.

klinische Pflege			
• Herr … ist aufgrund der Demenz[3] motorisch sehr unruhig[2] und versucht trotz verordneter Bettruhe aufzustehen[1].	• Herr … ist nicht aggressiv.	• Herr … akzeptiert die verordnete Bettruhe.	• Bettruhe alle 4 Std. überwachen. • Validierende Gesprächsführung anwenden. • Über die Notwendigkeit der Bettruhe informieren. • Beschäftigungsmöglichkeiten (konkrete Benennung) anbieten.

1 = Art, 2 = Ausmaß, 3 = Ursache

Bewegungseinschränkungen (Immobilität)

Problem	*Ressourcen*	*Ziel*	*Maßnahmen*
stationäre Pflege			
• Bei Herrn … liegt aufgrund des apallischen Syndroms[3] eine vollständige Immobilität[2] vor. Es besteht dadurch ein hohes Kontrakturrisiko[1].	• Gelenke sind frei beweglich.	• Die Beweglichkeit der Gelenke ist vollständig erhalten.	• Kontrakturprophylaxe nach Standard 3 × tgl. durchführen. • Spitzfußprophylaxe nach Standard XY durchführen.
ambulante Pflege			
• Frau … kann aufgrund einer ausgeprägten[2] Arthrose[3] in den Kniegelenken nur kurzfristig für ca. 15 Sek. stehen[1].	• Kurzzeitiges Stehen ist möglich (ca. 5 Sek.).	• Frau … kann 40 Sek. stehen.	• Stehübung 3 × tgl. (bei jedem Hausbesuch) durchführen. • Einreibung mit spez. „Arthrosesalbe“ 3 × tgl. durchführen. • Angehörige zur Durchführung von physikalischen Maßnahmen (Wärme/Kälte je nach Bedarf) anleiten.
klinische Pflege			
• Herr … ist in Mobilität eingeschränkt[1] da er sein operiertes linkes Bein[3] nur noch mit höchstens 15 kg[2] belasten darf.	• Herr … beherrscht das Gehen mit den Gehstöcken im Zimmer.	• Herr … geht eine Strecke von 20 m sicher mit den Gehstöcken auf dem Flur.	• 3 × tgl. zum Gehen auf dem Flur auffordern. • Begleitung bei Gehen anbieten.
• Bei Frau … ist aufgrund der langjährig bestehenden Rheumaerkrankung[3] die Feinmotorik[1] beider Hände stark[2] beeinträchtigt.	• Frau … nutzt vorhandene Greif- und Anziehhilfen.	• Bewegungsfähigkeit der Hände ist erhalten.	• Eigenaktivität bei Kontakt fördern. • Aktivitäts- und Ruhepausen tgl. definieren. • Hilfsmittel bereitstellen und korrekte Nutzung überprüfen.

1 = Art, 2 = Ausmaß, 3 = Ursache

Compliance-Defizit

Problem	*Ressourcen*	*Ziel*	*Maßnahmen*
stationäre Pflege			
• Herr ... sieht eine regelmäßige[2] Körperpflege nicht ein[1]. Er nimmt eigenen ausgeprägten Körpergeruch nicht als störend wahr[3].	• Herr ... akzeptiert die Körperpflege durch die Pflegeperson, wenn diese mind. 1 Std. vor der Durchführung angekündigt wurde. • Herr ... kann Oberkörperpflege selbst unter Anleitung durchführen.	• Herr ... führt die Körperpflege täglich durch.	• Körperpflege ca. 1 Std. vor der Durchführung ankündigen. • Ganzkörperpflege nach Pflegestandard XY durchführen. • Zur Oberkörperpflege anleiten. • Rücken und Unterkörper werden von der Pflegeperson gewaschen.
ambulante Pflege			
• Frau ... nimmt[1] die verordneten Medikamente (Diuretika) nur sporadisch[2] ein. Ursache: derzeit unbekannt[3].	• Frau ... zeigt sich gesprächsbereit.	• Frau ... versteht die Notwendigkeit der kontinuierlichen Medikamenteneinnahme.	• Medikamenteneinnahme morgens und abends überwachen. • Notwendigkeit der Einnahme erläutern.
klinische Pflege			
• Bei Herrn ... besteht die Gefahr eines hypoglykämischen Schocks[1]. Er ist insulinpflichtiger Diabetiker[3] (Typ 2), hält aber seinen Ernährungsplan nicht ein[2].	• Herr ... nimmt nach Aufforderung Nahrung zu sich.	• Herr ... nimmt die Mahlzeiten nach Ernährungsplan zu sich.	• Nahrungsaufnahme überwachen. • Körper auf Hypoglykämiezeichen bei Kontakt beobachten. • Über Gefahren eines hypoglykämischen Schocks informieren.

1 = Art, 2 = Ausmaß, 3 = Ursache

Dekubitusgefahr

Problem	*Ressourcen*	*Ziel*	*Maßnahmen*
stationäre Pflege			
• Frau ... ist aufgrund massiver Adipositas[3] und Apoplex linksseitig[3] immobil. Nach Braden-Risikoeinschätzung und pflegefachlicher Einschätzung ist sie hoch[2] dekubitusgefährdet[1].	• Frau ... kann Mikrolagerung selbst durchführen.	• Frau ... ist dekubitusfrei.	• Lagerung und Mobilisation nach individuellem Intervall (alle 3 Std.) durchführen. • 3 × tgl. Haut beobachten und Fingertest durchführen. • Hautareal am Steiß mit Pflegecreme (Produktbenennung) 3 × tgl. eincremen. • Frau ... und Angehörige über das Dekubitusrisiko informieren und über Maßnahmen zur Dekubitusprävention beraten.

Problem	Ressourcen	Ziel	Maßnahmen
ambulante Pflege			
• Herr ... ist aufgrund massiver Adipositas[3] und Apoplex[3] linksseitig immobil. Nach Braden-Risikoeinschätzung und pflegefachlicher Einschätzung ist er hoch[2] dekubitusgefährdet[1].	• Herr ... ist sich seines Dekubitusrisikos bewusst. • Tochter und Sohn kommen mehrmals täglich ins Haus.	• Herr ... ist dekubitsfrei.	• Lagerung und Mobilisation werden nach individuellem Intervall (1,5 Std.) durch die Angehörigen durchgeführt. • Lagerung und Mobilisation von Pflegeperson bei Besuch um 8.00 Uhr, 14.00 Uhr und 22.00 Uhr durchführen. Hilfsmittel zur Druckreduzierung auf Funktionalität kontrollieren. • Hautareal am Steiß mit Pflegecreme (Produktbenennung) 3 × tgl. eincremen. • Herrn ... und Angehörige über das Dekubitusrisiko informieren und über Maßnahmen zur Dekubitusprävention beraten.
klinische Pflege			
• Frau ... ist aufgrund massiver Adipositas[3] und Apoplex[3] linksseitig immobil. Nach Braden-Risikoeinschätzung und pflegefachlicher Einschätzung ist sie hoch[2] dekubitusgefährdet[1].	• Frau ... ist sich ihres Dekubitusrisikos bewusst. • Frau ... beteiligt sich aktiv am Bewegungstraining nach ihren Möglichkeiten.	• Frau ... ist dekubitsfrei.	• Nach individuellem Intervall (alle 3 Std.) lagern und mobilisieren. • Ergotherapeut führt 1 × tgl. 45 Min. Bewegungstraining durch. • Haut beobachten und Fingertest durchführen. • Hautareal am Steiß mit Pflegecreme (Produktbenennung) 3 × tgl. eincremen.

1 = Art, 2 = Ausmaß, 3 = Ursache

Depression

Problem	Ressourcen	Ziel	Maßnahmen
stationäre Pflege			
• Herr ... hat eine endogene Depression[3] und ist sehr[2] reizbar[1] und häufig spontan[2] aggressiv[1]. Es kommt zu häufigen Stimmungsschwankungen[1]. • Er fühlt sich nach seinen Angaben von anderen Menschen ausgegrenzt[1].	• Herr ... ist sich seinem aggressiven Verhalten bewusst und zieht sich dann immer in sein Zimmer zurück.	• Herr ... fühlt sich nach seinen Angaben sozial integriert.	• Teilnahme am Beschäftigungs- und Aktivierungsprogramm (konkrete Benennung) ermöglichen. • Bei der Vermittlung von sozialen Kontakten unterstützen. • Gespräch anbieten, wenn von ihm Situationen kritisch empfunden werden. • Teilnahme am Tierbesuchsdienst ermöglichen.

Problem	Ressourcen	Ziel	Maßnahmen
ambulante Pflege			
• Frau … leidet unter einer Erschöpfungsdepression[3] und ist schnell[2] mit hauswirtschaftlichen Arbeiten und der Selbstpflege überfordert[1]. • Es kommt dann zu Konzentrationsschwierigkeiten[1].	• Frau … äußert, wenn sie sich überlastet fühlt.	• Frau … hat Vertrauen in ihre Fähigkeiten, etwas bewirken und verändern zu können.	• Tätigkeiten im hauswirtschaftlichen und pflegerischen Bereich vereinbaren, die von Frau … übernommen werden. Je nach Tagesform unterstützen. • Frau … loben, wenn Herausforderungen geschafft worden sind. • Gemeinsam Tätigkeiten besprechen, die für sie sinnstiftend sind.
klinische Pflege			
• Herr … hat eine organische Depression aufgrund einer Schilddrüsenunterfunktion[3]. Herr … bewegt sich willentlich nur sehr[2] eingeschränkt[1].	• Herr … lässt sich zur Bewegung animieren.	• Herr … geht täglich mind. 500 m spazieren.	• Herrn … animieren, selbstständig 1 × tgl. einen Spaziergang zu unternehmen. • Teilnahme an der täglichen Gymnastikgruppe organisieren.

1 = Art, 2 = Ausmaß, 3 = Ursache

Desorientierung

Problem	Ressourcen	Ziel	Maßnahmen
stationäre Pflege			
• Frau … kann sich örtlich[2] und zeitlich[2] aufgrund Apoplexie[3] nicht orientieren[1]. • Das Kurzzeitgedächtnis ist eingeschränkt[3]. Sie vergisst[1] häufig[2] Informationen (z. B. die Uhrzeit).	• Frau … vertraut den Aussagen der Pflegeperson bzgl. Uhrzeit und Örtlichkeit. • Frau … kann sich örtlich orientieren und ihr Zimmer finden, wenn sie ihren Namen lesen kann bzw. ihr Bild sieht.	• Frau … ist örtlich und zeitlich orientiert.	• Bei Rückfrage von Frau … aktuelle Örtlichkeit bzw. Uhrzeit benennen. • Bei Anwesenheit im Zimmer die Uhr mit dem Wandprojektor anschalten. • Bei Begleitung durch Pflegeperson immer die aktuelle und die Zielörtlichkeit benennen. • Bild von Frau … mit ihrem Namen an der Zimmertüre anbringen.
ambulante Pflege			
• Herr … vergisst[1] aufgrund einer zeitweise auftretenden Desorientierung[3] zur Situation immer wieder[2] nach dem Kochen den Herd auszuschalten[1].	• Herr … zeigt sich einsichtig für Maßnahmen. • Tochter wohnt im gleichen Haus.	• Herr … kocht nur unter direkter Aufsicht.	• Herrn … auf Gefahren hinweisen. • Kochzeiten mit Anwesenheit der Angehörigen abstimmen. • Außerhalb der vereinbarten Zeit Hauptschalter für Herd abschalten.

Problem	Ressourcen	Ziel	Maßnahmen
klinische Pflege			
• Frau ... ist aufgrund eines postoperativen Durchgangssyndroms[3] zeitlich[2], örtlich[2] und zur Person[2] desorientiert[1].	• Frau ... akzeptiert Bettgitter; versucht nicht darüber zu steigen.	• Eine Fremd- und Selbstgefährdung von Frau ... ist ausgeschlossen.	• Bettgitter zum Selbstschutz nach Standard XY anbringen. • Engmaschige Krankenbeobachtung (alle 4 Std.) durchführen.

1 = Art, 2 = Ausmaß, 3 = Ursache

Diarrhö

Problem	Ressourcen	Ziel	Maßnahmen
stationäre Pflege			
• Herr ... hat unmittelbar bei oder zeitnah ca. 45 Min. nach Angstzuständen[3] eine spontane[2] Diarrhö[1]. • Bekannte Angstursachen sind längere andauernde Stille und unbekannte Menschen[3] (z. B. Besucher, KGs, Ärzte).	• Herr ... hat keine Angst, wenn er Stimmen von anderen Menschen hören kann. Er muss dabei die Person aber nicht sehen können.	• Herr ... hat eine physiologische Darmfunktion.	• Zimmertüre immer geöffnet lassen. • Regelmäßig (ca. 4 × pro Std.) kurze Besuche durch die Pflegeperson gewährleisten. • Intimpflege nach Standard XY bei Stuhlausscheidung durchführen. • Besucher im Vorfeld ankündigen und nur in Begleitung einer bekannten Pflegeperson in das Zimmer eintreten lassen.
ambulante Pflege			
• Frau ... reagiert auf Rohkost[3] und Obst[3] häufig[2] mit Durchfällen[1] und hat Schwierigkeiten, rechtzeitig zur Toilette zu kommen[1].	• Frau ... kennt die Ursachen.	• Frau ... nimmt problematische Lebensmittel nicht bzw. nur in kleinen Mengen zu sich.	• Ernährungsberatung durchführen. • Zur Nutzung der Inkontinenzprodukte anleiten. • Toilettenstuhl in Bettnähe stellen.
klinische Pflege			
• Herr ... leidet durch lang andauernde[2] Diarrhö[1] infolge von Colitis ulcerosa[3] an einer entzündeten Analregion[1].	• Herr ... kann rechtzeitig die Toilette aufsuchen. • Herr ... kann Intimtoilette selbstständig durchführen.	• Die Analregion ist schmerzfrei.	• Weiches Toilettenpapier und Feuchttücher bereitstellen. • Pflegesubstanz XY zur Verfügung stellen. • Ausscheidung beobachten und dokumentieren.

1 = Art, 2 = Ausmaß, 3 = Ursache

Formulierungshilfen

Erbrechen und Übelkeit

Problem	Ressourcen	Ziel	Maßnahmen
stationäre Pflege			
• Frau … hat kein[2] Sättigungsgefühl[1] aufgrund Demenz[3]. • Sie nimmt Nahrung sehr schnell auf (Schlingen) und kaut dabei nur sehr eingeschränkt[3]. Dabei kommt es häufiger[2] zum Erbrechen[1].	• Frau … akzeptiert kleinere Portionen.	• Frau … nimmt ihre Mahlzeiten langsam zu sich.	• Hauptmahlzeiten auf jeweils eine halbe Portion begrenzen und dafür öfters (6 × pro Tag) die Nahrungsaufnahme anbieten. • An eine langsame Nahrungsaufnahme erinnern. • Bei der Nahrungsaufnahme Oberkörper hochlagern (mind. 30°).
ambulante Pflege			
• Herr … leidet wegen einer chronischen Gastritis[3] mehrmals wöchentlich[2] unter Übelkeit[1].	• Herr … kennt die Speisen, die er nicht verträgt.	• Herr … ist frei von Übelkeitsgefühlen.	• Einnahme der verordneten Gastritismedikamente tgl. überwachen. • Über Ernährungsverhalten (kleine Mahlzeiten mehrmals täglich, ausgewogene Ernährung, Reizstoffe vermeiden) informieren.
klinische Pflege			
• Frau … leidet durch die Chemotherapie[3] unter Übelkeit[1] und häufigem[2] Erbrechen[1].	• Frau … kennt die Nebenwirkungen der Chemotherapie.	• Frau … behält aufgenommene Speisen bei sich.	• Frau … zur Nahrungsaufnahme animieren. • Antiemetische Medikamente nach den Mahlzeiten einnehmen lassen. • Beim Erbrechen unterstützen. • Hilfsmittel bereitstellen (Nierenschale, Zellstoff). • Mundpflegeprodukte anbieten.

1 = Art, 2 = Ausmaß, 3 = Ursache

Ernährungsdefizit

Problem	Ressourcen	Ziel	Maßnahmen
stationäre Pflege			
• Herr … kann aufgrund ausgeprägter Arthrose[3] in den Ellenbogen-, und Fingergelenken das Essen nicht selbst[2] zubereiten[1].	• Herr … kann das Essen mit der ergonomisch angepassten Gabel zum Mund führen.	• Herr … isst wieder selbstständig.	• Essenwunsch erfragen. • Zur Zubereitung der Mahlzeiten ergonomisch angepasste Gabel reichen.

Problem	Ressourcen	Ziel	Maßnahmen
ambulante Pflege			
• Frau … kann aufgrund ihrer Parkinsonerkrankung[3] das Essen nicht selbst[2] zubereiten[1] und zu sich nehmen[1].	• Kau- und Schluckvorgang ist nicht beeinträchtigt.	• Frau … kann die Nahrung über die geführte Hand zu sich nehmen.	• Nahrung mundgerecht zubereiten. • Hand unter Führung zum Mund bewegen. • Frau … über spezielle Ess- und Trinkhilfen informieren.
klinische Pflege			
• Herr … nimmt wegen der Auswirkungen (Übelkeit) der Chemotherapie[3] durchschnittlich 800 kcal zu wenig[2] Nahrung zu sich[1] (BMI 17).	• Herr … nimmt bevorzugt flüssige Kost zu sich.	• Herr … nimmt die angebotenen Speisen und Getränke zu sich (BMI > 20).	• Essenswünsche erfragen und berücksichtigen. • Hochkalorische Getränke anbieten (Astronautenkost). • 1 × tgl. Gewicht kontrollieren.
• Frau … kann aufgrund der Halbseitenlähmung links[3] den Mund nicht vollständig[2] schließen[1]. Die Nahrungsaufnahme von Flüssigkeiten ist dadurch stark[2] beeinträchtigt[1].	• Frau … kann feste Nahrung kauen und schlucken.	• Frau … nimmt täglich mind. 1 L Flüssigkeit zu sich.	• 5 × tgl. gezieltes Schlucktraining mit angedickten Flüssigkeiten durchführen. • Trinkprotokoll führen. • Ehefrau in Schlucktraining einweisen und einbeziehen.

1 = Art, 2 = Ausmaß, 3 = Ursache

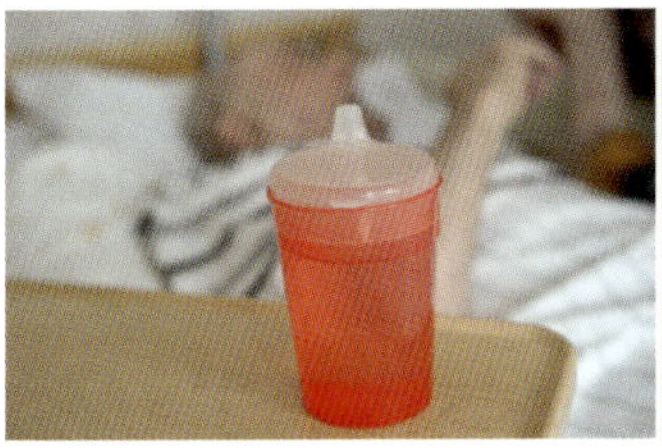
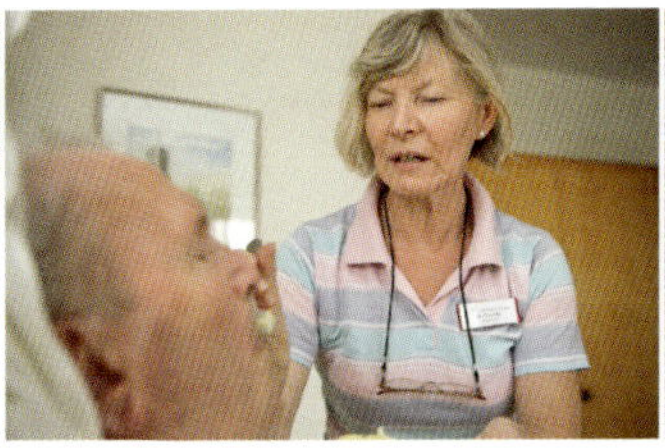
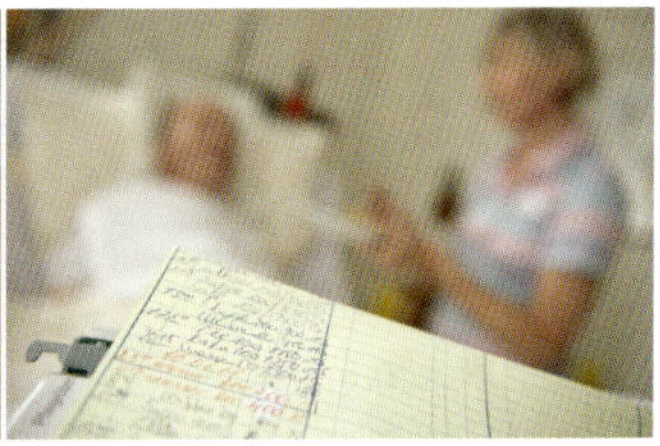

Exsikkoserisiko

Problem	Ressourcen	Ziel	Maßnahmen
stationäre Pflege			
• Bei Herrn … besteht nach MNA-Risikoeinschätzung und fachlicher Einschätzung ein hohes[2] Exsikkosersiko[1]. • Aufgrund beginnender Demenz[3] vergisst[1] er häufig[2] das Trinken.	• Wenn die Flüssigkeit in Flaschen sichtbar auf dem Tisch steht, kann er die Flüssigkeitsmenge einschätzen, die er noch trinken sollte. • Die Mindesttrinkmenge wurde gemeinsam im Gespräch mit 1,4 l tgl. vereinbart.	• Herr … nimmt mind. 1,4 l Wasser zu sich.	• Morgens 2 Flaschen Mineralwasser à 0,7 l als Zielmengen auf seinen Tisch stellen. • Bei Kontakt Herrn … zum Trinken animieren und erinnern.

Problem	Ressourcen	Ziel	Maßnahmen
ambulante Pflege			
• Frau … hat ein hohes[2] Exsikkoserisiko[1] aufgrund eines fehlenden Durstgefühls[3]. Sie hatte nach eigener Aussage noch nie ein ausgeprägtes Durstgefühl.	• Frau … trinkt nach Aufforderung.	• Frau … trinkt 1,5 l am Tag.	• Bei jedem Besuch zum Trinken animieren. • Getränke bereitstellen. • 1 × tgl. Vitalzeichen kontrollieren. • Haut beobachten • 1 × wöchentlich Gewicht kontrollieren.
klinische Pflege			
• Aufgrund der Diuretikaeinnahme[3] und der damit verbundenen vermehrten Urinausscheidung[2] (durchschnittlich negative Bilanz von 500 ml) besteht bei Herrn … eine erhöhte Exsikkosegefahr[1].	• Herr … kennt die Wirkung von Diuretika.	• Herr … kennt die Anzeichen einer Exsikkose.	• Flüssigkeitsbilanz führen. • Trinkmenge in Absprache mit dem Arzt festlegen. • Tgl. Gewicht kontrollieren. • 3 × tgl. Vitalzeichen kontrollieren. • Herrn … über Merkmale einer Exsikkose informieren.

1 = Art, 2 = Ausmaß, 3 = Ursache

3

Harninkontinenz

Problem	Ressourcen	Ziel	Maßnahmen
stationäre Pflege			
• Frau … hat eine Harnbelastungsinkontinenz[1] Grad 2[2] aufgrund eines Prolapses[3] mit Kontinenzprofil: abhängig erreichte Kontinenz. • Sie ist in ihrer Bewegung[1] stark[2] eingeschränkt und gibt Kraftlosigkeit[2] im linken Arm an. Ursache: Knochenbruch[3] am Unterarm vor 3 Monaten. Sie kann deshalb die Einlagen nicht selbstständig[2] wechseln[1].	• Frau … führt mehrmals täglich selbstständig gezielte Armbewegungen und -streckungen durch. • Frau … meldet sich, wenn sie Harndrang verspürt und die Toilette aufsuchen möchte.	• Unabhängig kompensierte Inkontinenz ist erreicht.	• Bei Harn- bzw. Stuhldrang wird Frau … unverzüglich die Ausscheidung ermöglicht bzw. dabei unterstützt. • Frau … beim Toilettengang (An- und Auskleiden, Einlagenwechsel, Intimpflege) begleiten und unterstützen. • Frau …, Angehörige und am Pflegeprozess Beteiligte (z. B. Therapeuten) über das Inkontinenzrisiko und mögliche Maßnahmen zur Kontinenzförderung bzw. zum Umgang mit Inkontinenz informieren. • Zusätzliches Kraft- und Bewegungstraining für den linken Arm mit Hilfsmittel der Ergotherapie organisieren.

Problem	Ressourcen	Ziel	Maßnahmen
ambulante Pflege			
• Herr … kann aufgrund seiner Kraftlosigkeit seit der OP (Oberschenkelhalsbruch)[3] nur sehr langsam[2] aufstehen[1] und gehen[1]. Er erreicht die Toilette dadurch häufig[2] nicht rechtzeitig[1]. • Kontinenzprofil: funktionale Inkontinenz	• Herr … möchte solange wie möglich zu Hause versorgt werden und ist hochmotiviert, mit dem Toilettenstuhl eine Situation der Kontinenz zu erreichen.	• Herr … ist kontinent.	• Während der Besuche um 7.00, 12.00 und 20.00 Uhr beim Toilettengang unterstützen. • Ausscheidungsverhalten differenziert beobachten und im Miktionsprotokoll (5 Tage) dokumentieren. • Herrn … bzgl. eines Toilettenstuhls und Inkontinenzprodukten beraten und anleiten. • Mit lokalem Sanitätshaus kooperieren. • Training für die selbstständige Mobilisation aus dem Sessel im Wohnzimmer in den Toilettenstuhl.
klinische Pflege			
• Herr … kann nach Prostata-Operation[3] derzeit[2] nicht selbstständig Urin lassen[1]. Er hat derzeit einen Katheter. • Kontinenzprofil: abhängig erreichte Kontinenz	• Herr … kann Beckenbodenmuskulatur anspannen und einen Druck der Blasenmuskulatur erzeugen.	• Herr … hat eine physiologische Harnausscheidung.	• Blasentraining: Alle 3 Std. den Katheter für 1 Std. verschließen. • 4 × tgl. für 15 Min. Beckenbodenmuskulatur trainieren.

1 = Art, 2 = Ausmaß, 3 = Ursache

Harnverhalt

Problem	Ressourcen	Ziel	Maßnahmen
stationäre Pflege			
• In Anwesenheit von anderen Menschen[2] hat Herr … bei der Miktion einen Harnverhalt[1]. Ursache: psychisch bedingter Harnverhalt[3]. • Herr … ist immobil aufgrund Apoplexie rechts[3]. Er kann Urinflasche nicht selbst[2] anlegen[1].	• Herr … kann Urin lassen, wenn er alleine ist. • Herr … kann sich bei Harndrang melden.	• Urin kann gelassen werden.	• Urinflasche wird von Pflegeperson angelegt und sie verlässt danach das Doppelzimmer. • Pflegeperson bittet die anderen Bewohner mit aus dem Zimmer zu kommen. • Rückkehr nach ca. 5 Min. Bei Bedarf Intimpflege nach Standard XY durchführen.
ambulante Pflege			
• Herr … hat aufgrund einer vergrößerten Prostata[3] wiederholte[2] Harnverhalte[1].	• Herr … kennt Ursachen und Anzeichen des Harnverhalts.	• Herr … kann spontan Urin lassen.	• Maßnahmen zur Stimulation der Miktion (z. B. Wasser laufen lassen) vorstellen. • Herrn … über Verhalten bei beginnenden Unterbauchschmerzen (Bereitschaftsdienst benachrichtigen) informieren. • Evtl. einmalkatheterisieren.

Problem	Ressourcen	Ziel	Maßnahmen
klinische Pflege			
• Herr ... hat einen vollständigen[2] postoperativen[3] Harnverhalt[1].	• Herr ... ist orientiert.	• Herr ... hat spätestens 6 Std. nach OP eine Miktion.	• Urinflasche bereitstellen. • Miktion stimulieren (z. B. Wasser laufen lassen, Hände in warmes Wasser tauchen). • Mitpatienten/Besucher aus dem Zimmer bitten. • Evtl. an Bettrand mobilisieren.

1 = Art, 2 = Ausmaß, 3 = Ursache

Hautsituation

Problem	Ressourcen	Ziel	Maßnahmen
stationäre Pflege			
• Frau ... kratzt[1] sich die Haut aufgrund starken Juckreizes[3] (Ursache unbekannt) an beiden Oberschenkeln blutig[2].	• Frau ... hat eine gute und schnelle Wundheilung. Aufgekratzte Hautstellen verheilen in der Regel nach ca. 2 Tagen wieder.	• Hautverhältnisse sind intakt.	• 2 × tgl. Oberschenkel mit Hautpflegecreme (Benennung des Produkts) eincremen. • 2 × tgl. Haut beobachten und Ergebnis dokumentieren. • Zur Nacht Ganzkörperbody anziehen. • Maniküre und Nägel schneiden nach Standard XY.
ambulante Pflege			
• Herr ... hat aufgrund diverser abgeheilter Ulzera (Ulcus cruris venosum)[3] eine dünne[2], leicht[2] verletzbare Haut[1] an beiden Unterschenkeln.	• Herr ... toleriert Kompressionsstrümpfe.	• Ulkusrezidiv ist verhindert.	• 2 × tgl. Inspektion der Unterschenkel durchführen. • 2 × tgl. beide Unterschenkel mit Hautpflegecreme (Benennung des Produkts) eincremen. • Beim Anziehen (morgens) und Ausziehen (abends) der Kompressionsstrümpfe nach Standard XY unterstützen.
klinische Pflege			
• Frau ... hat aufgrund anhaltenden Flüssigkeitsmangels[3] trockene, pergamentartige Haut[1] an beiden[2] Unterschenkeln. Ursache: Magenkarzinom[3].	• Frau ... ist von der Notwendigkeit der Hautpflege überzeugt.	• Frau ... hat keine Hautläsionen.	• Beine auf Hautläsionen beobachten. • 3 × tgl. Unterschenkel mit Hautpflegecreme (Benennung des Produkts) eincremen.

Problem	*Ressourcen*	*Ziel*	*Maßnahmen*
• Frau … leidet[1] aufgrund der starken Gewichtsabnahme[3] unter ihrer erschlafften[2] Haut.	• Frau … möchte aktive Versuche unternehmen, um eine Verbesserung der Hautsituation zu erreichen.	• Eine Verbesserung der Hautsituation ist nach Einschätzung von Frau … erfolgt.	• 2 × tgl. Hautpflege mit W/O-Emulsion • Frau … über Bedeutung der Flüssigkeitsaufnahme und Hautzustand informieren. • Gesprächsbereitschaft signalisieren. • Evtl. Gespräch mit Psychologen vermitteln.

1 = Art, 2 = Ausmaß, 3 = Ursache

Infektionsgefahr

Problem	*Ressourcen*	*Ziel*	*Maßnahmen*
stationäre Pflege			
• Herr … hat aufgrund eines chronischen Dekubitus am Steiß[3] und Morbus Crohn[3] eine erhöhte[2] Infektionsgefahr[1] durch Darmbakterien. • Stuhlausscheidung[1] ist auf der Toilette ohne Unterstützung[2] bei der Mobilisation durch die Pflegeperson nicht[2] möglich. Ursache: Muskelschwäche[3] in der Beinmuskulatur unklarer Genese. • Erfahrungswert: Eine Infektion hat bereits stattgefunden und konnte durch eine Antibiotikatherapie beseitigt werden.	• Herr … spürt Stuhlgangdrang und kann auf einen dringenden Toilettengang hinweisen.	• Keine Infektion hat stattgefunden.	• Verbandswechsel nach ärztlicher Anordnung und Standard „hygienischer Verbandswechsel“ durchführen. • Toilettengang nach Standard XY durchführen. • Herr … fährt selbstständig im Rollstuhl zur Toilette. Transfer durch Pflegeperson gewährleisten. • Intimpflege nach Standard XY durchführen.
ambulante Pflege			
• Frau … ist aufgrund einer liegenden subrapubischen Blasenfistel[3] infolge einer Harnröhrenverengung hochgradig[2] infektionsgefährdet[1].	• Steriles Verbandsmaterial steht zur Verfügung.	• Frau … trinkt mind. 2 l am Tag.	• Verbandswechsel jeden 2.Tag nach Standard XY durchführen. • Urin beobachten (Farbe, Menge,...) und Ergebnis dokumentieren. • Getränke bereitstellen. • Frau … zum Trinken animieren. • Frau … über mögliche Komplikationen informieren.

Problem	Ressourcen	Ziel	Maßnahmen
klinische Pflege			
• Bei Herrn … besteht eine hohe[2] Gefahr einer Harnwegsinfektion[1] durch postoperativ notwendigen Blasendauerkatheter (BDK)[3] zur Ausscheidungskontrolle.	• Herr … sieht die Notwendigkeit des BDKs ein.	• BDK wird am 2. postoperativen Tag entfernt.	• Urin beobachten (Farbe, Menge ...) und Ergebnis dokumentieren. • Urinbeutel 2–3 × tgl. leeren. • BDK-Pflege nach Standard XY durchführen. • Getränke bereitstellen. • Zum Trinken animieren. • Temperatur 2 × tgl. kontrollieren.

1 = Art, 2 = Ausmaß, 3 = Ursache

Intertrigogefahr

Problem	Ressourcen	Ziel	Maßnahmen
stationäre Pflege			
• Bei Frau … besteht aufgrund massiver Fehlstellungen[3] beider Kniegelenke und einer ausgeprägten Spastik[3] in den Kniekehlen eine hohe[2] Intertrigogefahr[1].	• Spastik reduziert sich bei Wärmeanwendungen.	• Keine Intertrigo ist eingetreten.	• Wärmekompresse ca. 15 Min. vor geplanter Pflege auf beide Knie legen und Knie zudecken. • Betroffene Hautareale mit Hautpflegeprodukt (konkrete Benennung) 2 × tgl. versorgen und Kompressen in Kniekehlen legen. • Haut beobachten und Ergebnis dokumentieren. • Bewegungsübungen der Knie bei der Grundpflege durchführen.
ambulante Pflege			
• Herr … hat aufgrund einer Harninkontinenz[3] einen 10 cm × 5 cm[2] großen Intertrigo[1] in der Leistenregion.	• Herr … akzeptiert Inkontinenzprodukte.	• Herr … hat keine Pilzinfektion.	• Inkontinenzhose wird 4 × tgl. kontrolliert und bei Bedarf gewechselt. • Leistenregion kontrollieren, waschen und sorgfältig abtrocknen. • Separaten Waschlappen/Einmalwaschlappen benutzen. • Betroffene Hautareale mit Hautpflegeprodukt XY 2 × tgl. versorgen und Kompresse in Hautfalte legen.
klinische Pflege			
• Frau … hat aufgrund der Adipositas[3] einen 5 cm × 5 cm[2] großen Intertrigo[1] in der Bauchfalte.	• Frau … ist kooperativ.	• Haut ist intakt.	• Intertrigoprophylaxe nach Standard XY durchführen. • Frau … über Entstehung informieren.

1 = Art, 2 = Ausmaß, 3 = Ursache

Kachexierisiko

Problem	Ressourcen	Ziel	Maßnahmen
stationäre Pflege			
• Bei Herrn … besteht nach MNA-Risikoeinschätzung und fachlicher Einschätzung eine hohe[2] Kachexiegefahr[1]. In den letzten 3 Monaten kam es zu einem Gewichtsverlust von 8 kg. (BMI < 16). Ursache: chronische Gastritis[3]. • Notwendiger Gesamtenergieumsatz 2250 kcal/9414 kj.	• Herr … ist sich der Gefahr einer Mangelernährung bewusst und sieht den Gewichtsverlust als kritisch an.	• Kein weiterer Gewichtsverlust ist eingetreten (KG > 65 kg).	• Begrenzung der Hauptmahlzeiten auf jeweils eine halbe Portion und dafür öfters (6 × pro Tag) die Nahrungsaufnahme anbieten. • Herrn … an eine langsame Nahrungsaufnahme erinnern. • Zwischenmahlzeiten anbieten. • Nahrungsprotokoll führen. • Ernährungsexperten einbinden und Beratung organisieren. • Wöchentlich Gewicht kontrollieren.
ambulante Pflege			
• Frau … nimmt aufgrund eines bestehenden Alkoholabusus[3] zu wenig Nahrung zu sich (durchschnittlich 800 kcal, BMI < 16) und ist dadurch hoch[2] kachexiegefährdet[1]	• Frau … ist in den Phasen der Nüchternheit einsichtig	• Frau … ist über Risiko informiert	• Frau … zur Nahrungsaufnahme animieren. • Frau … über mögliche Risiken informieren. • Mit Angehörigen nach Lösungsmöglichkeiten suchen.
klinische Pflege			
• Herr … nimmt aufgrund der Anorexia mentalis[3] nur sehr wenig Nahrung[1] zu sich (durchschnittlich 1200 kcal sind zu wenig[2], BMI < 14).	• Herr … ist krankheitseinsichtig, will wieder gesund werden.	• Herr … nimmt unter Aufsicht Nahrung zu sich.	• Nahrungsaufnahme unter Aufsicht • Speiseplan erstellen lassen. • 1 × tgl. Gewicht kontrollieren. • Gesprächsbereitschaft signalisieren.

1 = Art, 2 = Ausmaß, 3 = Ursache

Kommunikationsstörungen (verbale und nonverbale Kommunikation)

Problem	Ressourcen	Ziel	Maßnahmen
stationäre Pflege			
• Frau … hat an beiden Ohren nur noch eine Resthörfähigkeit[1] von ca. 15 %[2] nach ärztlicher Diagnose. Ursache: unbehandelte Trommelfeldentzündung[3] als Kind (ca. 8 Jahre alt).	• Frau … kann überwiegend Worte von den Lippen ablesen.	• Gegenseitige Kommunikation findet statt.	• Blickkontakt beim Sprechen halten. • Deutlich, langsam und betont sprechen. • Geschlossene Fragen stellen, die mit „ja“ und „nein“ beantwortet werden können.

Formulierungshilfen

Problem	Ressourcen	Ziel	Maßnahmen
ambulante Pflege			
• Herr … kann aufgrund seiner Schwerhörigkeit[3] Gespräche nur eingeschränkt[2] verfolgen[1]. Ursache der Schwerhörigkeit: unbekannt.	• Herr … kann bei Blickkontakt Gesagtes von den Lippen ablesen.	• Herr … kann soziale Kontakte aufrechterhalten.	• Blickkontakt beim sprechen halten. • Deutlich und betont sprechen. • Herrn … über mögliche Hörgeräteversorgung informieren.
klinische Pflege			
• Frau … kann sich aufgrund einer Aphasie[3] infolge eines Schlaganfalls verbal[2] und nonverbal[2] nicht mitteilen[1].	• Frau … teilt sich durch Laute mit.	• Frau … versteht alles, was um sie herum geschieht.	• Auf nonverbale Äußerungen achten. • Kommunikationshilfsmittel anbieten (Kommunikationstafel). • Mit Händedruck oder Kopfnicken antworten lassen. • Einfache Fragen stellen.

1 = Art, 2 = Ausmaß, 3 = Ursache

Körperbildstörungen

Problem	Ressourcen	Ziel	Maßnahmen
stationäre Pflege			
• Herr … fühlt[1] sich durch eine Vorfußamputation rechts aufgrund eines diabetischen Fußsyndroms[3] nicht mehr als vollwertiger[2] Mensch.	• Herr … teilt sein Empfinden mit.	• Herr … akzeptiert sein verändertes Äußeres.	• Gesprächsbereitschaft zeigen. • Zur Teilnahme an Aktivierungen und dem Veranstaltungsprogramm (konkrete Benennung) animieren.
ambulante Pflege			
• Frau … fühlt[1] sich seit ihrer Brustamputation[3] nicht mehr als vollwertige[2] Frau.	• Frau … legt auf äußeres Erscheinungsbild großen Wert.	• Frau … akzeptiert ihr verändertes Äußeres.	• Gesprächsbereitschaft zeigen. • Beim Anziehen der Brustprothese unterstützen. • Frau … bei der Kleidungswahl beraten.
klinische Pflege			
• Herr … fühlt[1] sich aufgrund der Hodenentfernung[3] nicht mehr als vollwertiger[2] Mann.	• Herr … äußert seine Empfindungen.	• Herr … fühlt sich nach seinen Angaben verstanden und ernst genommen.	• Situationsangemessenes Gespräch führen. • Gesprächsangebot psychologischer Dienst • Selbsthilfegruppen vermitteln

1 = Art, 2 = Ausmaß, 3 = Ursache

Körperpflege

Problem	Ressourcen	Ziel	Maßnahmen
stationäre Pflege			
• Bei Frau … kommt es aufgrund fortschreitender Demenz[3] häufig[2] zu Handlungsabbrüchen[1] bei der Körperpflege.	• Frau … kann sich unter Anleitung selbstständig waschen.	• Ressource bleibt erhalten.	• Zur Körperpflege nach Standard XY anleiten (verbal, Gestik). • Benützte Gegenstände zur Körperpflege konsequent benennen.
ambulante Pflege			
• Herr … kann infolge einer Armfraktur und dadurch bedingte Muskelschwäche[3] im rechten Arm, die Körperpflege nicht selbstständig[2] durchführen[1].	• Herr … kann linken Arm uneingeschränkt nutzen.	• Muskelaktivität im rechten Arm reicht aus, um sich eigenständig zu waschen.	• Waschutensilien bereit legen. • Linken Arm und Rücken waschen. • Geführte Waschung mit rechtem Arm zum Muskelaufbau durchführen.
• Frau … kann aufgrund schnell auftretender Erschöpfung durch eine COPD[3] die Körperpflege nicht komplett[2] durchführen[1].	• Frau … kann sich das Gesicht selbst waschen.	• Frau … kann sich unter Einhaltung von Erholungspausen Arme und Oberkörper selbst waschen.	• Transfer ins Bad mit Mobilisationsstuhl • Waschutensilien bereit legen. • Rücken, Intimbereich und Beine waschen. • Auf Erschöpfungszeichen achten.
klinische Pflege			
• Herr … kann sich derzeit aufgrund der postoperativen Bewegungseinschränkung[3] die Beine nicht selbst[2] waschen[1].	• Herr … äußert Bedürfnisse. • Herr … kommt mit Gehstöcken ans Waschbecken bzw. in Begleitung zur Dusche.	• Herr … kann gewohnte Körperpflege selbst durchführen.	• Waschutensilien bereitstellen. • Beine im Bett waschen, Rücken am Waschbecken, evtl. Begleitung zur Dusche nach Standard XY. • Unterstützung bei der Haarpflege anbieten.
• Frau … kann sich aufgrund der chronischen Polyarthritis[3] die Zahnprothese nicht selbst[2] entnehmen[1] und wieder einsetzen[1].	• Frau … äußert das Bedürfnis der täglichen Prothesenpflege. • Frau … kann entfernte Zahnprothese selbst reinigen. • Frau … ist motiviert, die Zahnprothese selbstständig einsetzen zu können.	• Frau … kann gewohnte Körperpflege selbst durchführen.	• Abends Zahnprothese entnehmen. • Hilfsmittel zur Prothesenpflege bereitlegen. • Zum Einsetzen der Zahnprothese bei der morgendlichen Körperpflege anleiten.

1 = Art, 2 = Ausmaß, 3 = Ursache

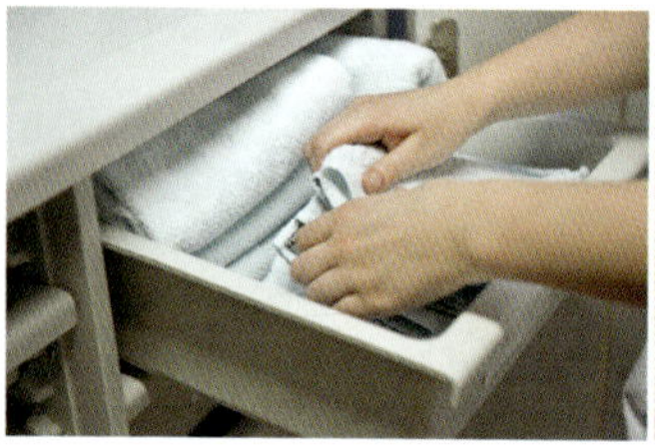

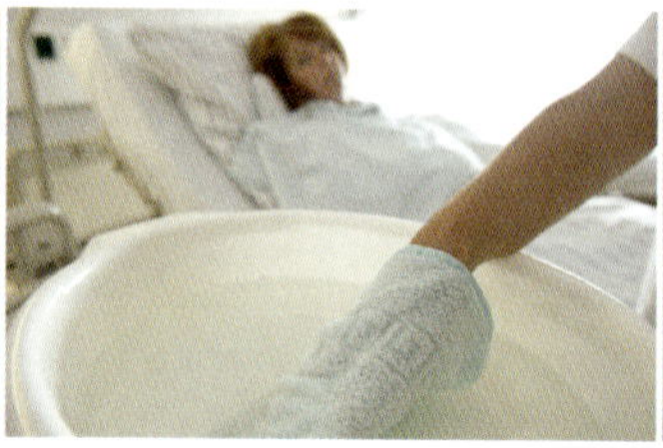

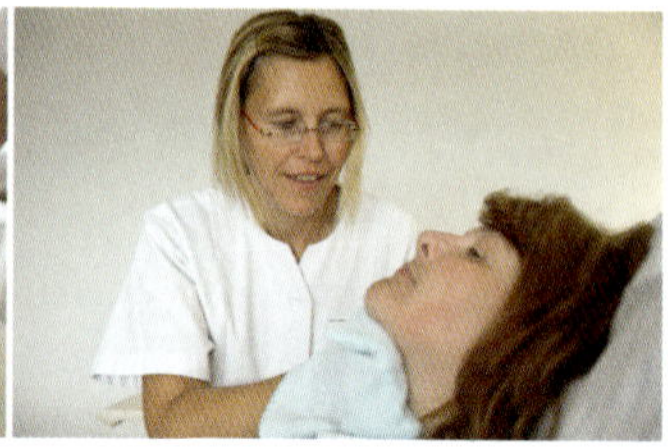

Körpertemperatur

Problem	Ressourcen	Ziel	Maßnahmen
stationäre Pflege			
• Herr … kann aufgrund neuropathischer Empfindungsstörungen[3] nicht sofort[2] heiß und kalt einschätzen[1] (Einschätzungsdauer ca. 5 s). Es besteht die Gefahr der Verbrennung[1] und Verbrühung beim selbstständigen[2] Duschen • Herr … kann sich aufgrund ausgeprägter[2] Gicht[3] in den Gelenken nicht selbstständig[1] den Rücken und die Füße waschen.	• Herr … kann selbstständig duschen.	• Keine Verbrühung bzw. Verbrennung ist eingetreten.	• Wassertemperatur messen und zum Duschen auf < 37° einstellen. • Rücken und Füße waschen und abtrocknen.
ambulante Pflege			
• Bei Frau … besteht erhöhte[2] Gefahr der Verbrennung[1] bzw. Verbrühung[1] an den unteren Extremitäten durch vermindertes Wärmeempfinden infolge einer Querschnittlähmung[3].	• Frau … ist im Rollstuhl mobil.	• Keine Verbrühung bzw. Verbrennung ist eingetreten.	• Wassertemperatur zur Körperpflege < 37° C einstellen. • Wärmflaschen und direkten Kontakt der unteren Extremitäten mit Heizkörpern vermeiden. • Über Gefahrenquellen informieren.
klinische Pflege			
• Herr … hat aufgrund einer infizierten Wunde[3] intermittierend[2] hohes Fieber[1].	• Herr … kennt die Ursachen des Fiebers.	• Die maximale Körpertemperatur ist im gefahrlosen Bereich (< 40 °C)	• Temperatur rektal 3 × tgl. kontrollieren. • Vitalzeichen 3 × tgl. kontrollieren. • Pflege bei auftretendem Fieber nach Standard XY durchführen.
• Frau … schwitzt[1] aufgrund ihrer Stoffwechselerkrankung[3], insbesondere nachts[2], sehr viel[2].	• Frau … meldet sich, wenn sie die Wäsche wechseln möchte.	• Folgeerkrankungen sind vermieden.	• Zimmertemperatur nachts um 2 °C absenken. • Körper mit lauwarmem Wasser waschen. • Auf Wunsch Wäsche wechseln. • Leichte Bettdecke anbieten. • Flüssigkeitszufuhr mind. 1,5 l tgl. • Zimmer lüften, v. a. abends.

1 = Art, 2 = Ausmaß, 3 = Ursache

Kreislaufinstabilität

Problem	*Ressourcen*	*Ziel*	*Maßnahmen*
stationäre Pflege			
• Bei Herrn … kommt es aufgrund von Herzrhythmusbeschwerden und Arteriosklerose[3] mehrmals[2] in der Woche zu einer kurzfristigen[2], ca. 3 Sek. andauernden Kreislaufinstabilität[1]. • Herr … ist sehr aktiv und hat wenig Geduld[3]. Seine Handlungen[1] führt er häufig[2] schnell durch (z. B. Aufstehen, Hinsetzen usw.).	• Herr … meldet sich bei Schwindelanfällen und versucht sich hinzusetzen.	• Keine Verletzung bei einer Kreislaufinstabilität hat stattgefunden.	• Herrn … daran erinnern, dass er langsam aufsteht und erst 30 Sek. sicher stehen sollte. • Beim Gehen auf dem Wohnbereich begleiten. • Hüftschutzprotektoren nach der morgendlichen Versorgung anziehen.
ambulante Pflege			
• Frau … hat aufgrund einer latenten Hypotonie[3] zeitweise[2] Schwindelanfälle[1].	• Frau … ist über das Notrufsystem informiert.	• Keine Gefährdung ist eingetreten.	• Vitalzeichen 1 × tgl. kontrollieren. • Notfallfunkfinger nach der morgendlichen Versorgung umhängen. • Frau … über Verhalten bei Blutdruckabfall informieren.
klinische Pflege			
• Herr … hat aufgrund des hohen Blutverlustes[3] labile[2] Kreislaufverhältnisse[1].	• Herr … meldet sich bei Schwindelanfällen.	• Herr … hat stabile Kreislaufverhältnisse.	• Vitalzeichen 2 × stdl. kontrollieren. • Wunddrainagen und Verband auf Nachblutungszeichen kontrollieren.

1 = Art, 2 = Ausmaß, 3 = Ursache

Lebenskrise

Problem	*Ressourcen*	*Ziel*	*Maßnahmen*
stationäre Pflege			
• Frau … fühlt sich nach dem Heimeinzug[3] abgeschoben[1] und nutzlos[1]. Frau … hat früher häufig auf die Enkel aufpassen dürfen. • Frau … sieht die aktuelle Lebensphase nur darin, auf den Tod zu warten.	• Frau … kann sich gut mit Kindern beschäftigen und sie auch mit Geschichten begeistern.	• Frau … hat nach ihren Angaben neue Aufgaben für sich entdeckt und wieder Lebensmut gefasst.	• Engagement als Geschichtenerzählerin ermöglichen, wenn Kindergarten 1 × pro Monat in die Einrichtung kommt. • Zur Teilnahme am täglichen Aktivierungsprogramm animieren. • Beim Aufrechterhalten des Kontakts zu den Enkeln unterstützen.

Formulierungshilfen

Problem	Ressourcen	Ziel	Maßnahmen
ambulante Pflege			
• Herr … fühlt sich nach dem Tod des Lebenspartners[3] lebensmüde und lehnt derzeit[2] aktivierende Pflegemaßnahmen ab[1].	• Herr … äußert sich in Gesprächen zu seiner Stimmungslage.	• Herr … akzeptiert nach seinen Angaben die neue Lebenssituation und nimmt aktiv an den Pflegemaßnahmen teil.	• Aktiv zuhören. • Derzeitige Situation zulassen. • Auf Wünsche eingehen. • Pflegeangebote unterbreiten.
klinische Pflege			
• Frau … ist sehr[2] niedergeschlagen[1], da durch die Erkrankung[3] der bisherige Beruf nicht weiter ausgeübt werden kann.	• Frau … zeigt sich gesprächsbereit.	• Frau … fühlt sich nach ihren Angaben ernst genommen.	• Gesprächsbereitschaft signalisieren. • Sozialdienst einschalten. • Gespräch Psychologe/Seelsorge anbieten.

1 = Art, 2 = Ausmaß, 3 = Ursache

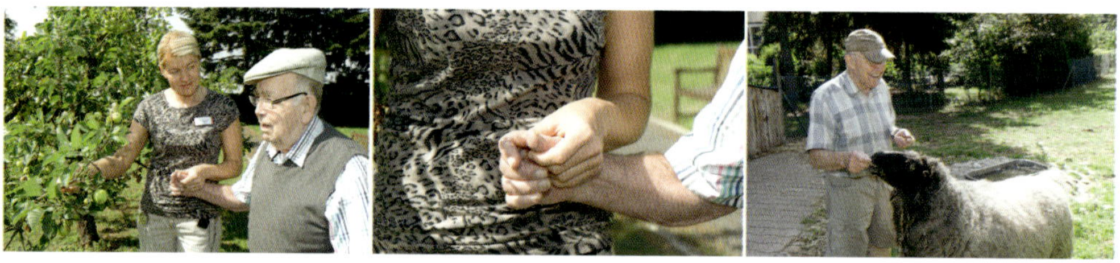

Leistungsfähigkeit

Problem	Ressourcen	Ziel	Maßnahmen
stationäre Pflege			
• Die Konzentrationsfähigkeit[1] des Herrn … ist stark eingeschränkt. Kognitive Anstrengungen sind nur für ca. 15 Min. möglich[2]. Ursache: frühkindlicher Hirnschaden durch eine unbehandelte Meningitis[3].	• Herr … ist an den Weltnachrichten interessiert.	• Herr … ist nach seinem Ermessen über Weltnachrichten informiert.	• Teilnahme an der morgendlichen Zeitungsrunde ermöglichen. • Möglichkeit geben, nachzufragen bei interessanten Themen (z. B. beim Mittagessen). • Beim Ausschneiden und Sammeln von Artikeln aus der Tageszeitung unterstützen.

Problem	Ressourcen	Ziel	Maßnahmen
ambulante Pflege			
• Frau … kann aufgrund der eingeschränkten Mobilität[3] (kann sich nur mit Gehwagen sicher bewegen[2]) den Alltag nur noch bedingt gestalten[1]. Ursache ist eine Muskeldystrophie Typ Duchenne[3].	• Frau … akzeptiert die Gebrechlichkeit. • Frau … geht gern in den Gottesdienst.	• Frau … fühlt sich nach ihren Angaben angenommen und akzeptiert.	• Bei der Planung des Alltags unterstützen. • Beschäftigungsmöglichkeiten (konkrete Benennung) abklären. • Soziale Aktivitäten ermöglichen (konkrete Benennung), z. B. Gottesdienstbesuch.
klinische Pflege			
• Herr … ist niedergeschlagen[1], da er aufgrund eines Herzinfarktes[3] den Beruf in gewohntem Umfang nicht mehr[2] ausüben kann.	• Herr … ist gesprächsbereit.	• Herr … akzeptiert die veränderte Lebenssituation.	• Aktiv zuhören. • Herrn … über Gesundheitsrisiken informieren und beraten. • Kontakt Psychologe/Selbsthilfegruppe anbieten bzw. vermitteln.

1 = Art, 2 = Ausmaß, 3 = Ursache

Nahrungsunverträglichkeit

Problem	Ressourcen	Ziel	Maßnahmen
stationäre Pflege			
• Frau … hat eine Magenresektion[3] unter einem Frühdumpingsyndrom[1]. Die Aufnahme von Mahlzeiten im bisherigen Umfang ist nicht mehr möglich[2].	• Frau … kennt und versteht die Ursachen.	• Frau … hält diätetische Maßnahmen ein.	• Tgl. 6–8 kleine Mahlzeiten im Abstand von 2 Std. anbieten. • Zwischen den Mahlzeiten zu trinken anbieten. • Große Zuckermengen, blähende und stark gewürzte Speisen vermeiden.
ambulante Pflege			
• Bei Herrn … kommt es Aufgrund einer Laktoseintoleranz[3] bei der Aufnahme von Milchzucker zu einer vermehrten[2] Flatulenz[1] sowie zu einer spontanen[2] Diarrhö[1].	• Herr … ist über die Ursachen und Auswirkungen der Laktoseintoleranz informiert.	• Herr … nimmt keinen Milchzucker zu sich.	• Bei neuen Lebensmitteln bzgl. Milchzucker beraten. • Beim Einkauf von laktosefreien Lebensmitteln und Milchersatzprodukten unterstützen.
klinische Pflege			
• Frau … verträgt[1] aufgrund ihres akuten Magengeschwürs[3] keine[2] Reizstoffe und üppige[2] Speisen.	• Frau … dosiert selbst die Nahrungsmenge.	• Nahrungsaufnahme ist schmerzfrei.	• Schonkost bestellen (keinen Kaffee und scharf gewürzte Speisen). • Zwischenmahlzeiten anbieten.

1 = Art, 2 = Ausmaß, 3 = Ursache

Nahrungsverweigerung

Problem	Ressourcen	Ziel	Maßnahmen
stationäre Pflege			
• Bei Herrn … besteht nach MNA-Risikoeinschätzung und pflegefachlicher Einschätzung eine hohe Gefahr[2] einer Mangelernährung[1] durch Nahrungsverweigerung. Ursache: unklare Appetitlosigkeit[3]. • Notwendiger Gesamtenergieumsatz: 2250 kcal/9414 kj	• Herr … mag süße Speisen.	• Kein Gewichtsverlust ist eingetreten (> 65 kgKG).	• In täglichen Nachtisch geschlagene Sahne beimischen. • Zusätzlich 2 × tgl. süße Zwischenmahlzeiten anbieten. • Nahrungsprotokoll führen. • Wöchentlich Gewicht kontrollieren.
ambulante Pflege			
• Frau … erlebt ihren Geschmacksinn häufig als eingeschränkt[2] bzw. übersensibel[2] und lehnt dann aus Geschmacksgründen das vereinbarte „Essen auf Rädern“ ab[1]. Ursache: Ageusie[3].	• Frau … isst gern Süßigkeiten.	• Frau … nimmt angebotene Speisen zu sich.	• Verschiedene Gewürze zur Verfügung stellen. • Angehörige in Lösungssuche mit einbeziehen. • Evtl. neuen Anbieter zur Essenslieferung suchen.
klinische Pflege			
• Herr … lehnt[1] aus unklaren Gründen[3] die Klinikkost vollständig[2] ab (BMI = 17).	• Herr … akzeptiert teilweise das Frühstück (Brötchen, Konfitüre und Kaffee).	• Herr … hat Normalgewicht (BMI > 20).	• Tgl. nach Essenswünschen fragen und diese soweit möglich berücksichtigen. • Herrn … zur Nahrungsaufnahme animieren. • Angehörige in Lösungssuche mit einbeziehen.

1 = Art, 2 = Ausmaß, 3 = Ursache

Obstipation

Problem	Ressourcen	Ziel	Maßnahmen
stationäre Pflege			
• Frau … neigt aufgrund ihrer eingeschränkten Mobilität[3] zur Obstipation[1]. Ursache für die Mobilitätseinschränkung: Hemiplegie rechts[3].	• Frau … lässt sich zum gemeinsamen Gehen auf dem Wohnbereich animieren.	• Keine Obstipation ist eingetreten.	• 10 ml Pflaumensaft zum Frühstück geben. • Nachtisch mit 2 Esslöffeln Weizenkleie anreichern. • Zur Mobilität animieren: 4 × tgl. den Wohnbereich auf und abgehen (ca. 30 m pro Strecke).

Problem	Ressourcen	Ziel	Maßnahmen
ambulante Pflege			
• Herr … neigt aufgrund seiner eingeschränkten Mobilität[3] häufig[2] zur Obstipation[1]. Ursache für die Mobilitätseinschränkung: Hemiplegie links[3].	• Herr … kann selbstständig die Toilette aufsuchen. • Herr … isst und trinkt normal.	• Herr … hat regelmäßig jeden 2. Tag Stuhlausscheidung.	• Über stopfende und abführende Lebensmittel informieren/beraten. • 2 × tgl. im Zimmer mobilisieren. • Darmtätigkeit tgl. überwachen und dokumentieren. • Evtl. osmotisches Abführmittel einsetzen.
klinische Pflege			
• Frau … ist aufgrund der absoluten[2] postoperativen Bettruhe[3] obstipationsgefährdet[1].	• Frau … kennt die Folgen der Immobilität.	• Stuhlausscheidung ist spätestens am 3. postoperativen Tag erfolgt.	• Täglich Darmtätigkeit kontrollieren und dokumentieren. • Steckbecken bereitstellen. • Kolonmassage durchführen. • Ballaststoffreiche Nahrung anbieten. • Mind. 2 l Flüssigkeit zuführen.

1 = Art, 2 = Ausmaß, 3 = Ursache

Schamgefühl

Problem	Ressourcen	Ziel	Maßnahmen
stationäre Pflege			
• Frau … erlitt eine Vergewaltigung in Kriegszeiten[3]. • Frau … bekommt beim Entkleiden Schweißausbrüche und Angstzustände[1] bei andersgeschlechtlichen Pflegepersonen, Ärzten oder Therapeuten[2].	• Frau … akzeptiert Intimpflege von gleichgeschlechtlicher Pflegeperson.	• Intimsphäre bleibt gewahrt.	• Intimpflege ca. 15 Min. vor der Durchführung ankündigen und durchführende, gleichgeschlechtliche Pflegeperson benennen. • Intimsphäre (Zimmer abschließen während der Intimpflege) wahren.
ambulante Pflege			
• Herr … zeigt sich bei pflegerischen Maßnahmen im Intimbereich häufig[2] enthemmt und anzüglich[1]. Ursache: unbekannt[3].	• Herr … ist orientiert.	• Sexueller Übergriff ist vermieden.	• Pflege durch gleichgeschlechtliche Pflegeperson • Distanz wahren. • Auf kritisches Verhalten hinweisen.

Problem	Ressourcen	Ziel	Maßnahmen
klinische Pflege			
• Die junge Frau … zeigt ein großes[2] Schamgefühl[1] bei der Unterstützung der notwendigen Körperpflege. Unterstützungsbedarf besteht aufgrund eingegipster Arme beidseits nach Fraktur der beiden Unterarme[3].	• Frau … äußert ihre Wünsche.	• Intimsphäre ist gewahrt.	• Pflegemaßnahmen durch weibliche Pflegeperson durchführen. • Tabuzonen respektieren. • Intimsphäre (Sichtschutz, Trennwände usw.) wahren.
• Bei Frau … ist aufgrund der absoluten Bettruhe[3] die Ausscheidung nur mittels Steckbecken möglich. Dies ist ihr vor den Bettnachbarn und den Pflegepersonen äußerst[2] unangenehm[1].	• Frau … äußert ihr Schamgefühl.	• Ungestörte Ausscheidung ist gewährleistet.	• „Spanische Wand" als Sichtschutz nutzen. • Mitpatienten aus dem Zimmer bitten. • Während des Ausscheidungsvorgangs Zimmer verlassen. • Pflegemaßnahmen durch weibliche Pflegeperson durchführen.

1 = Art, 2 = Ausmaß, 3 = Ursache

3

Schlafstörung

Problem	Ressourcen	Ziel	Maßnahmen
stationäre Pflege			
• Herr … hat aufgrund dementieller Entwicklung[3] eine Tag-Nacht-Umkehr[1]. Er schläft tagsüber viel[2] und ist nachts aktiv[2].	• Herr … lässt sich zur Teilnahme an Aktivierungen animieren. • Herr … kann sich an der Helligkeit bzw. Dunkelheit zeitlich grob orientieren (z. B. Dunkelheit = Abend/Nacht).	• Herr … ist tagsüber wach und leistungsfähig, schläft nachts.	• Herrn … animieren, tagsüber an Veranstaltungen und Aktivierungen (konkrete Benennung) teilzunehmen. • Herrn … in den Tagesablauf des Wohnbereichs einbinden, um eine möglichst lange wache Phase zu gewährleisten. • Fest vereinbarte Zeiten zum Aufstehen (ca. 9.00 Uhr) und Ins-Bett-gehen (ca. 19.30 Uhr) einhalten und am Fenster die Tages bzw. Nachtzeit erwähnen und auf Helligkeit bzw. Dunkelheit hinweisen.

Problem	Ressourcen	Ziel	Maßnahmen
ambulante Pflege			
• Frau ... ist aufgrund einer Ein-schlaf-/Durchschlafstörung[3] tagsüber häufig[2] schläfrig[1] und überwiegend[2] teilnahmslos[1].	• Frau ... erkennt das Schlafproblem.	• Frau ... ist tagsüber wach und leistungsfähig, nachts schläft sie.	• Abendliches Einschlafritual initiieren (z. B. beruhigende klassische Musik, Entspannungstechnik einüben usw.). • Nächtliche Störfaktoren minimieren: Rollladen/Vorhänge schließen usw.) • Abends Frischluft zuführen.
klinische Pflege			
• Herr ... leidet unter einer starken Rhonchopathie[3] und wacht[1] wegen seiner eigenen lauten Schnarchgeräusche mehrmals[2] nachts auf[1]. Ein Durchschlafen ist selten möglich.	• Herr ... meldet sich, wenn er ein Schlafmittel braucht.	• Herr ... schläft nachts mind. 7 Std. durch.	• Zimmer abends lüften. • Ohrstöpsel anbieten. • 30°-Seitenlagerung zum Einschlafen vorschlagen. • Bedarfsmedikation anbieten.
• Frau ... kann wegen häufig[2] auftretender nächtlicher Wadenkrämpfe[3] nicht durchschlafen[1].	• Frau ... kennt Entstehungsgründe.	• Frau ... meldet sich bei Wadenkrämpfen.	• Flüssigkeitszufuhr kontrollieren: Tgl. mind. 1,5 l Mineralwasser zuführen. • Frau ... zu krampflösenden Maßnahmen anleiten (Fußspitze hochziehen, Fußsohle gegen das Bettende drücken). • Beinentlastende Lagerung vor der Nachtruhe durchführen

1 = Art, 2 = Ausmaß, 3 = Ursache

Schluckstörung

Problem	Ressourcen	Ziel	Maßnahmen
stationäre Pflege			
• Herr ... kann aufgrund eines Ösophaguskarzinoms[3] keine normale Kost zu sich nehmen, da es ansonsten häufig[2] zu einem Verschlucken[1] kommt.	• Herr ... kann dünnflüssige Nahrung schlucken.	• Kein Verschlucken ist eingetreten.	• Kost passieren. • Schlucktraining 3 × tgl. zu den Mahlzeiten durchführen.

Formulierungshilfen

Problem	*Ressourcen*	*Ziel*	*Maßnahmen*
ambulante Pflege			
• Frau … kann aufgrund einer Hemiparese[3] keine dünnflüssige Kost zu sich nehmen, da es ansonsten häufig[2] zu einem Verschlucken[1] kommt.	• Frau … kann feste/dickflüssige Nahrung schlucken.	• Kein Verschlucken ist eingetreten	• Schlucktraining 3 × tgl. zu den Mahlzeiten durchführen. • Angehörige zur Nahrungszubereitung (angedickte Speisen) anleiten und beraten.
klinische Pflege			
• Herr … hat starken[2] Mundgeruch[1] durch Speisereste in der Mundhöhle aufgrund einer Fazialisparese[3].	• Speichelfluss ist vorhanden.	• Herr … hat keine Speisereste in der Mundhöhle.	• Mundhöhle auf Speisereste kontrollieren. • Mundpflege nach Standard XY durchführen.

1 = Art, 2 = Ausmaß, 3 = Ursache

Schmerzsituation

Problem	*Ressourcen*	*Ziel*	*Maßnahmen*
stationäre Pflege			
• Frau … empfindet nach ihren Angaben wetterabhängig und stimmungsabhängig Schmerzen[1] von bis zu 4/10 Numerische Rangskala[2]. Ursache: unklar[3].	• Frau … kann ihre Schmerzen einschätzen und äußert Veränderungen in der Schmerzintensität. • Frau … spielt gerne Karten und kann sich damit ablenken.	• Keine Schmerzen sind eingetreten.	• Frau … bei Wetterumbrüchen und Veränderungen der Stimmungslage nach Schmerzen fragen. • In einer Schmerzsituation ein Gespräch anbieten. • In einer Schmerzsituation zusätzliche Aktivierungen – nach Möglichkeit Kartenspielen – und sonstige Ablenkungsmöglichkeiten anbieten. • Frau …, Angehörige und weitere am Pflegeprozess Beteiligte zur Schmerzsituation von Frau … und zu den Maßnahmen zu Schmerzreduzierung nachweislich informieren und ggf. beraten.
ambulante Pflege			
• Bei Herrn … kommt es beim Verbandswechsel (chronische Wunde durch Ulcus cruris) zu teilweise starken[2] Schmerzen[1] (6/10 der numerischen Rangskala). Ursache des Ulcus Cruris[3]: kompensierte Herzinsuffizienz[3]	• Herr … nimmt präventiv 1 Std. vor dem Verbandswechsel angeordnete Schmerzmedikamente ein. • Herr … achtet darauf, dass der Verband nicht vorzeitig gewechselt werden muss.	• Herr … hat keine Schmerzen über 3/10 der numerischen Rangskala.	• Bei zu erwartenden Schmerzen wird präventiv ein adäquates Analgesieverfahren durchgeführt. • Beine für 1 Std. (ca. 10.00 Uhr und 16.00 Uhr) hochlagern. • Herrn …, Angehörige und weitere am Pflegeprozess Beteiligte zur Schmerzsituation von Herrn … und zu den Maßnahmen zu Schmerzreduzierung nachweislich informieren und ggf. beraten.

Problem	Ressourcen	Ziel	Maßnahmen
klinische Pflege			
• Frau … hat nach ihren Angaben mehrmals täglich[2] starke (5/10 der numerischen Rangskala) Schmerzen[1] im rechten Knie aufgrund ihrer Arthrose[3]. • Die Schmerzen[1] treten insbesondere bei der ersten Mobilisation nach einer Ruhephase ab 30 Min. auf.	• Die Schmerzen verringern sich wieder (ca. 2/10 der numerischen Rangskala), wenn die Mobilisation erfolgt und das Knie ca. 10 Min. in Bewegung war.	• Frau … hat keine Schmerzen über 3/10 der numerischen Rangskala.	• Bei zu erwartenden Schmerzen bei der ersten Mobilisation präventiv das angeordnete Analgesieverfahren durchführen. • Kühlelemente zur Schmerzlinderung anbieten. • Spezielle Lagerungen des rechten Beines und Knies durchführen, die von Frau … als schmerzlindernd wahrgenommen werden. • Teilnahme am Bewegungs- und Muskelaufbautraining ermöglichen. • Gehtraining 4 × tgl. für 15 Min. auf Station durchführen. • Frau … bzgl. der Ursachen der Schmerzsituation informieren und zu den Maßnahmen zur Schmerzreduzierung nachweislich beraten.

1 = Art, 2 = Ausmaß, 3 = Ursache

Sehdefizit

Problem	Ressourcen	Ziel	Maßnahmen
stationäre Pflege			
• Herr … kann aufgrund eines grauen Stars[3] auf beiden Augen nur ca. 1,5 m weit scharf[2] sehen[1].	• Herr … klingelt, wenn er das Zimmer verlassen möchte und Begleitung benötigt.	• Herr … bleibt unverletzt.	• Brille an fest vereinbarte Örtlichkeiten (nachts: Nachttisch; tagsüber: Wohnzimmertisch) ablegen. • Bei Strecken außerhalb des Zimmers Herrn … begleiten. • Gegenstände bzw. Hilfsmittel, die benötigt werden, immer im Umkreis von 0,5 bis 1 m stellen/platzieren.
ambulante Pflege			
• Frau … kann aufgrund eines Katarakts[3] ihre Umgebung nur noch schemenhaft[2] wahrnehmen[1].	• Frau … kennt die Ursachen. • Frau … findet sich in der Wohnung zurecht.	• Frau … fühlt sich nach ihren Angaben informiert und sicher.	• Sich beim Betreten des Zimmers vorstellen. • Frau … über pflegerische Tätigkeiten vorher informieren. • Gegenstände an vereinbarten Orten platzieren. • Tageszeitung vorlesen.

Formulierungshilfen

Problem	Ressourcen	Ziel	Maßnahmen
klinische Pflege			
• Herr ... hat aufgrund eines Schlaganfalls einen Gesichtsfeldausfall (Hemianopsie)[3] und nimmt Gegenstände und Personen auf der betroffenen Seite nicht[2] wahr[1].	• Herr ... ist orientiert.	• Kontaktaufnahme ist gewährleistet und Gebrauchsgegenstände werden wahrgenommen.	• Gebrauchsgegenstände innerhalb des Gesichtsfeldes platzieren. • Zum Kommunizieren innerhalb des Gesichtsfeldes stehen.

1 = Art, 2 = Ausmaß, 3 = Ursache

Sexualität

Problem	Ressourcen	Ziel	Maßnahmen
stationäre Pflege			
• Frau ... sucht Nähe und möchte die Menschen im Umfeld (Bewohner und Mitarbeiter) umarmen. Sie lässt dann häufig nicht mehr los und es kommt zu teilweise[2] körperlichen Abwehrhaltungen[1] bei den anderen Bewohnern. Ursache: demenzielle Entwicklung[3].	• Frau ... lässt sich durch Aktivierungen ablenken.	• Frau ... ist abgelenkt und fühlt sich nach ihren Angaben nicht alleine.	• Frau ... aktiv in die Wohnbereichsabläufe einbinden, z. B. bei Rundgängen. • Frau ... in kritischen Situationen einladen, sich mit dem Unterarm „einzuhaken" und gemeinsam den „Krisenort" verlassen. • Zur Teilnahme am Therapiehundebesuchsdienst animieren
ambulante Pflege			
• Herr ... zeigt sich bei der Körperpflege sexuell enthemmt[1] und distanzlos[1], spricht weibliche und männliche Pflegekräfte oft[2] vulgär an. Ursache: unklar[3].	• Herr ... ist orientiert.	• Herr ... akzeptiert die vereinbarten Regeln.	• Regeln des Umgangs vereinbaren. • Pflegemaßnahmen durch gleichgeschlechtliche Person durchführen.
klinische Pflege			
• Herr ... bekommt während der Intimpflege eine Erektion[3]. Diese körperliche Reaktion ist dem Patienten sehr[2] peinlich[1].	• Herr ... ist sich der Situation bewusst.	• Herr ... fühlt sich nach seinen Angaben verstanden.	• Pflegemaßnahmen durch gleichgeschlechtliche Person durchführen. • Intimsphäre beachten.

1 = Art, 2 = Ausmaß, 3 = Ursache

3

Stuhlinkontinenz

Problem	Ressourcen	Ziel	Maßnahmen
stationäre Pflege			
• Aufgrund einer eingeschränkten rektalen Speicherfunktion[3] kommt es häufig zum ungeplanten[2] Spontanstuhlgang[1]. Ursache: OP Rektum-CA[3].	• Frau … spürt einen spontan Stuhlgangdrang und kann diesen äußern.	• Ausscheidung findet auf der Toilette statt.	• 2 × tgl. geplanten Toilettengang (9.00, 17.00 Uhr) gewährleisten. • Inkontinenzeinlage anbieten. • Nachts Toilettenstuhl bereitstellen.
ambulante Pflege			
• Herr … ist im Intimbereich aufgrund einer Schließmuskelschwäche[3] gelegentlich[2] verschmiert[1]. Unterwäsche muss häufig gewechselt werden.	• Herr … kann Unterwäsche selbstständig wechseln.	• Herr … erreicht rechtzeitig die Toilette zur Ausscheidung.	• Täglichen Toilettengang nach dem Aufstehen praktizieren. • Inkontinenzeinlage anbieten. • Toilettenstuhl bereitstellen. • Schnell zu entkleidende Kleidung wählen. • Intimpflege nach Standard XY durchführen.
klinische Pflege			
• Frau … ist aufgrund einer Schließmuskelschwäche[3] häufig[2] stuhlinkontinent[1].	• Frau … äußert Missempfindungen unmittelbar vor der Ausscheidung.	• Regelmäßige (spätestens jeden 3. Tag) und kontrollierte Stuhlausscheidung auf der Toilette findet statt.	• Täglichen Toilettengang praktizieren. • Inkontinenzeinlage anbieten. • Toilettenstuhl in Bettnähe stellen.

1 = Art, 2 = Ausmaß, 3 = Ursache

Sturzgefahr

Problem	Ressourcen	Ziel	Maßnahmen
stationäre Pflege			
• Herr … hat derzeit starke[2] Sturzangst[1] aufgrund eines Sturzes vor 6 Monaten[3] mit Oberschenkelhalsbruch mit anschließender Aufnahme ins Pflegeheim. Ursache: spontane Kreislaufschwankungen[3]. • Herr … ist nach Sturzrisikoeinschätzung und pflegefachlicher Einschätzung hoch[2] sturzgefährdet[1].	• Herr … hat mit Begleitung einer Pflegeperson beim Gehen keine Angst.	• Kein erneuter Sturz ist eingetreten.	• Teilnahme am Sturzpräventionstraining ermöglichen. • Teilnahme am Bewegungs- und Muskelaufbautraining ermöglichen. • Begleitung beim Gehen nach Wunsch anbieten.

Problem	Ressourcen	Ziel	Maßnahmen
ambulante Pflege			
• Frau … hat derzeit starke Sturzangst[1] aufgrund eines Sturzes vor 6 Monaten über den Wohnzimmerteppich[3]. Sie bewegt sich deshalb nur minimal. Ursache: Sehbeeinträchtigung aufgrund grauen Stars[3]. Sie kann nur ca. 1,5 m weit scharf sehen.	• Frau … kann den Funkfinger im Notfall betätigen. • Frau … kann sich auf den mobilen Toilettenstuhl selbstständig mobilisieren, wenn dieser in Handreichweite steht.	• Kein erneuter Sturz ist eingetreten.	• Bei Besuch um 8.00 Uhr und 20.00 Uhr den Rollator und die Sichthilfe in Handreichweite abstellen. • Kontrollieren, dass keine Gegenstände auf dem Boden in der Wohnung liegen. • Hüftprotektoren an- und auskleiden. • Frau … und Angehörige sind informiert über das Sturzrisiko und über Maßnahmen zur Sturzrisikominimierung. • Orientierungshilfen an den Türen anbringen.
klinische Pflege			
• Herr … ist aufgrund OP nach Sturz mit Oberschenkelhalsbruch[3] stark[2] in der Bewegung eingeschränkt[1]. Er benötigt Unterstützung bei der Mobilisation.	• Herr … hat einen starken Willen, wieder selbstständig Gehen zu können.	• Herr … führt sicher und selbstständig sein Gehtraining durch.	• Teilnahme am Sturzpräventionstraining ermöglichen. • Teilnahme am Bewegungs- und Muskelaufbautraining ermöglichen. • Gehtraining 2 × tgl. auf Station durchführen. • Begleitung beim Gehen nach Wunsch anbieten. • Hüftprotektoren an- und auskleiden.

1 = Art, 2 = Ausmaß, 3 = Ursache

Vereinsamung

Problem	Ressourcen	Ziel	Maßnahmen
stationäre Pflege			
• Frau … bekommt nur selten[2] Besuch[1], da der Sohn im Ausland arbeitet[3]. Ihre langjährige Bekannte ist Anfang des Jahres verstorben[3]. Sie ist Witwe.	• Frau … kocht und backt sehr gerne.	• Frau … hat 3 neue soziale Kontakte.	• Gesprächsbereitschaft signalisieren. • Ehrenamtlichen Besuchsdienst vermitteln. • Zur Teilnahme an der Backgruppe animieren. • Zur Teilnahme an örtlichen Festen animieren (ggf. Fahrdienst organisieren).

Problem	Ressourcen	Ziel	Maßnahmen
ambulante Pflege			
• Herr ... fühlt sich nach dem Wegzug[3] der einzigen Tochter und deren Familie sehr[1] einsam[2].	• Herr ... hat telefonischen Kontakt zur Tochter. • Herr ... ist mit Rollator mobil.	• Herr ... nimmt die angebotenen Sozialkontakte des Besuchsdienstes wahr.	• Gesprächsbereitschaft signalisieren. • Besuchsdienst vermitteln. • Zur Teilnahme an örtlichen Festen animieren (ggf. Fahrdienst organisieren). • Über Möglichkeit der Tagespflege informieren.
klinische Pflege			
• Frau ... bekommt keinen Besuch und fühlt sich dadurch sehr[2] einsam[1]. Ursache: Menschen im persönlichen Umfeld wohnen weit weg[3].	• Frau ... unterhält sich gern.	• Frau ... nimmt die Besuchsangebote an.	• Besuchsdienst vermitteln. • Seelsorgerbesuch anbieten.

1 = Art, 2 = Ausmaß, 3 = Ursache

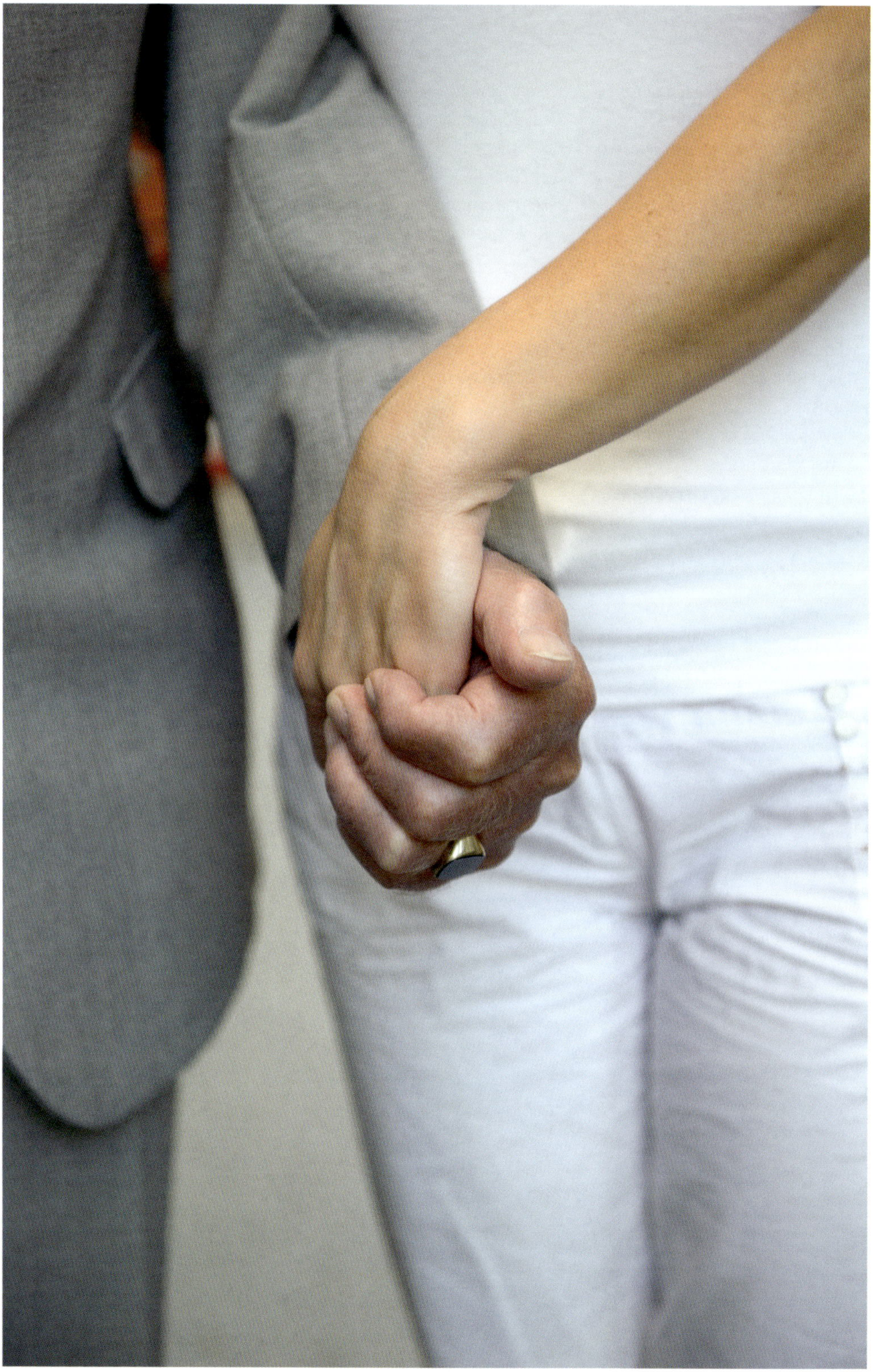

4

4 Nationale Expertenstandards in der Pflegeplanung umsetzen

4 Nationale Expertenstandards in der Pflegeplanung umsetzen

4.1 Grundlagen

M ***„Expertenstandards sind als ein Instrument zu verstehen, mit deren Hilfe die Qualität von Leistungen definiert, eingeführt und bewertet werden kann und das Auskunft darüber gibt, welche Verantwortung die Berufsgruppe gegenüber der Gesellschaft, den Pflegebedürftigen, dem Gesetzgeber, wie auch gegenüber ihren einzelnen Mitgliedern übernimmt!" (DNQP 2011)***

Durch die Expertenstandards wird die Pflegepraxis zu den jeweiligen veröffentlichten Themen (z. B. Dekubitus, Sturz, Ernährung, chronische Wunden, Kontinenz usw.) wissenschaftlich begründet. Sie bilden damit den aktuell pflegewissenschaftlichen Wissensstand ab.

Durch die nachweisliche Wirksamkeit pflegerischer Maßnahmen (Evidence based Nursing) werden pflegespezifische Aufgaben und Verantwortungen definiert und somit die berufliche Identität gestärkt. Dies ist die Grundlage für fachliche Diskussionen, die Abgrenzung mit anderen Berufsgruppen (z. B. der Medizin) und der Entwicklung eines eigenen Berufsbildes (Profession).

Werden die Anforderungen der Expertenstandards in der Pflege erfolgreich umgesetzt, erhöht sich dadurch das Qualitätsniveau in der Pflege. Wesentliches Ziel dabei ist es, die Lebensqualität des Pflegeempfängers zu erhöhen.

Eine umfassende Beantwortung der Frage: „Was ist Pflege?" können die nationalen Expertenstandards derzeit noch nicht bieten. Sie leisten jedoch einen entscheidenden qualitätsbezogenen Beitrag und legen ein einheitliches und allgemein gültiges Qualitätsniveau in der Pflege fest (**Abb. 4.1**).

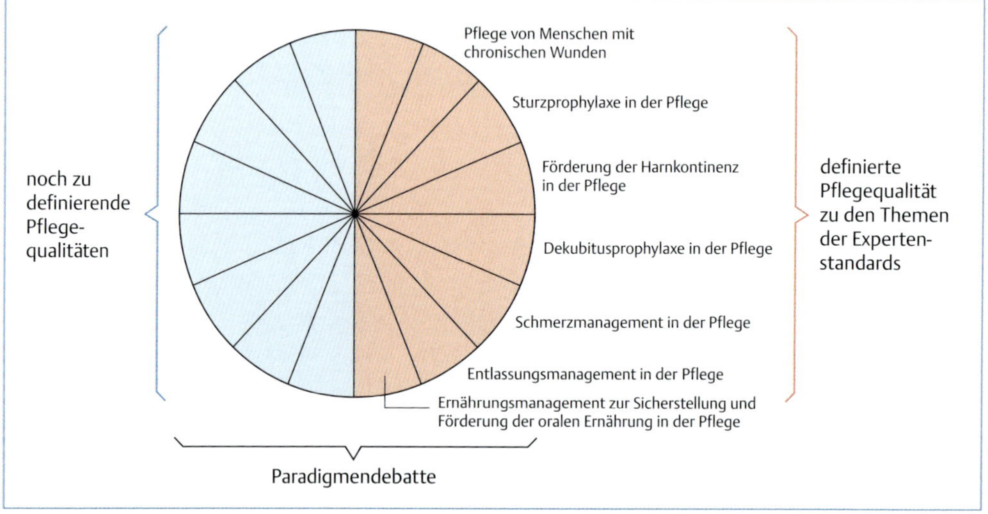

Abb. 4.1 Expertenstandards und Pflegequalität.

Entwicklung nationaler Expertenstandards

In Deutschland werden nationale Expertenstandards für die Berufsgruppe der Pflege vom Deutschen Netzwerk für Qualitätsentwicklung in der Pflege (DNQP) erstellt. Grundlage bildet ein wissenschaftlicher Leitfaden. Die wissenschaftliche Begleitung findet durch ein pflegewissenschaftliches Institut statt.

Entwicklungsprozess in 6 Stufen

„Die Expertenstandards des DNQP werden in einem sechsstufigen Prozess entwickelt, konsentiert, modellhaft implementiert und aktualisiert. Das qualitätsmethodische Vorgehen stützt sich auf international anerkannte Regeln der Standard- und Leitlinienentwicklung und wird kontinuierlich auf der Grundlage von eigenen Erfahrungen sowie Weiterentwicklungen in der Qualitätsmethodik aktualisiert" (DNQP 2011).

Der Entwicklungsprozess gliedert sich in folgende 6 Schritte:

1. Themenfindung
2. Bildung unabhängiger Expertenarbeitsgruppen
3. Erarbeitung des Expertenstandard-Entwurfs
4. Konsensus-Konferenzen
5. Modellhafte Implementierung
6. Aktualisierung der Expertenstandards

1. Themenfindung. Es können grundsätzlich Themen vorgeschlagen werden von Angehörigen und Experten der Berufsgruppe, Institutionen, Berufsverbänden und sonstigen Akteuren im Gesundheitswesen. Diese Themen werden von einem Lenkungsausschuss auf die qualitätssteigernde Relevanz in der Pflegepraxis und auf positive Effekte in der multiprofessionellen Versorgung hin geprüft.

2. Bildung unabhängiger Expertenarbeitsgruppen. Der Lenkungsausschuss des DNQP bildet eine Expertengruppe aus Wissenschaftlern und Praktikern. Die Teilnahme an der Expertengruppe wird öffentlich ausgeschrieben. Die ausgewählte Expertengruppe setzt sich dann inhaltlich und nach wissenschaftlichen Methoden mit dem Thema des neuen Expertenstandards auseinander

3. Erarbeitung des Expertenstandard-Entwurfs. Die Eingrenzung und Spezifizierung des Themas stellt einen wichtigen Entwicklungsschritt dar, um den Geltungsbereich des Expertenstandards zu definieren. Im Rahmen der Forschungsliteratur werden nationale und internationale Studien methodisch und auf die Verwertbarkeit der Ergebnisse geprüft. In sog. Delphi-Runden (die Delphi-Methode stellt ein systematisches, mehrstufiges Befragungsverfahren von Experten dar) werden relevante Themenbereiche identifiziert und dienen zur Konsensfindung innerhalb der Expertengruppe. Die Kriterienebenen des Expertenstandards werden ausführlich kommentiert, um die Nachvollziehbarkeit für die Anwender zu erhöhen.

4. Konsensus-Konferenzen. Die Expertengruppe erarbeitet anschließend einen Standardentwurf, welcher öffentlich in der Konsensus-Konferenz präsentiert wird. Mit dieser Konferenz wird die Möglichkeit zu einem Fachdiskurs und der damit verbundenen Einbeziehung der Fachöffentlichkeit gegeben. Die Ergebnisse aus dem Diskurs sowie einer schriftlichen Befragung gehen in die Erarbeitung der abschließenden Version des Expertenstandards mit ein.

5. Modellhafte Implementierung. Für die Implementierung werden verschiedene Kooperationseinrichtungen ausgewählt und diese über ein Jahr von einer Projektgruppe wissenschaftlich begleitet. Die Implementierungsphasen werden wissenschaftlich in einem Netzwerk-Workshop ausgewertet und die Ergebnisse im Expertenstandard dargestellt.

6. Aktualisierung der Expertenstandards. Jeder Expertenstandard wird mindestens alle 5 Jahre evaluiert und ggf. aktualisiert. Im Rahmen dessen findet einen neue Literaturstudie statt, um den Expertenstandard an den aktuellen Wissensstand anzupassen. Die aktualisierte Version wird anschließend veröffentlicht (DNQP 2011).

Themen nationaler Expertenstandards

Das Deutsche Netzwerk für Qualitätsentwicklung in der Pflege hat bisher folgende Expertenstandards veröffentlicht (Stand: Mai 2011):

- Dekubitusprophylaxe in der Pflege
- Entlassungsmanagement in der Pflege
- Schmerzmanagement in der Pflege
- Förderung der Harnkontinenz in der Pflege
- Sturzprophylaxe in der Pflege
- Pflege von Menschen mit chronischen Wunden
- Ernährungsmanagement zur Sicherstellung und Förderung der oralen Ernährung in der Pflege

Die Themen der Expertenstandards sind somit sehr praxisnah und hinsichtlich den verursachenden Kosten gesundheitspolitisch relevant ausgewählt worden. Viele vor allem ältere Menschen sind von einer Sturz- und Dekubitusgefahr, Schmerzen, Ernährungsdefiziten, einer Inkontinenz oder von chronischen Wunden betroffen mit einem direkten Einfluss auf deren Lebensqualität. Die Pflegenden bekommen durch diese Expertenstandards endlich verlässliche Handlungsangaben sowie ein wissenschaftlich gesichertes Hintergrundwissen gestellt.

Anforderungen und rechtliche Bedeutung

Die Pflege war und ist in einem Spannungsfeld. Wie weit gehen die beruflichen Aufgaben (Paradigmadebatte) und die Verantwortung und wo enden diese aber auch?

Diese Schere führte häufig und insbesondere in Einzelfällen zu einer starken Verunsicherung bei den Pflegekräften in der Praxis. Um nicht angreifbar zu werden und damit niemand einen Vorwurf der Unterlassung aufbringen kann, wurden häufig mehr Maßnahmen durchgeführt als nötig oder sogar gewünscht. Dies führte jedoch nicht unbedingt zu einer Verbesserung der Pflegesituation (z.B. die fälschliche Fixierung als Sturzpräventionsmaßnahme).

Die Expertenstandards helfen das Tätigkeits- und Verantwortungsfeld der Pflege einzugrenzen und sind ein Schritt hin zu der Frage: „Wie wird die professionelle Pflege/das Berufsbild definiert?“.

Anforderungen

Zu den wesentlichen Anforderungen der Expertenstandards gehören

- die Festlegung des Qualitätsniveaus zu den ausgewählten Themen,
- die Definition von Pflegequalität zu den ausgewählten Themen,
- die Handlungsvorgaben,
- die Prüfungsanforderungen.

Rechtliche Bedeutung

- Rechtlich begründet sich die Bedeutung der nationalen Expertenstandards v.a. auf folgenden Aspekten:
- Die Einführung der Expertenstandards ist zwingend auf der Rechtsgrundlage des § 113a SGB XI. Sie repräsentieren den aktuellen pflegerischen und medizinischen Wissensstand wieder.
- Sie vermitteln Rechtssicherheit und Haftungsausschluss, wenn die Handlungsvorgaben des Expertenstandards eingehalten werden.
- Sie sind „State of the Art“ vor Gericht, d.h. Gerichtsurteile werden auf der Grundlage des neusten medizinischen und pflegewissenschaftlichen Standes gefällt.

Aufbau und Konzeption

Alle Expertenstandards in der Pflege basieren auf einer Standardaussage, z.B.: „Jeder dekubitusgefährdete Patient/Betroffene erhält eine Prophylaxe, die die Entstehung eines Dekubitus verhindert“ oder „Jeder Patient/Bewohner mit einem erhöhten Sturzrisiko erhält eine Sturzprophylaxe, die Stürze verhindert oder Sturzfolgen minimiert“.

Struktur-, Prozess- und Ergebnisqualität

Die Expertenstandards gliedern sich in ihrem Aufbau in die Kategorien Struktur, Prozess und Ergebnis. Damit orientieren sie sich am anerkannten Kriterienmodell von Avedis Donabedian, dass in vielen Konzepten zur Qualitätsmessung angewandt wird. Donabedian unterscheidet in seinem Kategorienmodell zwischen folgenden 3 Qualitätsdimensionen (**Abb. 4.2**):

- Strukturqualität
- Prozessqualität
- Ergebnisqualität

In den Expertenstandards sind für jeden dieser 3 Ebenen die Verantwortlichkeiten für die Umsetzung der Inhalte festgelegt. Diese werden im Folgenden näher beschrieben.

Strukturqualität. Strukturqualität bezieht sich auf die Rahmenbedingungen, um eine hohe Leistungsqualität erbringen zu können. Hierzu gehören die sachlichen und personellen Ressourcen einer Institution sowie die finanziellen und organisatorischen Merkmale. Hierzu zählen also z. B.:

- bauliche Voraussetzungen (z. B. Wohnbereich, Bäder, Zimmer)
- technische Voraussetzungen (z. B. Rufanlage, Aufzüge)
- personelle Voraussetzungen (z. B. Pflegepersonal)
- finanzielle Voraussetzungen (z. B. Spenden)

Prozessqualität. Die Prozessqualität beschreibt die Leistungserbringung selbst. Hier stellt sich die Frage nach dem *Wie* der Behandlung (Schewior-Popp u. Fischer 2008). Hierzu zählen also u. a. folgende Aspekte:

- Qualität der Planungen (z. B. die Pflegeplanung)
- Qualität der Durchführung (z. B. Herstellung und Verteilung der Mahlzeiten, die morgendliche Versorgung eines Pflegeempfängers)
- Qualität der Dokumentation (z. B. der Pflegebericht, Leistungsnachweise der Hauswirtschaft)

Ergebnisqualität. Die Ergebnisqualität bezieht sich auf das Ergebnis einer Leistungserbringung. Hier werden z. B. folgende Fragen gestellt:

- Wurde das Ziel erfüllt (z. B. Jahresziele für einen Fachbereich, Erarbeitung eines Konzeptes)?
- Wie ist das Ergebnis von Pflegevisiten im Pflegevisitenbericht?
- Was ergibt ein Soll-/Ist-Vergleich (z. B. bei Projektumsetzungen)?

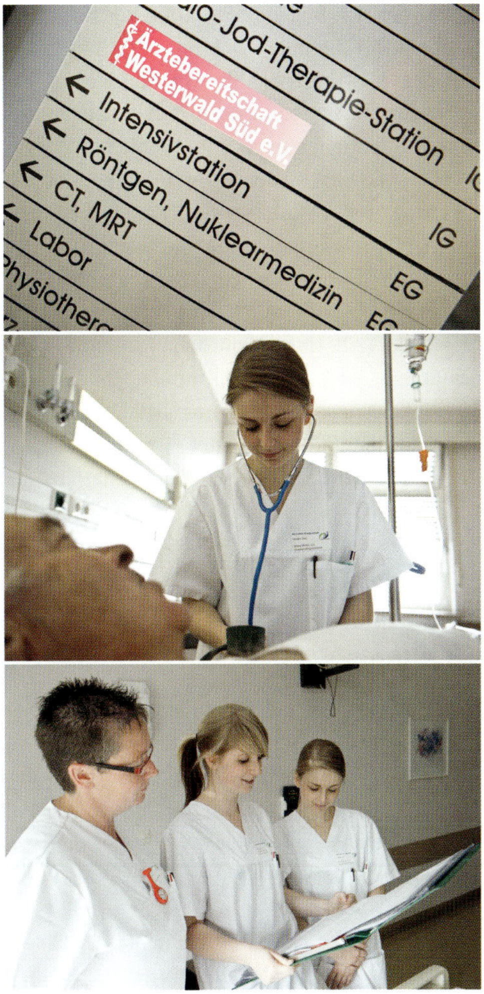

Abb. 4.2 Die Qualität der Pflege ist abhängig von den gegebenen Strukturen, dem eigentlichen Prozess der Pflege und von seinen Ergebnissen.

- Wurde das Finanzbudget eingehalten (z. B. bei Personalkosten, Lebensmitteln, Inkontinenzprodukten)?

Gültigkeit und Ausschlusskriterien

Ein Expertenstandard kann nicht für jede Personengruppe und in jeder Situation volle Gültigkeit besitzen. Ansonsten würden Situationen entstehen, in denen nicht immer zum Wohle des Menschen gehandelt werden würde. Daher werden in den Expertenstandards anfangs Angaben zur Gültigkeit und zu verschiedenen Ausschlusskriterien aufgeführt.

Stellen Sie sich folgende Situation vor: Ein Pflegeempfänger befindet sich in der finalen Lebensphase, ist hoch dekubitusgefährdet und hat starke Schmerzen beim Bewegen. In solchen extremen Situationen muss zum Wohle des Pflegeempfängers entschieden werden können, ob die Lagerung zur Dekubitusprophylaxe überhaupt durchgeführt werden sollte oder aufgrund der Schmerzen bei der Bewegung die Lagerung nicht durchgeführt wird. Auch sind manche Krankheitsbilder (z. B. Harninkontinenz) so umfassend, dass thematisch ähnliche Krankheitsbilder (z. B. Stuhlinkontinenz) nicht automatisch auch vom Expertenstandard abgebildet werden können. Ansonsten würde das Thema die Eingrenzung verlieren und würde zu sehr verallgemeinert dargestellt werden.

Nationale Expertenstandards im Pflegeprozess

Der Pflegeprozess findet sich bei genauerem Betrachten in jedem Expertenstandard wieder. Denn auch die Expertenstandards selbst werden von der Theorie des Pflegeprozesses mit den einzelnen Schritten geleitet und erleichtern somit die Umsetzung in die Praxis.

Abb. 4.3 zeigt die einzelnen Elemente der Expertenstandards und ihre Parallelen zu den einzelnen Schritten des Pflegeprozesses.

Beispiele

Nationaler Expertenstandard Dekubitusprophylaxe in der Pflege. Die Pflegefachkraft

- **P1)** beurteilt mittels eines systematischen Vorgehens das Dekubitusrisiko aller Patienten/Bewohner, bei denen eine Gefährdung nicht ausgeschlossen werden kann. Dies geschieht unmittelbar zu Beginn des pflegerischen Auftrags und danach in individuell festzulegenden Abständen sowie unverzüglich bei Veränderungen der Mobilität, der Aktivität oder bei Einwirkung von externen Faktoren (z. B. Sonden, Katheter), die zur erhöhten und/oder verlängerten Einwirkung von Druck und/oder Scherkräften führen.
- **E1)** Eine aktuelle, systematische Einschätzung der Dekubitusgefährdung liegt vor.

Dieser Themenbereich findet sich im Pflegeprozess wieder in:

- Schritt 1: Informationssammlung/Pflegeanamnese/Assessments
- Schritt 2: Erkennen von Problemen und Ressourcen des Patienten

Nationaler Expertenstandard Sturzprophylaxe in der Pflege. Die Pflegefachkraft

- **P3)** entwickelt gemeinsam mit dem Patienten/Bewohner und seinen Angehörigen sowie den beteiligten Berufsgruppen einen individuellen Maßnahmenplan.
- **E3)** Ein individueller Maßnahmenplan zur Sturzprophylaxe liegt vor.

Dieser Themenbereich findet sich im Pflegeprozess wieder in:

- Schritt 3: Festlegung der Pflegeziele
- Schritt 4: Planung der Pflegemaßnahmen

Nationaler Expertenstandard Pflege von Menschen mit chronischen Wunden.
Die Pflegefachkraft

- **P5a)** beurteilt unter Beteiligung einer pflegerischen Fachexpertin in individuell festzulegenden Abständen innerhalb eines Zeitraums von ein bis zwei Wochen die lokale Wundsituation (Wiederholung des wundspezifischen Assessments).
- **P5b)** überprüft spätestens alle vier Wochen die Wirksamkeit der gesamten Maßnahmen und nimmt in Absprache mit allen an der Versorgung Beteiligten gegebenenfalls Änderungen daran vor.
- **E5)** Anzeichen für eine Verbesserung der Wundsituation oder der durch die Wunde hervorgerufenen Beeinträchtigungen der Lebensqualität liegen vor. Änderungen im Maßnahmenplan sind dokumentiert.

Dieser Themenbereich findet sich im Pflegeprozess wieder in Schritt 6: Beurteilung/Evaluation der Wirkung der Pflege auf den Patienten.

Expertenstandards im Pflegeprozess
Elemente der Expertenstandards und ihre Umsetzung im Pflegeprozess

Elemente der Expertenstandards	Beschreibung	Schritte des Pflegeprozesses
Klärung von Verantwortlichkeiten	Die Umsetzung der Inhalte der Expertenstandards ist nicht nur die Aufgabe der Pflegefachkräfte, sondern auch des Managements einer Einrichtung im Gesundheitswesen.	
Risikoeinschätzung/ Risikoskalen	Durch die Risikoeinschätzung soll die jeweils gefährdete Personengruppe identifiziert werden. Hierfür dienen wissenschaftliche Risikoeinschätzungen (mit derzeit noch unterschiedlicher Validität) sowie die pflegefachliche Einschätzung durch die Pflegebezugsperson. Ebenfalls werden Grenzen in der pflegerischen Versorgung definiert (z. B. nur ein dekubitusgefährdeter Mensch benötigt eine Dekubitusprophylaxe).	1. Schritt: Informationssammlung oder Pflegeanamnese
Einschätzung der Pflegesituation	Die Expertenstandards geben die Möglichkeit, die Pflegesituation individuell, präzise und fachlich einzuschätzen (statt z. B. nur „Inkontinenz" als Pflegeproblem zu benennen, kann durch die genaue Zuordnung eines von 6 Kontinenzprofilen die Pflegesituation genauer differenziert werden).	2. Schritt: Erkennen von Problemen und Ressourcen des Patienten
multiprofessionelle Versorgung	Alle Expertenstandards basieren auf einer multiprofessionellen Sichtweise. Der Pflegefachperson kommt dabei eine entscheidende Koordinationsrolle zu.	
Durchführung wirksamer Maßnahmen Information und Beratung	Gemeinsam mit dem Pflegeempfänger und den Angehörigen wird ein Maßnahmenplan auf der Grundlage der Pflegeanamnese erarbeitet. Die Pflegeperson kann dabei auf wirksame und nicht wirksame pflegerische Maßnahmen verweisen und bei Bedarf aufklären (Evidence-based Nursing).	3. Schritt: Planung der Pflegemaßnahmen 4. Schritt: Durchführung der Pflege
Einbindung von Dritten im Pflegeprozess Beteiligten	Alle Dritte im Pflegeprozess Beteiligte werden informiert, damit auch sie ihren professionellen Beitrag zur Versorgung gewährleisten können (z. B. werden die Fahrer eines Krankentransportes darüber informiert, dass sie die Bewohnerin lagern müssen, wenn sie länger als 1 Std. unterwegs sind usw.)	
Evaluation	Um die Wirksamkeit von durchgeführten pflegerischen Maßnahmen beurteilen zu können, muss eine kontinuierliche und umfangreiche Evaluation durchgeführt werden. Ggf. müssen die Maßnahmen und Ziele im Pflegeprozess angepasst werden. Wirksame pflegerische Maßnahmen stehen im Mittelpunkt der Versorgung (Evidence-based Nursing).	5. Schritt: Beurteilung/ Evaluation der Wirkung der Pflege auf den Patienten

Abb. 4.3 Elemente der Expertenstandards und ihre Bezüge im Pflegeprozess.

4.2 Pflege mithilfe nationaler Expertenstandards planen

Das Wissen hat eine Halbwertszeit von 3 Jahren (DNQP 2004). Das kontinuierliche Lernen ist demnach nicht etwas Einmaliges und Besonderes, sondern eine normale Reaktion, sich das neue Wissen anzueignen und im eigenen Leben und im Beruf anzuwenden. Jeder Mensch hat doch den Anspruch, auf dem neusten Wissenstand z. B. behandelt oder operiert zu werden.

Dies gilt auch für die Pflege. Die Pflegewissenschaft stellt neues Wissen zur Verfügung und gibt Aufschluss über die Wirksamkeit von bestehenden pflegerischen Maßnahmen. Wie wichtig hier die Orientierung am aktuellen Wissenstand ist, zeigt folgendes plastische Beispiel: Man hatte angenommen, dass durch abwechselndes Eisen und Fönen dekubitusgefährdeter Hautpartien die Durchblutung des Gewebes erhöht und dadurch wiederum das Dekubitusrisiko reduziert werden könne. Deutschlandweit wurde diese Maßnahme vielfach bei dekubitusgefährdeten Patienten angewandt. Nach pflegewissenschaftlichen Erkenntnissen weiß man heute jedoch, dass diese enorm zeitaufwendige Maßnahme völlig wirkungslos ist und keinerlei Nutzen für den Pflegebedürftigen bringt.

D ***In der professionellen Pflege kommt es nicht auf die Quantität von pflegerischen Maßnahmen, sondern auf die individuell richtigen und wissenschaftlich wirksamen Maßnahmen an. Nur so erreicht Pflege ein hohes Qualitätsniveau.***

Ziele und Anforderungen

In jedem Expertenstandards werden themenbezogene wissenschaftlich geprüfte Assessmentinstrumente empfohlen, um möglichst gleiche Einschätzungsergebnisse hinsichtlich eines Risikos (z. B. Sturz, Dekubitusulzera) durch die Pflegenden zu erhalten.

Auch wird zur Validität der Risikoeinschätzungen kritisch Stellung genommen. Zudem helfen die Standards dabei, mögliche Fehleinschätzungen zu vermeiden.

Jede Organisation/Einrichtung ist einzigartig. Aus diesem Grund können die nationalen Expertenstandards nicht den Anspruch verfolgen, eine konkrete Handlungsanleitung vorzugeben, welche direkt in der Organisation/Einrichtung umgesetzt werden kann. Diese müssen entsprechend ihres strukturellen Aufbaus und ihrer konzeptionellen Schwerpunkte zunächst eine einrichtungsinterne Verfahrensregel bzw. Prozessbeschreibung erarbeiten, in der dargelegt wird, wie die Inhalte und Anforderungen des nationalen Expertenstandards konkret umgesetzt werden.

Expertenstandards in der Pflegeplanung umsetzen

Die einrichtungsinterne Prozessbeschreibung (Verfahrensregel), um die Anforderungen aus den Expertenstandards umsetzen zu können, erfolgt auf der Mesoebene (Institutionen). Die Planung, Durchführung und Wirksamkeitskontrolle von pflegerischen Maßnahmen erfolgt individuell und pflegeempfängerbezogen auf der darunterliegenden Mikroebene (Personen).

Als Beispiel zeigt **Abb. 4.4** den nationalen Expertenstandard Dekubitusprophylaxe in der Pflege. Die **Tab. 4.1** bis **Tab. 4.6** führen anschließend Beispiele auf, wie die empfohlenen Maßnahmen aus den Expertenstandards in die Pflegeplanung mit einfließen können. Dabei wird das jeweilige Thema des Expertenstandards dem passenden ABEDL im Modell der fördernden Prozesspflege nach Monika Krohwinkel zugeordnet. Die Bezeichnungen E (1,2,3 usw.) beziehen sich auf die Beschreibung der Ergebnisqualität in der 1. Ebene und die Bezeichnungen P (1,2,3 usw.) auf die Beschreibungen der Prozessqualitäten des Expertenstandards.

Expertenstandard Dekubitusprophylaxe in der Pflege – 1. Aktualisierung 2010

Zielsetzung: Jeder dekubitusgefährdete Patient/Bewohner erhält eine Prophylaxe, die die Entstehung eines Dekubitus verhindert. (Stand: Oktober 2010)

Begründung: Ein Dekubitus gehört zu den gravierenden Gesundheitsproblemen pflegebedürftiger Patienten/Bewohner. Das vorhandene Wissen zeigt, dass das Auftreten eines Dekubitus weitgehend verhindert werden kann. Ausnahmen sind in pflegerisch oder medizinisch notwendigen Prioritätensetzungen oder im Gesundheitszustand der Patienten/Bewohner begründet. Von herausragender Bedeutung für eine erfolgreiche Prophylaxe ist, dass das Pflegefachpersonal die systematische Risikoeinschätzung, Schulung von Patienten/Bewohnern, Bewegungsförderung, Druckentlastung und -verteilung sowie die Kontinuität und Evaluation prophylaktischer Maßnahmen gewährleistet.

Struktur	Prozess	Ergebnis
Die Pflegefachkraft **S1** - verfügt über aktuelles Wissen zur Dekubitusentstehung sowie über die Kompetenz, das Dekubitusrisiko einzuschätzen.	**Die Pflegefachkraft** **P1** - beurteilt mittels eines systematischen Vorgehens das Dekubitusrisiko aller Patienten/Bewohner, bei denen eine Gefährdung nicht ausgeschlossen werden kann. Dies geschieht unmittelbar zu Beginn des pflegerischen Auftrags und danach in individuell festzulegenden Abständen sowie unverzüglich bei Veränderungen der Mobilität, der Aktivität oder bei Einwirkung von externen Faktoren (z. B. Sonden, Katheter), die zur erhöhten und/oder verlängerten Einwirkung von Druck und/oder Scherkräften führen.	**E1** - Eine aktuelle, systematische Einschätzung der Dekubitusgefährdung liegt vor.
S2 - beherrscht haut- und gewebeschonende Bewegungs-, Lagerungs- und Transfertechniken	**P2** - gewährleistet auf der Basis eines individuellen Bewegungsplanes sofortige Druckentlastung durch die regelmäßige Bewegung des Patienten/Bewohners, Mikrobewegung, scherkräftearmen Transfer, und fördert soweit wie möglich die Eigenbewegung des Patienten/Bewohners.	**E2** - Ein individueller Bewegungsplan liegt vor.
S3a - verfügt über die Kompetenz, die Notwendigkeit und die Eignung druckverteilender Hilfsmittel zu beurteilen. **S3b** - Dem Risiko des Patienten/Bewohners entsprechende druckverteilende Hilfsmittel (z. B. Weichlagerungskissen und -matratzen, Spezialbetten) sind unverzüglich zugänglich.	**P3** - wendet zusätzlich zu druckentlastenden Maßnahmen die geeigneten druckverteilenden Hilfsmittel an, wenn der Zustand des Patienten/Bewohners eine ausreichende Bewegungsförderung nicht zulässt.	**E3** - Der Patienten/Bewohner befindet sich unverzüglich auf einer für ihn geeigneten druckverteilenden Unterlage.
Die Pflegefachkraft **S4** - verfügt über Fähigkeiten sowie über Informations- und Schulungsmaterial zur Anleitung und Beratung des Patienten/Bewohners und seiner Angehörigen zur Förderung der Bewegung des Patienten/Bewohners, zur Hautbeobachtung zu druckentlastenden Maßnahmen und zum Umgang mit druckverteilenden Hilfsmitteln.	**P4** - erläutert die Dekubitusgefährdung und die Notwendigkeit von prophylaktischen Maßnahmen und deren Evaluation und plant diese individuell mit dem Patienten/Bewohner und seinen Angehörigen.	**E4** - Der Patient/Bewohner und seine Angehörigen kennen die Ursachen der Dekubitusgefährdung sowie die geplanten Maßnahmen und wirken auf der Basis ihrer Möglichkeiten an deren Umsetzung mit.
Die Einrichtung **S5** - stellt sicher, dass alle an der Versorgung des Patienten/Bewohners Beteiligten den Zusammenhang von Kontinuität der Intervention und Erfolg der Dekubitusprophylaxe kennen und gewährleistet die Informationsweitergabe über die Dekubitusgefährdung an externe Beteiligte.	**P5** - informiert die an der Versorgung des dekubitusgefährdeten Patienten/Bewohners Beteiligten über die Notwendigkeit der kontinuierlichen Fortführung der Interventionen (z. B. Personal in Arztpraxen, OP-, Dialyse- und Röntgenabteilungen oder Transportdiensten).	**E5** - Die Dekubitusgefährdung und die notwendigen Maßnahmen sind allen an der Versorgung des Patienten/Bewohners Beteiligten bekannt.
Die Pflegefachkraft **S6** - verfügt über die Kompetenz, die Effektivität der prophylaktischen Maßnahmen zu beurteilen.	**P6** - begutachtet den Hautzustand des gefährdeten Patienten/Bewohners in individuell zu bestimmenden Zeitabständen.	**E6** - Der Patient/Bewohner hat keinen Dekubitus.

Abb. 4.4 Expertenstandard Dekubitusprophylaxe in der Pflege. Aus: DNQP (Hrsg.). Expertenstandard Dekubitusprophylaxe in der Pflege. 1. Aktualisierung 2010 einschließlich Kommentierung und Literaturstudie. Hochschule Osnabrück. Mitglieder der Expertengruppe: Katrin Balzer, Theo Dassen, Johanna Feuchtinger, Gisela Flake, Christa Gottwald, Armin Hauss, Karla Kämmer, Jan Kottner, Eva-Maria Panfil, Gerhard Schröder, Thomas Skiba, Eva Steinmetz, Antje Tannen, Doris Wilborn.

Tab. 4.1 Expertenstandard Dekubitusprophylaxe in der Pflege. Beispiel: ABEDL Sich bewegen können.

ABEDL Sich bewegen können	*beispielhafte pflegerische Maßnahmen*	*Ebene des Expertenstandards*
Problem:	• Herr D. ist aufgrund einer fast vollständigen Immobilität (Hemiplegie) am Steiß und an den Fersen hochgradig dekubitusgefährdet; Bradenskala vom ... (Datum) „6" Punkte. Die Hautbeschaffenheit an den gefährdeten Stellen ist häufig gerötet. • Die Hautverhältnisse in den übrigen Risikobereichen sind nicht gefährdet (durch Fingertest geprüft). • Nach pflegefachlicher Einschätzung besteht ein hohes Dekubitusrisiko.	
Ressource:	• Herr D. kann Mikrolagerungen selbstständig durchführen.	
grundsätzliche Maßnahmen: (individuelle Anpassung zwingend notwendig)	• Regelmäßig und bei Bedarf Risikofaktoren für eine Dekubitusgefährdung mit einem aus dem Expertenstandard empfohlenen Assessmentinstrument (z. B. Braden-Skala) einschätzen.	P1
	• Haut beobachten und Fingertest mind. 1 × pro Früh-, Spät- und Nachtdienst durchführen, Ergebnis dokumentieren.	P1
	• Durch aktive und passive Bewegungsübungen mobilisieren.	P2
	• Alle 1,5 h umlagern. • 2 × tgl. vom Bett in den Multifunktionsrollstuhl mobilisieren.	P2
	• Reibungs- und scherkräftearmer Transfer durchführen.	P2
	• Auf faltenfreie Unterlagen achten (z. B. beim Lagern).	P2
	• Druck entlasten durch eine dynamische Matratze.	P3
	• Vermehrt Flüssigkeit anbieten, auf vitamin- und nährstoffreiche Kost achten.	P4 (vgl. Veröffentlichung 2004)
	• Haut reinigen mit Wasser oder pH-neutralen Waschzusätzen.	P4 (vgl. Veröffentlichung 2004)
	• Zum Hautschutz pH-neutrale oder hautfreundliche Pflegemittel verwenden.	P4 (vgl. Veröffentlichung 2004)
	• Herrn D., Angehörige und am Pflegeprozess Beteiligte (z. B. Therapeuten) über das Dekubitusrisiko und Maßnahmen zur Vermeidung eines Dekubitus informieren.	P4, P5
Ziele:	• Herr D. ist nach individuell festgelegtem Lagerungsintervall mobilisiert und bewegt.	E2
	• Die Druckbelastung ist minimiert.	E3

Tab. 4.1 (Fortsetzung).

ABEDL Sich bewegen können	*beispielhafte pflegerische Maßnahmen*	*Ebene des Expertenstandards*
	• Herr D., Angehörige und am Pflegeprozess Beteiligte (z. B. Therapeuten) sind über das Dekubitusrisiko und Maßnahmen zur Vermeidung eines Dekubitus nachweislich informiert.	E4, E5
	• Herr D. ist weiterhin dekubitusfrei. • Hautverhältnisse sind intakt, es liegen keine Hautrötungen vor.	E6

Tab. 4.2 **Expertenstandard Sturzprophylaxe in der Pflege. Beispiel: ABEDL Sich bewegen können.**

ABEDL Sich bewegen können	*beispielhafte pflegerische Maßnahmen*	*Ebene des Expertenstandards*
Problem:	• Herr V. ist aufgrund einer Hemiplegie (Anamnese, Diagnosen, intrinsischen und extrinsischen Sturzrisikofaktoren, Medikamenteneinnahme usw.) nach der Risikoeinschätzung hoch sturzgefährdet. Auch nach pflegefachlicher Einschätzung besteht ein hohes Sturzrisiko. Pflegeempfänger ist in den letzten 6 Monaten 3 × gestürzt.	
Ressource:	• Herr V. meldet sich mit der Rufklingel, wenn er aufstehen möchte.	
grundsätzliche Maßnahmen: (individuelle Anpassung zwingend notwendig)	• Regelmäßig und bei Bedarf Risikofaktoren für eine Sturzgefährdung mit einem aus dem Expertenstandard bewerteten Assessmentinstrument einschätzen.	P1
	• Inkontinenz-Risikoeinschätzung durchführen, um eine Dranginkontinenz auszuschließen.	P1
	• Herrn V., Angehörige und am Pflegeprozess Beteiligte (z. B. Therapeuten) über das Sturzrisiko und Maßnahmen zur Vermeidung eines Sturzes informieren.	P2, P5
	• Gehhilfen anbieten bzw. vorhandene Gehhilfen überprüfen; Zusammenarbeit mit einem Sanitätshaus o. ä. vereinbaren.	P4
	• Potenzielle Stolperfallen im Umfeld des Herrn V. beseitigen.	P4
	• Festes geschlossenes Schuhwerk anziehen.	P4
	• Hüftprotektoren anbieten/anlegen.	P4
	• Geh- und Gleichgewichtstraining durchführen.	P4
	• Ein Sturz wird im Sturzereignisprotokoll dokumentiert, analysiert und nach Möglichkeit weitere prophylaktische Maßnahmen im Rahmen des Pflegeprozesses eingeleitet.	P6

Tab. 4.2 (Fortsetzung).

ABEDL Sich bewegen können	*beispielhafte pflegerische Maßnahmen*	*Ebene des Expertenstandards*
Ziele:	• Herr V. bleibt sturzfrei.	E2
	• Herr V. bleibt verletzungsfrei.	E2
	• Herr V. ist angstfrei.	E2
	• Stolperfallen und mögliche Hindernisse sind beseitigt.	E4
	• Sicheres Gangbild ist durch den Einsatz von Hilfsmitteln gewährleistet.	E4
	• Herr V., Angehörige und am Pflegeprozess Beteiligte (z. B. Therapeuten) sind über das Sturzrisiko und Maßnahmen zur Vermeidung eines Sturzes informiert.	E5

Tab. 4.3 Expertenstandard Ernährungsmanagement zur Sicherstellung und Förderung der oralen Ernährung in der Pflege. Beispiel: ABEDL Essen und trinken können.

ABEDL Essen und trinken können	*beispielhafte pflegerische Maßnahmen*	*Ebene des Expertenstandards*
Problem:	• Aufgrund einer fortschreitenden demenziellen Erkrankung und nach der MNA-Risikoeinschätzung sowie nach pflegefachlicher Einschätzung besteht ein hohes Risiko einer Mangelernährung mit Untergewicht. • Körpergewicht ist aktuell bei 52 kg bei einer Körpergröße von 175 cm, BMI aktuell: 17 Punkte. • Frau S. hat in den letzten 6 Monaten 8 kg KG verloren.	
Ressource:	• Frau S. kann mitteilen, welche Nahrungsmittel ihr schmecken und welche sie ablehnt. • Der Gewichtsrückgang sowie mögliche Folgen sind ihr bewusst und sie möchte wieder Körpergewicht zunehmen.	
grundsätzliche Maßnahmen: (individuelle Anpassung zwingend notwendig):	• Regelmäßig und bei Bedarf Risikofaktoren für eine Gefährdung einer Mangelernährung mit einem aus dem Expertenstandard empfohlenen Screening-Instrument (z. B. MNA) und bei Bedarf einem Assessmentinstrument (z. B. RAI) einschätzen.	P1
	• Grundumsatz und Gesamtenergieumsatz erheben.	P2
	• 3 zusätzliche Mahlzeiten anbieten (hochkalorisch), evtl. mit Nahrungsergänzungszusätzen.	P2
	• Lieblingsessen anbieten (z. B. bei den Zwischenmahlzeiten).	P2
	• Kalorienhaltige, vitaminreiche bzw. fettreiche Zusätze anbieten.	P2
	• Ernährungsberater einbinden.	P2

Tab. 4.3 (Fortsetzung).

ABEDL Essen und trinken können	*beispielhafte pflegerische Maßnahmen*	*Ebene des Expertenstandards*
	• Gewichtsverlauf entsprechend ärztlicher Anordnung, jedoch mind. 2 × wöchentlich erheben und BMI errechnen.	P4
	• Eine motivierende Interaktions- und Umgebungsgestaltung (z. B. personale Kontinuität, erwünschte Tischgemeinschaften, Platz für Gehhilfen usw.) nach Wunsch gewährleisten. • Die Umgebung bei den Mahlzeiten den Bedürfnissen und dem Bedarf von Frau S. anpassen.	P4
	• Hilfsmittel (ergonomisch angepasster Löffel) zur Nahrungsaufnahme anbieten.	P5
	• Frau S., Angehörige und am Pflegeprozess Beteiligte (z. B. Therapeuten) über das Ernährungsrisiko und mögliche Maßnahmen zur Verbesserung der Ernährungssituation informieren.	P5
Ziele:	• Frau S. zeigt weiterhin keine Anzeichen einer Mangelernährung. • Eine individuell angepasste Ernährung auch in extremen Lebenslagen (z. B. Sterbephase) ist durch multiprofessionellen Einsatz und auf ethischer Grundlage erfolgt.	E2
	• Die Umgebung bei den Mahlzeiten und zu den individuell vereinbarten Zeiten entspricht den Bedürfnissen von Frau S.	E4
	• BMI = 20 bis ... (Datum) • Körpergewicht = 60 kg bis ... (Datum)	E5
	• Frau S., Angehörige und am Pflegeprozess Beteiligte (z. B. Therapeuten) sind über das Ernährungsrisiko und mögliche Maßnahmen zur Verbesserung der Ernährungssituation informiert.	E5
	• Körpergewicht von 52 kg ist erhalten.	E5
	• Gewichtszunahme von 52 auf 60 kg ist erreicht	E6
	• Frau S. nimmt 1700 kcal/Tag zu sich.	E6

Tab. 4.4 Expertenstandard Ernährungsmanagement zur Sicherstellung und Förderung der oralen Ernährung in der Pflege. Beispiel: ABEDL Essen und trinken können.

ABEDL Essen und trinken können	*beispielhafte pflegerische Maßnahmen*	*Ebene des Expertenstandards*
Problem:	• Aufgrund einer fortschreitenden demenziellen Erkrankung und nach der MNA-Risikoeinschätzung sowie nach pflegefachlicher Einschätzung besteht ein hohes Risiko einer Exsikkose.	
Ressource:	• Herr K. kann unter Anleitung selbstständig ein Glas mit Flüssigkeit zum Mund führen und trinken.	
grundsätzliche Maßnahmen: (individuelle Anpassung zwingend notwendig):	• Regelmäßig und bei Bedarf eine aus dem Expertenstandard empfohlene Risikoeinschätzung (Screening und ggf. Assessment) zur Identifikation einer Exsikkosegefährdung durchführen.	P1
	• Optimale Flüssigkeitszielmenge errechnen.	P2
	• Hauttest 1 × tgl. (Hautfalte anheben) durchführen und Ergebnis dokumentieren.	P2
	• Ernährungsexperte/Logopäde einbinden.	P2
	• Getränke immer in Handreichweite stellen.	P3
	• Lieblingsgetränke anbieten und bei jedem Kontakt zum Trinken animieren.	P3
	• Flüssigkeitsmenge im Flüssigkeitsaufnahmeprotokoll dokumentieren und bilanzieren. Ggf. Maßnahmen zur Erhöhung der Flüssigkeitsaufnahme einleiten.	P3, P6
	• Hilfsmittel (individuell anatomisch geformter Trinkbecher) zur Flüssigkeitsaufnahme bereitstellen.	P5
	• Herrn K., Angehörige und am Pflegeprozess Beteiligte (z. B. Therapeuten) über das Ernährungsrisiko und mögliche Maßnahmen zur Verbesserung der Ernährungssituation informieren.	P5
Ziele:	• Herr K. hat weiterhin keine Exsikkosezeichen. • Er trinkt mind. 1,7 Liter/24 Std.	E2
	• Eine individuell angepasste Flüssigkeitsaufnahme auch in extremen Lebenslagen ist durch multiprofessionellen Einsatz und auf ethischer Grundlage erfolgt.	E2
	• Die Flüssigkeitsaufnahme ist für Herrn K. individuell ermöglicht.	E4
	• Herr K., Angehörige und am Pflegeprozess Beteiligte (z. B. Therapeuten) sind über das Ernährungsrisiko und mögliche Maßnahmen zur Verbesserung der Ernährungssituation informiert.	E5

Tab. 4.5 Expertenstandard Förderung der Harnkontinenz in der Pflege. Beispiel: ABEDL Ausscheiden können.

ABEDL Ausscheiden können	*beispielhafte pflegerische Maßnahmen*	*Ebene des Expertenstandards*
Problem:	• Aufgrund eines Prolapses sowie der anamnestischen Einschätzung von Risikofaktoren für eine Harninkontinenz besteht eine Dranginkontinenz. Bei körperlicher Belastung (z. B. bei der Gymnastik) kann der Urin nicht gehalten werden. (Kontinenzprofil [z. B. unabhängig kompensierte Inkontinenz]).	
Ressource:	• Frau T. meldet sich, sobald sie einen Harndrang verspürt.	
grundsätzliche Maßnahmen: (individuelle Anpassung zwingend notwendig):	• Regelmäßig und bei Bedarf Risikofaktoren für eine Inkontinenz einschätzen (z. B. durch Miktionsprotokoll).	P1
	• Bei Kontinenzproblemen Ausscheidungsverhalten differenziert beobachten und dokumentieren; Miktionsprotokoll führen (3–5 Tage).	P2
	• Frau T., Angehörige und am Pflegeprozess Beteiligte (z. B. Therapeuten) über das Inkontinenzrisiko und mögliche Maßnahmen zur Kontinenzförderung bzw. zum Umgang mit Inkontinenz informieren.	P3, P4
	• Bei Harn- bzw. Stuhldrang unverzüglich die Ausscheidung ermöglichen bzw. dabei unterstützen.	P5
	• Notwendiger Hilfsmittelbedarf koordinieren (z. B. in Zusammenarbeit mit dem Sanitätshaus oder Inkontinenzmaterialzulieferer).	P5
Ziele:	• Frau T., Angehörige und am Pflegeprozess Beteiligte (z. B. Therapeuten) sind über das Inkontinenzrisiko und mögliche Maßnahmen Kontinenzförderung bzw. zum Umgang mit Inkontinenz informiert.	E3
	• Maßnahmen, Umfeld und Hilfsmittel sind dem individuellen Unterstützungsbedarf von Frau T. bei der Ausscheidung angepasst.	E5
	• Eine größtmögliche Selbstständigkeit bei der Ausscheidung ist erreicht.	E6
	• Frau T. ist kontinent innerhalb ihres Kontinenzprofils.	E6
	• Das angestrebte Kontinenzprofil ist erreicht.	E6

Tab. 4.6 Expertenstandard Schmerzmanagement in der Pflege. Beispiel: ABEDL Aktivität und mit existenziellen Erfahrungen des Lebens umgehen können.

ABEDL Mit existenziellen Erfahrungen des Lebens umgehen können	*beispielhafte pflegerische Maßnahmen*	*Ebene des Expertenstandards*
Problem:	• Herr W. hat nach eigenen Angaben mehrmals tgl. Schmerzen (5/10 NRS) im oberen Bauchbereich aufgrund Magen-CA.	
Ressource:	• Herr W. kann seine Schmerzen einschätzen und äußert Veränderungen in der Schmerzintensität.	
grundsätzliche Maßnahmen: (individuelle Anpassung zwingend notwendig):	• Regelmäßig und bei Bedarf eine Schmerzeinschätzung mit einem aus dem Expertenstandard empfohlenen Instrument (z. B. NRS) erheben.	P1
	• Regelmäßig und bei Bedarf die Schmerzintensität in Ruhe und bei Belastung/Bewegung einschätzen.	P1
	• Schmerzen mithilfe der NRS-Skala einschätzen.	P6
	• Bei einer Schmerzsituation mehrmals täglich und bei Bedarf nach der Schmerzsituation fragen und prüfen, ob das Schmerzmittelprofil noch ausreichend ist.	P2
	• Bei zu erwartenden Schmerzen präventiv ein adäquates Analgesieverfahren anwenden.	P2
	• Schmerzlindernd lagern.	P4
	• Kühlende Maßnahmen zur Schmerzlinderung durchführen.	P4
	• In einer Schmerzsituation ein Gespräch anbieten.	P4
	• In einer Schmerzsituation zusätzliche Aktivierungen und Ablenkungsmöglichkeiten anbieten.	P4
	• Herrn W., Angehörige und weitere am Pflegeprozess Beteiligte zur Schmerzsituation des Herrn W. und zu den Maßnahmen zur Schmerzreduzierung nachweislich informieren und ggf. beraten.	P5
Ziele:	• Herr W. hat keine Schmerzen.	E2
	• Herr W. hat keine Schmerzen über 3/10 der numerischen Rangskala (NRS).	E2
	• Herr W. ist bei der Mobilisation schmerzfrei.	
	• Schmerzmittelbedingte Nebenwirkungen bei Herrn W. sind verhindert worden.	E3
	• Die eingeleiteten Maßnahmen haben nach Aussage des Herrn W. eine positive Auswirkung auf seine Schmerzsituation und auf seine Lebensqualität.	E4
	• Herr W. und seine Angehörigen wurden geschult und beraten, um sie zu befähigen, Schmerzen einzuschätzen, mitzuteilen und zu beeinflussen.	E5

4.3 Gefährdungspotenziale in die Pflegeplanung integrieren

Die Prävention nimmt für die professionelle Pflege einen immer wichtigeren Stellenwert ein. Zu den Grundlagen gehören die pflegerische Einschätzung der aktuellen Gesundheitssituation sowie Informationen über bestehende Gesundheitsrisiken und mögliche Folgegefahren einer Erkrankung. Die pflegerischen Maßnahmen werden gemeinsam beraten und vereinbart, wie z. B. die Dekubitusprophylaxe im Rahmen der multiprofessionellen Versorgung. Dieser Anspruch folgert sich aus den nationalen Expertenstandards in der Pflege. Sie definieren das Qualitätsniveau für ausgewählte Themenbereiche in der Pflege und geben Aufschluss über wirksame und gesundheitsförderliche Maßnahmen in der Pflege (Evidenced based Nursing).

Gefährdungspotenziale aus den Expertenstandards

Die Gefahr an einer zusätzlichen Krankheit, einem gefährlichen Ereignis (z. B. Sturz) oder einer Komplikation zu erkranken, soll durch präventives und professionelles pflegerisches Handeln reduziert oder sogar verhindert werden. Die nationalen Expertenstandards bilden thematisch bereits viele dieser Gefährdungspotenziale ab, wie z. B.:

- Dekubitusulzera (**Abb. 4.5**)
- Harninkontinenz
- Sturz Kachexie und Exsikkose
- Schmerzen
- chronische Wunde

Auf diese Gefährdungsbereiche muss daher zu Beginn des pflegerischen Auftrags entsprechend pflegefachlich reagiert werden. Dies stellt einen zentralen Verantwortungs- und Tätigkeitsbereich der Pflege dar. Die festgelegten Gefährdungsbereiche helfen dabei, wichtige pflegerische Themen zu fokussieren

Weitere hilfreiche Gefährdungspotenziale

Weitere Gefährdungspotenziale können einrichtungsintern und je nach konzeptionellem Schwerpunkt definiert werden. Wir empfehlen hier folgende Gefährdungspotenziale mitzuberücksichtigen, da sie einen direkten Bezug zu den Themenschwerpunkten der nationalen Expertenstandards aufweisen, gleichzeitig aber auch als rechtliche Vorgaben dienen und direkten Einfluss auf die Lebensqualität haben können:

- Kontrakturgefährdung
  - abgeleitet aus den Anforderungen der nationalen Expertenstandards zur Dekubitus- und Sturzprophylaxe in der Pflege und den Anforderungen des Medizinischen Dienstes der Krankenkasse
- Einsatz von freiheitsentziehenden Maßnahmen
  - abgeleitet aus dem Grundgesetz der Bundesrepublik Deutschland und den Anforderungen des nationalen Expertenstandards „Sturzprophylaxe in der Pflege"
- Kommunikation
  - abgeleitet von den Anforderungen des nationalen Expertenstandards „Schmerzmanagement in der Pflege"
- Aktivierung
  - abgeleitet von den Anforderungen des Medizinischen Diensts der Krankenkasse

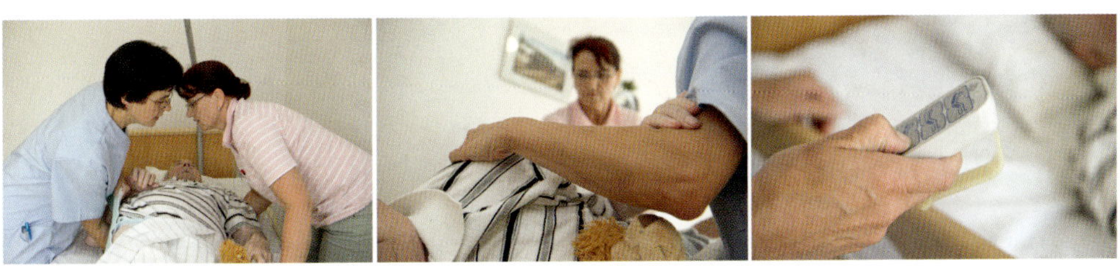

Abb. 4.5 Dekubitalulzera gehören zu den wesentlichen Gefährdungspotenzialen bei entsprechend prädestierten Patienten.

Bearbeitung im Pflegeprozess

Liegt bei einem Pflegeempfänger ein Gefährdungspotenzial vor, muss eine umfassende Bearbeitung des Themas im Pflegeprozess stattfinden. Grundlage bilden hier z. B. die empfohlenen Maßnahmen aus den nationalen Expertenstandards.

Die Risikoeinschätzung ist grundsätzlich der Pflegeanamnese zuzuordnen und wird somit nicht automatisch in der Pflegeplanung aufgeführt. Denn dies würde bedeuten, dass die Pflegeanamnese bei einem längerfristigen Aufenthalt (z. B. stationäre Altenpflege) regelmäßig aktualisiert werden müsste. Die Pflegekräfte müssten sich dann an der Pflegeanamnese und an der Pflegeplanung als Ausgangspunkt ihrer pflegerischen Arbeit orientieren. Weiterhin müssten die Pflegekräfte jedes Mal eine gedankliche Prüfung vollziehen, ob beide Dokumente tatsächlich identisch und aktuell sind.

In internen Audits und Pflegevisiten wurde hingegen schon des Öfteren festgestellt, dass Pflegeanamnesen häufig nicht dem aktuellen Gesundheitszustand des Pflegeempfängers entsprechen. Anamnestische Informationen sind ebenfalls nicht in der Pflegeplanung abgebildet.

Empfehlung

Die Pflegeplanung soll ein praktikables Instrument für die Pflegekräfte darstellen. Schwierig für viele Pflegekräfte ist es jedoch, zu entscheiden, welche Themen mindestens in einer Pflegeplanung ausgearbeitet werden müssen. Die aus den nationalen Expertenstandards abgeleiteten Gefährdungspotenziale geben darauf die Antwort. Das bedeutet, dass zu allen Gefährdungspotenzialen mindestens eine Risikoeinschätzung durch die Pflegebezugskraft getroffen werden muss (**Abb. 4.6**). Sollte ein einzelnes Gefährdungspotenzial individuell beim Pflegeempfänger nicht vorliegen, so ist dies als kurze Information direkt in der Pflegeplanung aufzuführen (z. B.: „Nach Braden-Risikoeinschätzung sowie der pflegefachlichen Einschätzung besteht kein Dekubitusrisiko."). Diese Einschätzung kann positiv (s. Beispiel oben) oder auch negativ sein bzw. mit einer Gefährdung verbunden ausfallen. Besteht eine Risikogefährdung, sind entsprechende Ziele und Maßnahmen zur Reduzierung zu planen. Die Pflegeplanung ist somit ein anwendungs-

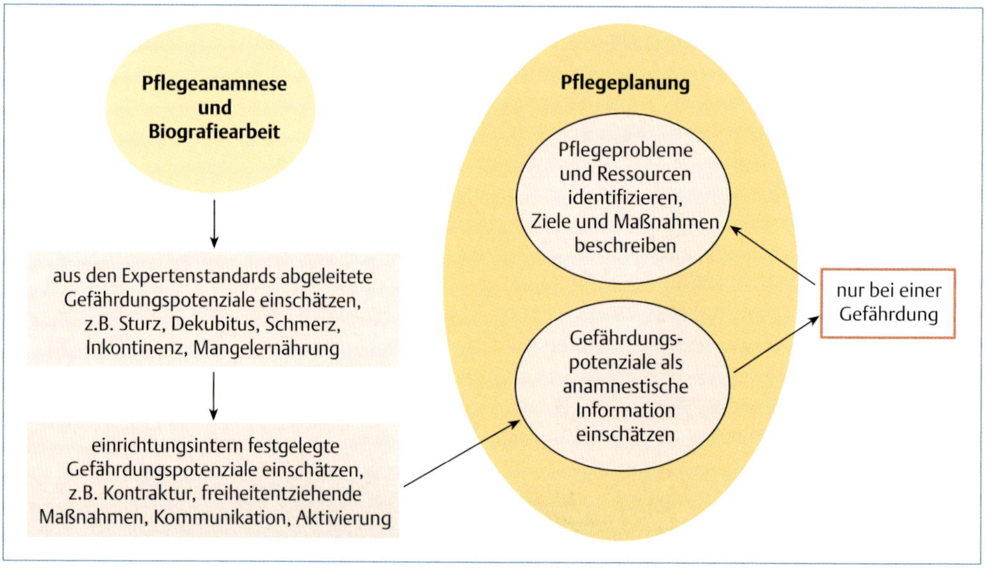

Abb. 4.6 Die Gefährdungspotenziale bilden die Themen ab, die in einer Pflegeplanung mindestens bearbeitet werden müssen. Bei einer entsprechenden Gefährdung muss mithilfe der entsprechenden Ressourcen, Ziele und Maßnahmen geplant werden.

freundliches Instrument der Pflege und erfährt eine praxisorientierte Weiterentwicklung.

Als Beispiel werden in **Tab. 4.7** die Gefährdungspotenziale dem Modell zur fördernden Prozesspflege nach Monika Krohwinkel zugeordnet. Eine solche Zuordung in andere Pflegemodelle ist aber ebenfalls möglich.

D ***Durch die begrenzte Vermischung (definierte Gefährdungspotenziale) aus Pflegeanamnese und eigentlicher Pflegeplanung wird ein zentraler Informationsfundus gebildet. Die Pflegekräfte können hierdurch mit der Pflegeplanung sehr praktikabel, schnell und sicher arbeiten.***

Tab. 4.7 Zuordnung der Gefährdungspotenziale zu den ABEDLs nach Krohwinkel.

Gefährdungspotenziale	*ABEDL nach Krohwinkel*
• Dekubitusulzera • Kontrakturgefährdung • Sturz • Einsatz von freiheitsentziehenden Maßnahmen	ABEDL Sich bewegen können • Aufstehen, Sitzen, Gehen, Körperbewegung innerhalb/außerhalb des Bettes, Lähmungen, Spastiken, Gleichgewicht und Gleichgewichtsstörungen, Kontrakturen, Wille zur Bewegung, Kraft (Muskulatur) Dekubitalgeschwüre, Ödembildungen, freiheitsentziehende Maßnahmen
• Harninkontinenz	ABEDL Ausscheiden können • Bedürfnisse und Gewohnheiten in Bezug auf das Ausscheidungsverhalten, Inkontinenz-, Kontinenzsituationen, Maßnahmen zur Kontinenzsteigerung
• Kachexie • Exsikkose	ABEDL Essen und trinken können • Bedürfnisse und Gewohnheiten in Bezug auf Essen und Trinken, Menge der Nahrungsaufnahme, Appetit, Geschmacksempfindung, Durst, Trinkmenge, Kauen und Schlucken, Verträglichkeit von Speisen und Getränken
• chronische Wunden • Schmerzen	ABEDL Mit existenziellen Erfahrungen des Lebens umgehen können • akuter Schmerz als Warn- und Schutzfunktion des Körpers, chronischer Schmerz, negative physische und psychische Auswirkungen, sinkende soziale Akzeptanz, Nebenwirkungen von medikamentösen Therapien, sozialer Rückzug, erhöhte Suizidgefahr, chronische Wunden als Auslöser für Schmerz, negative Auswirkungen auf das Körperbild, sozialer Rückzug, Infektionsgefahr, Mobilitätseinschränkungen bei Schmerzen und chronischen Wunden
• Kommunikation	ABEDL Kommunizieren können • Bewusstseinslage, Orientierung in Bezug auf Personen, Zeit und Raum; das Erinnerungs- und Konzentrationsvermögen, Mimik/Gestik, Wahrnehmungsvermögen in Bezug auf Hören, Sehen und Gesichtsfeld, Lesen, Verstehen und Erkennen verbaler und schriftlicher Information, nonverbale Kommunikation
• Aktivierung	ABEDL Sich beschäftigen, lernen, entwickeln können • Gedächtnis- und Erinnerungstraining, Hobbys, Erhöhung des Selbstwertgefühls, Förderung von Kontakten und Beziehungen, Übernahme von Verantwortung und Aufgaben, Informationen und Teilhabe am Leben

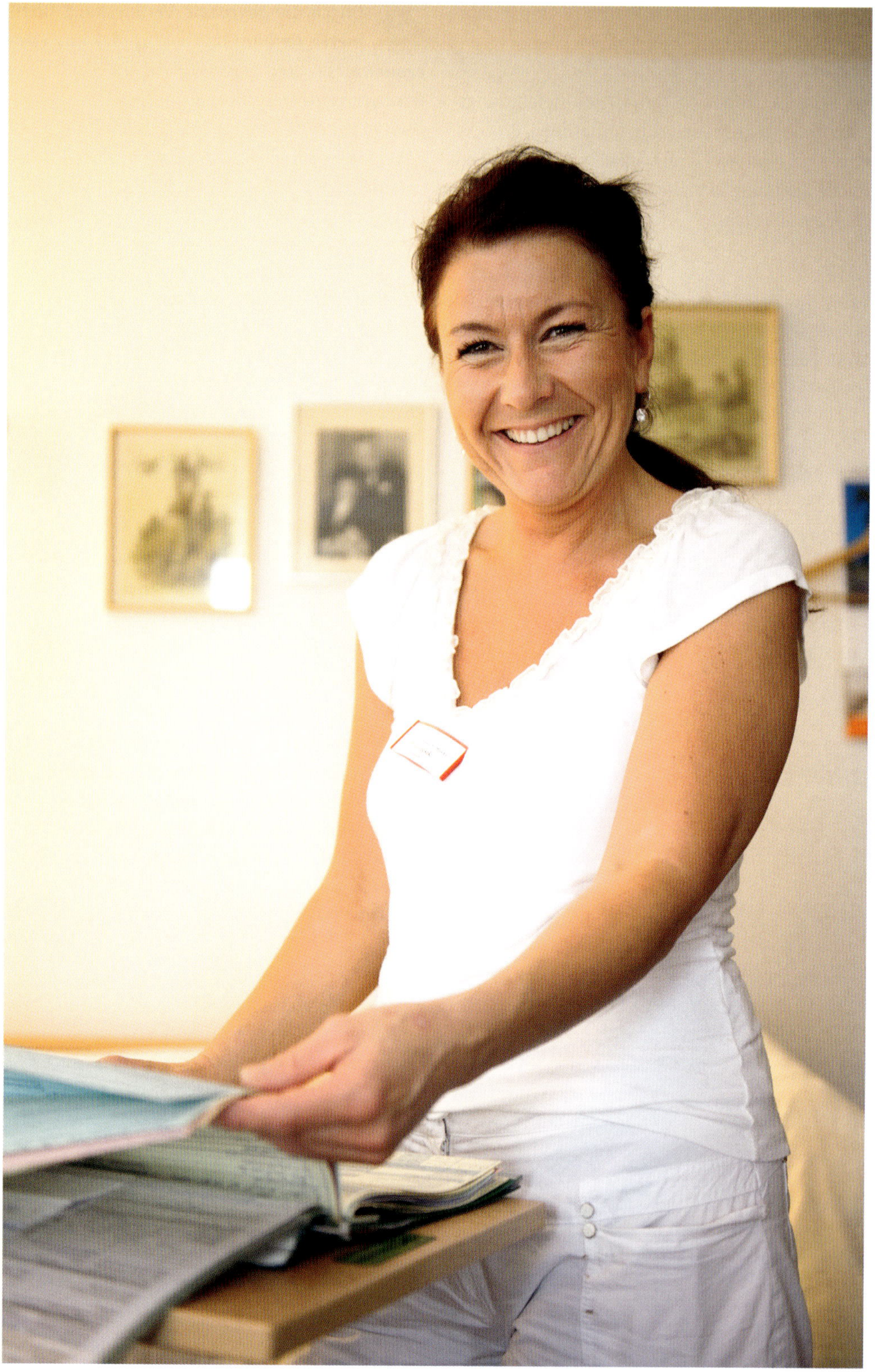

5 So gelingt die Pflegeplanung

5 So gelingt die Pflegeplanung

5.1 Grundlagen für eine fachlich korrekte Pflegeplanung

Pflege zu planen und kontinuierlich zu evaluieren, ist für viele Pflegefachkräfte im pflegerischen Alltag eine große Herausforderung. Grundlage für den sinnvollen und zielgerichteten Einsatz der Pflegeplanung sind fundierte berufsfachliche Kompetenzen der Pflegefachperson. Wie im Expertenstandard „Dekubitusprophylaxe in der Pflege“ (S.40) richtig beschrieben ist, führt das Wissen über die geeigneten Maßnahmen noch nicht automatisch zu dessen korrekter Anwendung (DNQP 2004). Es sind jedoch nicht allein fachliche Defizite, die für fehlerhafte Planungen verantwortlich sind.

Auf die Einstellung kommt es an

Denn die Pflegeplanung wird auch heute noch von einigen Pflegenden fahrlässigerweise als unnötiger Zusatz zur manuellen pflegerischen Arbeit angesehen. Folge ist eine oberflächlich und unspezifisch gestaltete Pflegeplanung, die inhaltlich nur selten mit der aktuellen Gesundheitssituation des Pflegeempfängers übereinstimmt. Häufig wird die Planung nur deshalb erstellt, weil es gesetzlich notwendig ist oder von der vorgesetzten Pflegefachperson einfordert wird. Eine so erstellte Pflegeplanung erfüllt damit lediglich die formale, nicht aber die inhaltliche Anforderung an eine prozesshaft geplante Pflege. Solch unreflektierte Planungen sind unnütz und falsch investierte Zeit.

Häufig hört man von Pflegekräften, die ganz ohne Planung arbeiten, auch die Rechtfertigung, dass man auch ohne eine Pflegeplanung gut pflegen könne. Schließlich sei es früher auch ohne Pflegeplanung möglich gewesen, zu arbeiten. Diese Einstellung entspricht jedoch mehr einer laienhaften Pflege als einer professionell fundierten Pflege.

Pflegeplanung ist ein Eckpfeiler der Pflege

Ein bildhaftes Beispiel soll diese Situation verdeutlichen: Ein Maurer kann ein Mauerwerk durchaus ohne Zement und Mörtel aufbauen. Die erstellte Mauer wird sicherlich eine Zeit lang stehen bleiben. Wird sie jedoch einer Belastung ausgesetzt, z.B. durch einen starken Wind oder wenn sich jemand anlehnen möchte, fällt sie schnell in sich zusammen. Weder die Mauer, noch die Arbeit des Maurers halten somit den fachlichen Maßstäben der Baukunst stand.

Übertragbar ist dieses Beispiel auf die pflegerische Arbeit. Ohne eine entsprechende Planung, z.B. von präventiven Maßnahmen zur Verhinderung eines Dekubitus, ist das Ergebnis genau so „einsturzgefährdet“.

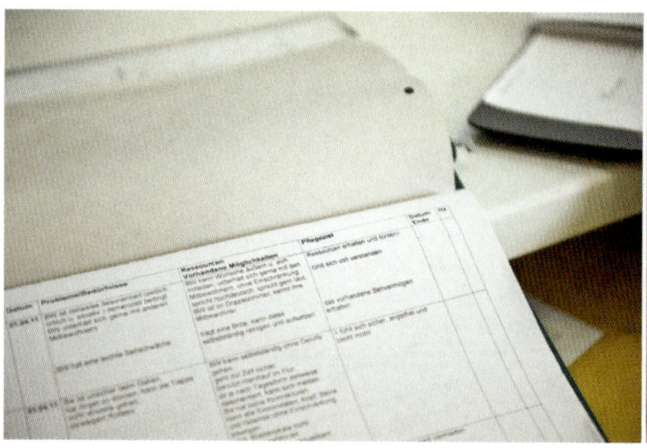

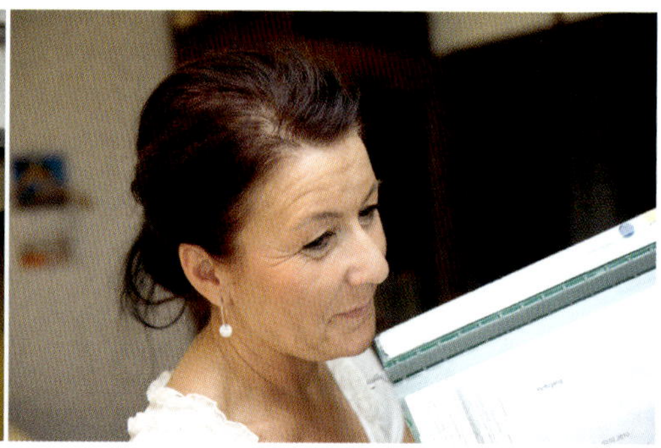

Pflegeplanung ist Teil der Ablauforganisation

Eine wichtige Bedingung, um eine Pflegeplanung erstellen und aktuell halten zu können, ist die Ablauforganisation. Bei den aktuellen Rahmenbedingungen in der Pflege ist es nur selten möglich, sich im regulären Dienst eine halbe oder ganze Stunde ohne Unterbrechung Zeit zu nehmen, um konzentriert eine Pflegeplanung zu erstellen. Deshalb ist es ratsam, sich in jedem Dienst etwas Zeit einzuplanen, um konzentriert an der Pflegeplanung arbeiten und diese auf die aktuelle Pflegesituation anpassen zu können.

Mit den inhaltlichen Überlegungen zum Pflegeprozess sowie der pflegerischen Situationseinschätzung darf nicht erst bei der Eingabe in ein Dokumentationssystem begonnen werden, sondern dies beginnt direkt bei der pflegerischen Versorgung beim Pflegeempfänger. Der Computer mit einem elektronischen Pflegedokumentationsprogramm oder die Bewohnerakte mit einem entsprechenden Vordruck zur Erstellung einer Pflegeplanung sind letztendlich nur Trägermedien der Pflegeplanung.

Pflegeplanung – Ausgangspunkt, Orientierungspunkt und Leistungsnachweis

Die Pflegeplanung stellt das Zentrum und den Ausgangspunkt der pflegerischen Arbeit dar. Die Evaluation ist dann wieder der Ausgangspunkt für die künftige pflegerische Arbeit. Die Pflegeplanung dient gleichzeitig als Leistungsnachweis. Sie muss inhaltlich so klar aufgebaut und formuliert sein, dass eine Pflegeperson aus einem anderen Wohnbereich oder einer anderen Einrichtung bzw. ein extern prüfender Pflegeexperte die Pflegesituation zutreffend einschätzen kann und der Pflegeempfänger entsprechend versorgt werden kann.

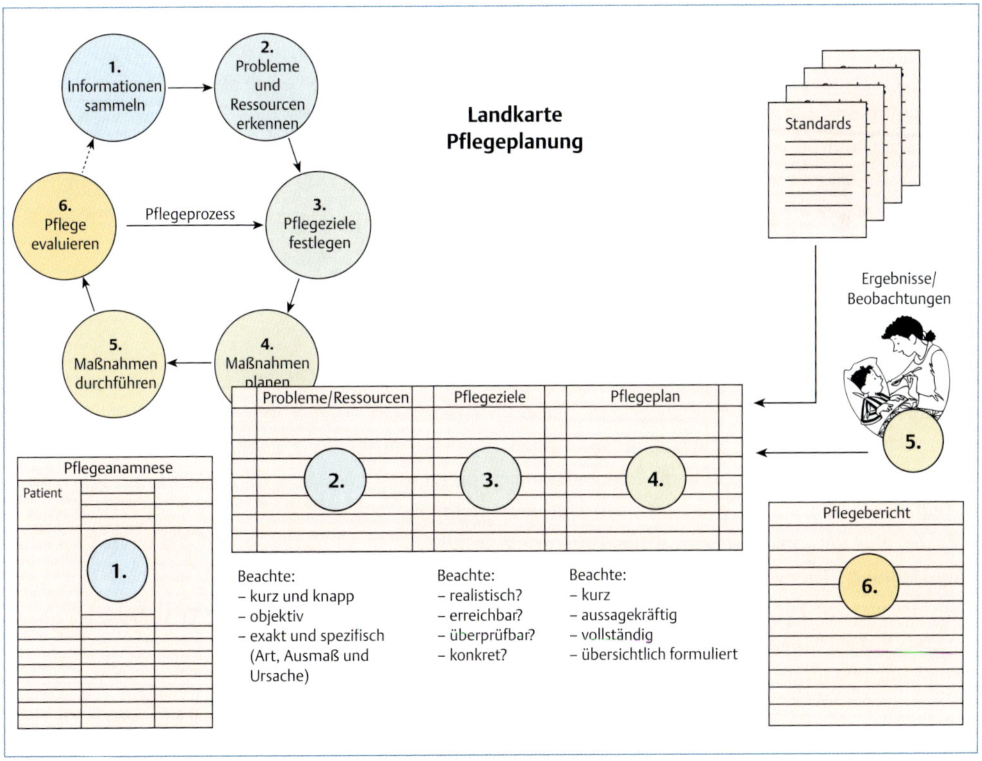

Abb. 5.1 Landkarte „Pflegeplanung". Die einzelnen Schritte des Pflegeprozesses ziehen sich wie ein roter Faden durch die Pflegedokumentation.

Fallbeispiele

Grundlagen pflegeprozessorientierter Dokumentation

Die Pflegedokumentation ist ein unverzichtbarer Bestandteil der pflegerischen Arbeit. Einen Überblick, welche Dokumente bei der pflegeprozessorientierten Pflegeplanung (vgl. Kap. 2) eingesetzt werden, soll Ihnen die „Landkarte Pflegeplanung" geben (**Abb. 5.1**).

1. Informationen sammeln. Ausgangspunkt ist der 1. Prozessschritt „Informationen sammeln". Zur Dokumentation der Informationen dienen Formulare, die allgemein unter dem Begriff „Pflegeanamnese" zusammengefasst werden können. Dazu zählen in erster Linie das sog. Stammblatt, das die allgemeinen Daten des Pflegeempfängers enthält, die eigentliche Pflegeanamnese, spezielle Assessmentinstrumente wie z.B. die Braden-Skala, ein Biografiebogen und evtl. vorhandene Pflegeüberleitungsberichte.

2. Probleme und Ressourcen erkennen. Aus diesen Dokumenten ergibt sich der 2. Pflegeprozessschritt „Probleme und Ressourcen erkennen". Diese werden in den speziellen Pflegeplanungsdokumentationsblättern in der entsprechenden Rubrik festgehalten.

3. Pflegeziele festlegen. Aus den individuellen Informationen wird dann im 3. Schritt „Pflegeziele festlegen" die pflegerische Zielrichtung, in Abstimmung mit dem Pflegeempfänger, definiert.

4. Maßnahmen planen. Auf Grundlage der pflegefachlichen Expertise werden im 4. Schritt „Maßnahmen planen" geeignete Maßnahmen zur Zielerreichung festgelegt. Hier wird in aller Regel zur Unterstützung und zur Vereinfachung der Dokumentation auf bestehende pflegerische Standards (Expertenstandards) verwiesen.

5. Maßnahmen ausführen. Der 5. Prozessschritt „Maßnahmen ausführen" stellt die konkrete Umsetzung „am Bett" dar.

6. Pflege evaluieren. Daran anschließend wird im 6. Prozessschritt „Pflege evaluieren" die Wirksamkeit der durchgeführten Pflegemaßnahmen überprüft. Diese Erkenntnisse werden in erster Linie im Pflegebericht vermerkt. Zur Ergebnissicherung stehen aber noch weitere Formulare zur Verfügung. Zum Beispiel spezielle Bewegungsförderpläne, Vitalzeichenkurven, Ein- und Ausfuhrprotokolle usw. An dieser Stelle folgt der Abgleich, ob die definierten Pflegeziele erreicht worden sind. Wenn ja, werden neue Pflegeziele aufgestellt. Wenn nicht, muss evaluiert werden, ob die Pflegeziele realistisch sind, oder ob aufgrund von neuen Informationen (Schritt 1) die Planung aktualisiert werden muss.

5.2 Schritt für Schritt zur Pflegeplanung

Im Qualitätsmanagement werden Prozesse und Abläufe häufig in einem Flussdiagramm dargestellt. Das folgende Flussdiagramm soll Ihnen Schritt für Schritt erklären, wie die Pflegeplanung erstellt wird (**Abb. 5.2**). Für jeden Schritt sind die Aufgabe, die Verantwortung und die Durchführung definiert. Themen und Wünsche, die nicht realisiert werden können, werden ausgegliedert. Am Ende des Flussdiagramms steht die vollständig erstellt Pflegeplanung.

Den Pflegeprozess und die darin abgebildeten Schritte zur Pflegeplanung wurden in Kap. 2 ausführlich beschrieben. Im Folgenden möchten wir Ihnen nun einige praktische und auf reale Pflegesituationen zugeschnittene Handlungsanleitungen vermitteln, wie Sie die Pflege fachlich korrekt, individuell, aber auch informativ und zügig planen können.

Informationen sammeln und Pflegeanamnese erstellen

Grundregeln

Für jeden Pflegeempfänger muss zunächst eine vollständige und umfassende Pflegeanamnese erhoben werden. Sie enthält auch die biografischen Daten entsprechend dem eingesetzten

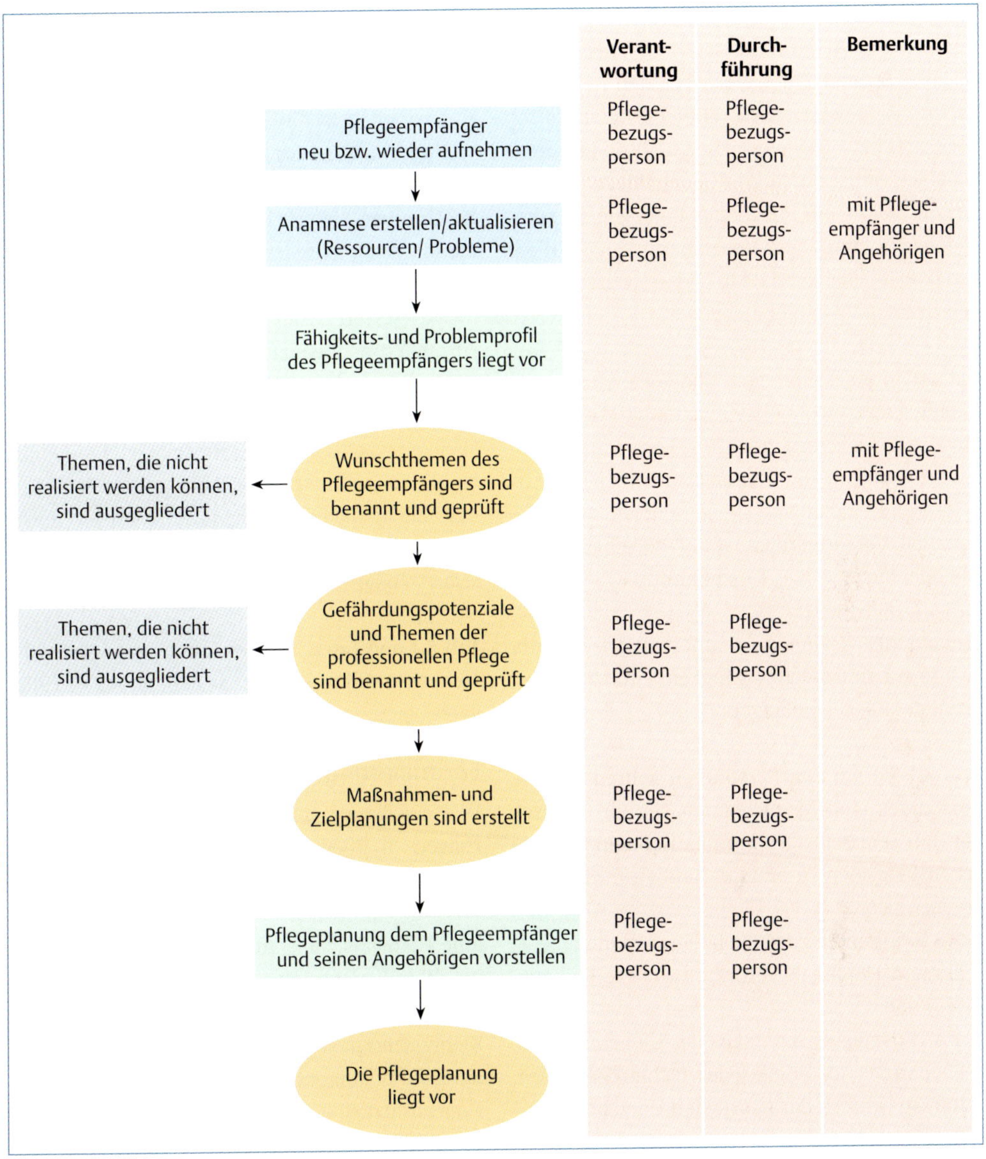

Abb. 5.2 Flussdiagramm „Schritt für Schritt zur Pflegeplanung“.

Pflegemodell. Hier beschreiben Sie die verschiedenen Fähigkeiten und Ressourcen, Einschränkungen und Probleme sowie mögliche existenzielle Erfahrungen des Pflegeempfängers zu jeder einzelnen Lebensaktivität.

Binden Sie nach Möglichkeit den Pflegeempfänger und seine Angehörigen aktiv dabei ein. Erfassen Sie ihre Wünsche bzw. Vorstellungen und Anliegen hinsichtlich der Pflege und Betreuung und halten Sie diese in der Pflegeanamnese fest. So können die Daten später auch in die Pflegeplanung integriert werden.

Die Pflegeprobleme müssen absolut präzise formuliert sein und die jeweiligen Ursachen genannt werden. Nur so können Sie eine inhaltlich korrekte Maßnahmen- und Zielplanung erstellen. Achten Sie ebenfalls auf die präzise Formulierung der Ressourcen.

Gefährdungspotenziale sind Pflichtthemen. Besondere Beachtung erfahren die Gefährdungspotenziale. Sie sind thematisch aus den nationalen Expertenstandards sowie einrichtungsspezifisch abgeleitet bzw. festgelegt. Die Gefährdungspotenziale sind Pflichtthemen in jeder Pflegeplanung! Besteht bei einem Pflegeempfänger ein entsprechendes Gefährdungspotenzial, müssen Sie diese Aspekte umgehend erfassen und im weiteren Pflegeprozess umfassend bearbeiten.

Die Gefährdungspotenziale sind bei einer Neuaufnahme am ersten Tag bzw. wenn der Pflegeempfänger zurück in die Einrichtung kommt (z. B. nach einem Krankenhausaufenthalt) inhaltlich zu bearbeiten und eine entsprechende Pflegeplanung zu erstellen. Verantwortlich ist die Pflegebezugsperson oder die jeweilige Schichtleitung.

Anhand der gewonnenen Informationen ergibt sich so ein umfassendes Fähigkeits- und Problemprofil des Pflegeempfängers.

Worauf Sie bei den Ressourcen achten sollten. Ressourcen sind Möglichkeiten, die ein Mensch hat, um sein selbstbestimmtes Handeln in allen Lebensbereichen zu erhalten und zu fördern. Sie ergeben sich

- aus bestimmten Persönlichkeitsmerkmalen, z. B. Ehrgeiz, Durchhaltevermögen (innere Ressourcen) und
- aus Hilfsmöglichkeiten aus der Umgebung, z. B. Ehepartner, materielle oder technische Hilfen, Infrastruktur in der häuslichen Umgebung (äußere Ressourcen).

Wie Sie Pflegeprobleme korrekt festlegen. Bei der Festlegung von Pflegeproblemen ist eine grundsätzliche Frage von besonderer Bedeutung: „Wer hat eigentlich das Problem?“. Oftmals hat die Pflege ein Problem mit Umständen und Tatsachen, die für den Pflegeempfänger überhaupt kein Problem darstellen. Wichtig ist hierbei, dass nur solche Pflegeprobleme als Probleme bezeichnet werden, die durch pflegerisches Handeln gelindert oder beseitigt werden können. Mit medizinischen Problemen befasst sich der behandelnde Arzt. In der Beschreibung muss zudem ersichtlich sein, von welcher Person die Problembeschreibung stammt, z. B.:

- „Nach Aussagen des Pflegeempfängers ...“
- „Nach pflegefachlicher Einschätzung ...“
- „Nach Angaben des Arztes ...“ usw.

Beschreiben Sie präzise. Ressourcen und Probleme müssen präzise beschrieben werden. Es reicht nicht aus, als Pflegeproblem z. B. anzugeben: „Schlaf gestört“. Hier muss mindestens folgende Formulierung ergänzt sein: „Schlaf gestört wegen Schmerzen im Wundbereich“.

Ebenso verhält es sich bei Ressourcen. Eine Angabe wie z. B.: „Trinkt ausreichend selbstständig“ ist mangelhaft und unzureichend. Konkretisiert müsste die Ressource lauten: „Herr/Frau ... trinkt 1,5 l selbstständig. Er/Sie ... bevorzugt süße Getränke.“

Tab. 5.1 und **Tab. 5.2** zeigen Ihnen Beispiele für die fachlich korrekte und präzise Benennung von Pflegeproblemen, -maßnahmen und -zielen.

Formulierungen

Wie zweideutig und kritisch manche Formulierungen in Pflegeberichten zu betrachten sind, zeigt folgende kleine Anekdote:

Eine Heimaufsicht entdeckte bei einer Begehung im Pflegebericht folgende Formulierung: „Habe Herrn N. ins Bett geschmissen.“ Zudem war die Kleinwüchsigkeit des Pflegeempfängers als Krankheitsbild dokumentiert. Dies setzte die Formulierung zusätzlich in ein kritisches Licht. Mitarbeiter des Pflegenden kannten zwar seinen eher flapsigen verbalen Formulierungsstil, doch für die Heimaufsicht war diese Formulierung zu recht inakzeptabel. Vermutlich wollte er einfach damit aussagen, dass er Herrn N. zu Bett gebracht hatte. Leider formulierte dieser Pfleger grundsätzlich in der Dokumentation so wie er sprach. Die Konsequenz war, dass in der Einrichtung 2 Schulungen zum Thema fachgerechte Dokumentation durch die Heimaufsicht vorgeschrieben wurden und bei der nächsten Prüfung (Heimnachschau) explizit alle Pflegeberichte überprüft wurden.

Verwenden Sie die Fachsprache. Diese unangenehmen und auch peinlichen Situationen können mit der Verwendung einer pflegerischen Fachsprache leicht vermieden werden. Verwenden Sie daher keine Formulierungen, die zu ungenau sind bzw. keinen konkreten Informationsgehalt haben. **Abb. 5.3** führt häufig falsch verwendete Formulierungen und Begriffe auf und gibt Ihnen Alternativen und Formulierungsvorschläge an die Hand.

Pflegeplanung fachsprachlich formulieren
Häufig falsch verwendete Begriffe und ihre korrekten Alternativen

häufig falsch verwendete Begriffe (vgl. Messer 2006)	**Erklärung**	**Alternativen/ Formulierungsvorschläge**
altersentsprechend	Es gibt zwar typische altersentsprechende Erscheinungen, jedoch sind diese trotzdem sehr unspezifisch. Was ist alt? 60, 70 oder 90 Jahre? Weiterhin können körperliche Funktionen bei Menschen im hohen Alter sogar gleich oder auch besser sein (z. B. die Sehfähigkeit). Eine Messung von „altersentsprechend“ ist deshalb nur sehr bedingt möglich.	Benennen Sie genau die Ursache sowie die daraus resultierende Pflegeproblematik, z. B. • Herr/Frau ... hat eine trockene sehr dünne Oberhaut (Epidermis).
ausreichend	Was und wie viel ist als ausreichend zu bezeichnen? Solange keine genaue und messbare Mengenbeschreibung aufgeführt ist, bleibt der Umfang unklar und somit nicht überprüfbar.	Machen Sie genaue Mengenangaben, z. B. • Herr/Frau ... trinkt 1,5 l täglich.
gut/schlecht	Was ist gut, was ist schlecht? So sagt eine Formulierung, dass ein Mensch gut oder schlecht trinkt, wenig darüber aus, welche Menge er zu sich nimmt.	Machen Sie genaue Mengen- und Zeitangaben, z. B. • Herr/Frau ... kann 1,5 m weit scharf sehen. • Herr/Frau ... trinkt zu jeder Mahlzeit 0,4 l.
überreden	Überreden hat einen negativen Charakter und geht zunächst mit einer reduzierten eigenen Motivation einher.	Versuchen Sie durch Information, Beratung und Begleitung z. B. zum Sturzpräventionstraining zu animieren, z. B. • Herr/Frau ... geht mit Begleitung zum ersten Mal in das Sturzpräventionstraining.
regelmäßig	Diese zeitliche Einteilung ist zu ungenau, denn einmal im Jahr auf 10 Jahre gesehen ist auch regelmäßig. Häufig wird die Begrifflichkeit im Zusammenhang mit der Ausscheidung verwendet.	Beantworten Sie die Fragen „Wann?“, „Was?“, „Wie oft?“, z. B. • Herr/Frau ... führt Stuhlgang spätestens am 3. Tag ab.
normal	Die Normalität wird sehr subjektiv wahrgenommen. Und was ist normal? Auch die Beschreibung von Mengen oder Ereignissen ist mit dem Adjektiv „normal“ nur eingeschränkt zu beschreiben.	Benennen Sie genau die Ursache bzw. beschreiben Sie wertfrei das Ereignis oder die Feststellung, z. B. • Anstatt „Herr/Frau ... hat normal gegessen und getrunken“ nennen Sie die Maßeinheiten: „Herr/Frau ... trank 0,7 l Pfefferminztee und aß eine volle Portion mit 890 kcal zum Mittagessen.“

Abb. 5.3 Bitte vermeiden Sie die hier aufgeführten, häufig falsch verwendeten Begriffe. Nutzen Sie die fachsprachlichen korrekten Alternativen.

Pflegeempfänger und Angehörige mit einbeziehen

Anhand der Pflegeanamnese erfolgt jetzt eine rein gedankliche Differenzierung mit folgenden Fragestellungen:

1. Was ist dem Pflegeempfänger selbst wichtig? Was sind seine Anliegen und Wünsche hinsichtlich seiner Pflege und Betreuung?
2. Welche Punkte sind aus Sicht der professionellen Pflege wichtig und fachlich notwendig? Welche Gefährdungspotenziale müssen in der Pflegeplanung bearbeitet werden?

Im Zusammenhang mit Wünschen und Anliegen des Pflegeempfängers wird nun geprüft, welche Maßnahmen realisierbar bzw. notwendig sind. Ebenfalls werden die Gefährdungspotenziale erfasst und ergänzen bzw. vervollständigen die Pflegeplanung, die sich nun aus 2 Anteilen zusammensetzt:

- **Teil 1:** individuelle pflegefachliche Pflege- und Betreuungsaspekte sowie Wünsche und Anliegen des Pflegeempfängers
- **Teil 2:** Gefährdungspotenziale

Berücksichtigen Sie insbesondere Zielsetzungen aus dem 1. und 2. Teil, die sich positiv beeinflussen (durch die Erreichung eines Zieles wird gleichzeitig die zweite Zielerreichung gefördert), aber auch mögliche konträre Zielsetzungen. In diesem Fall müssen gemeinsam Prioritäten und Kompromisse gefunden werden.

Ziele und Maßnahmen planen

Die Pflegeziele beschreiben, was der Pflegeempfänger selbst oder mit Hilfestellung der Pflegenden in einem festgelegten Zeitraum erreichen möchte. Sie benennen außerdem auch die pflegefachlichen und präventiven Ziele der Pflege.

Damit Sie die Pflegeziele entsprechend realistisch und empfängerorientiert formulieren und festlegen können, sollten Sie folgende Aspekte berücksichtigen.

Pflegeziele richtig festlegen

Fördern Sie die Mitarbeit des Pflegeempfängers. Pflegeziele können i.d.R. besser erreicht werden, wenn der Pflegeempfänger diese mit gestaltet hat. Aus diesem Grund ist es wichtig, Pflegeziele nach Möglichkeit gemeinsam mit dem Pflegeempfänger und seinen Angehörigen zu besprechen und gemeinsam festzulegen. Die so gewonnene Zustimmung und Akzeptanz erhöhen die Motivation des Pflegeempfängers und seiner Angehörigen zur Mitarbeit.

D ***Die Pflegeziele leiten sich aus der präzisen und nachvollziehbaren Problem- bzw. Ressourcenbeschreibung ab. Ohne eine genaue Beschreibung der Fähigkeiten und Einschränkungen des Pflegeempfängers ist keine genaue Zielsetzung und Maßnahmenplanung möglich.***

Beschreiben Sie nur realistische und erreichbare Ziele. Nur die Ziele sind auch wirklich sinnvoll und erreichbar, die der individuellen Situation eines Pflegeempfängers entsprechen. So kann es für einen Pflegeempfänger mit einer Hemiplegie ein erreichbares Pflegeziel sein, sich mit einem elektrischen Rollstuhl selbstständig fortzubewegen.

Wählen Sie überprüfbare Pflegeziele. Überprüfbar ist ein Pflegeziel dann, wenn es durch Äußerungen des Pflegeempfängers oder durch eine fachliche Beobachtung festgestellt bzw. gemessen werden kann. Bei der Überprüfung (z. B. an einem festgelegten Evaluationsdatum) wird dokumentiert, ob das Ziel erreicht wurde. Wenn nicht, muss dies ebenfalls unter Angabe der Gründe dokumentiert und ein neues Ziel formuliert werden.

Zu jeder Maßnahme ist nur ein Ziel zu formulieren. Falls mehrere Ziele in Betracht kommen, so wird das übergeordnete Ziel verwendet.
Ziel kann es auch sein,

- eine Komplikation zu vermeiden,
- einen Zustand zu erhalten, zu verbessern, zu verarbeiten oder ein Risiko, z. B. eine Folgeerkrankung (Komplikation), zu verhindern.

Das Ziel „Folgeerkrankungen und Komplikationen sind vermieden“ ist erreicht, wenn gefährdete Personen diese Folgeerkrankungen und Komplikationen nicht bekommen.

Beachten Sie die verschiedenen Ebenen der Pflegeziele. Pflegeziele können in 2 verschiedenen Ebenen klassifiziert werden:

- **Ebene 1:** Hierzu gehören Ziele zur Zustandserhaltung, Zustandsverbesserung (Rehabilitationsziele) und Zustandsverarbeitung (Bewältigungsziele), die realistisch erreicht werden können.
- **Ebene 2:** In der 2. Ebene werden Ziele genannt, die aufgrund besonderer Gegebenheiten in der Gesundheits- und Pflegesituation auf der 1. Ebene nicht realistisch erreicht werden können. Beispiel: Ein Pflegeempfänger stürzt trotz Umsetzung aller Maßnahmen zur Sturzprävention häufig und die Stürze sind nicht ohne massiven Eingriff in die Lebensqualität zu verhindern. Somit muss das ursprüngliche Ziel aus Ebene 1: „Ist weiterhin sturzfrei“ umformuliert werden zu: „Keine Verletzung beim Sturz“ in Ebene 2.

So formulieren Sie richtig. Verantwortlich für die Erstellung der Pflegeplanung ist die Pflegebezugsperson. **Tab. 5.1** zeigt einige Beispiele für die Formulierung der Pflegeziele in Anlehnung an die potenziellen Probleme. **Tab. 5.2** zeigt anschließend einige Fallbeispiele für die korrekte Benennung der Probleme, Maßnahmen und Ziele in der Pflegeplanung auf.

Tab. 5.1 Durch präzise Problembeschreibungen zu messbaren Zielen.

Problem	*Ziel*
Herr/Frau ... kann aufgrund Arthrose in den Knien mit Knie-TEP links derzeit nicht selbstständig aufstehen.	Herr/Frau ... steht ab dem ... (Datum) wieder selbstständig auf.
Herr/Frau ... kann aufgrund Arthrose in den Finger- und Armgelenken nicht selbstständig trinken.	Herr/Frau ... trinkt ab ... (Datum) selbstständig 1,75 l/Tag.
Herr/Frau ... hat Atemprobleme aufgrund Kußmaul-Atmung mit Pneumoniegefahr nach Risikoeinschätzung.	Freie Atmung und physiologische Belüftung der Lunge findet statt.
Die Beweglichkeit der Gelenke ist durch Lähmung der linken Körperhälfte zunehmend eingeschränkt (Kontrakturgefahr).	Frei bewegliche Gelenke bis zum nächsten Kontrolltermin.
Herr/Frau ... hat 5 kg KG seit Aufnahme verloren. Aufnahmegewicht war 70 kg.	Kein weiterer Gewichtsverlust tritt ein. KG nicht unter 65 kg.

Tab. 5.2 Fallbeispiele für die Benennung von Problemen, Maßnahmen und Zielen.

Fallbeispiel	*Problem*	*Ziel*	*Maßnahmen*
Herr S.	Herr S. kann aufgrund von Arthrose in den Knien mit Knie-TEP links derzeit nicht selbstständig aufstehen.	Herr S. steht ab dem ... (Datum) wieder selbstständig auf.	• Herrn S. morgens mit aktivierenden Bewegungs- und Dehnübungen der Arme und Beine unterstützen. • Herrn S. bei der Mobilisation aus dem Bett aktivierend unterstützen. • Herr S. geht selbstständig im Zimmer 3 m. Dabei auf Erschöpfungszeichen achten und bei einer Gefahrensituation entsprechend unterstützen. • Hinweis: Mobilisation im Bewegungs- und Lagerungsplan dokumentieren.

Tab. 5.2 (Fortsetzung).

Fallbeispiel	Problem	Ziel	Maßnahmen
Frau B.	Frau B. kann aufgrund von Arthrose in den Finger- und Armgelenken nicht selbstständig trinken.	Frau B. trinkt ab ... (Datum) wieder selbstständig 1,75 l am Tag.	• Flüssigkeitsaufnahme unterstützen und geplante -menge bereitstellen. • Täglich Bilanzierungsprotokoll führen. • Mundschleimhaut morgens und abends kontrollieren und Ergebnis dokumentieren. • Bei Anwesenheit der Angehörigen diese nach Möglichkeit anleiten und auf die Wichtigkeit der Flüssigkeitsaufnahme hinweisen.
Herr F.	Herr F. hat Atemprobleme aufgrund Kußmaul-Atmung mit Pneumoniegefahr nach Risikoeinschätzung und pflegefachlicher Einschätzung.	Freie Atmung und physiologische Belüftung der Lunge findet statt.	• Morgens Pneumonieprophylaxe nach Standard 5a durchführen. • Herrn F. zusätzlich 5 × tief ein- und ausatmen lassen. • Bei Zeichen einer Dyspnoe Handlung abbrechen, dies sofort dokumentieren und verantwortlichen Hausarzt informieren.
Frau S.	Durch Lähmung (Hemiplegie) der linken Körperhälfte ist die Beweglichkeit der Gelenke zunehmend eingeschränkt (Kontrakturgefahr).	Bis zum nächsten Kontrolltermin am ... (Datum) sind die Gelenke wieder frei beweglich.	• Morgens und abends Bewegungsübungen aller Gelenke der linken Körperhälfte bis zur Schmerzgrenze durchführen. • Bei akuten Schmerzzuständen Maßnahmen abbrechen und ggf. Hausarzt informieren.
Frau K.	Aufgrund von Ödembildungen (Herzinsuffizienz) ist die venöse Durchblutung gestört (Thrombosegefahr).	Frau K. ist bis zum nächsten Kontrolltermin am ... (Datum) frei von Ödemen.	• Morgens, mittags und abends Bewegungsübungen der Beine durchführen. • Beine wie geplant um 10.00, 14.00 und 17.00 Uhr in einer ruhenden Körperposition für 30 Min. hochlegen.
Herr M.	Herr M. hat seit Aufnahme 5 kg Körpergewicht (KG) verloren. Er hat derzeit keinen Appetit wie sonst nach seinen Angaben. Das Aufnahmegewicht war 70 kg, BMI = 18	Herr M. hält sein Gewicht von zurzeit 65 kg. Körpergewicht sinkt nicht < 70 kg/ BMI > 20	• Immer montags nach dem Aufstehen Gewicht kontrollieren. • Herrn M. bei Kontakt zur Nahrungsaufnahme motivieren. • Bevorzugte Gerichte für ihn bestellen. • Hochkalorische Flüssigkeitsnahrung zu den Hauptmahlzeiten und als Zwischenmahlzeit anbieten.

Maßnahmen durchführen

Pflegemaßnahmen beschreiben die Vorgehensweise bzw. die erforderlichen Schritte, um die vorgegebenen Pflegeziele erreichen zu können. Sie müssen daher handlungsleitend beschrieben sein. Hierzu müssen sie folgende Fragen beantworten:

- Welche Pflegemaßnahmen werden erbracht?
- Wann werden die Pflegemaßnahmen erbracht?
- Wie oft werden die Pflegemaßnahmen erbracht?
- Wie werden die Pflegemaßnahmen erbracht?
- Wer führt die Pflegemaßnahmen durch?

Integrieren Sie alle Beteiligten. Pflegemaßnahmen werden, wenn möglich, im Beisein aller beteiligten Personen, also mit dem Pflegeempfänger und evtl. seinen Angehörigen, besprochen und geplant. Dies hat viele Vorteile:

- Der Pflegeempfänger ist mit der Maßnahme einverstanden und kann aktiv mitwirken.
- Emotionale Belastungen und Bedürfnisse können angesprochen werden.
- Alle Beteiligten sind auf dem aktuellen Stand, welche Maßnahmen durchgeführt werden sollen.
- Ein zusätzlicher Schulungsbedarf der Mitarbeiter in Bezug auf eine oder mehrere Maßnahmen kann erkannt werden.

Die Ursache ist entscheidend. Spätestens bei der Maßnahmenplanung wird deutlich, ob die Ressourcen und Probleme präzise genug beschrieben worden sind, um die richtigen pflegerischen Maßnahmen zu planen und damit die gesetzten Ziele erreicht werden können.

Kann z. B. ein Pflegeempfänger die Mundhygiene nicht selbstständig durchführen, so ist für die Maßnahmenplanung die Ursache entscheidend. Falls die Ursache Kontrakturen in den Armgelenken oder Gicht in den Fingern sind, so erfolgt entweder eine Unterstützung oder eine vollständige Übernahme der Maßnahme durch die Pflegende. Sollte der Pflegeempfänger jedoch aufgrund einer fortschreitenden Demenz nicht mehr in der Lage sein, seine Mundhygiene durchzuführen, so könnte eine Anleitung der Pflegenden notwendig sein.

D ***Die genaue Beschreibung der Pflege und Betreuung ist für alle Pflegekräfte in einem Team sehr wichtig, damit eine Kontinuität in der Versorgung gewährleistet werden kann.***

Beachten Sie die Art der Hilfestellung

Bei der Pflegeeinstufung der Pflegeempfänger durch den Medizinischen Dienst der Krankenkassen (MDK) ist die exakte Formulierung folgender Begrifflichkeiten von entscheidender Bedeutung:

- Anleitung
- Unterstützung
- teilweise Übernahme
- vollständige Übernahme

Solange die neue Definition von Pflegebedürftigkeit mit der Ressourcenorientierung nicht vorliegt, sind diese Begriffe für die Beschreibung der Maßnahmen besonders genau zu formulieren. Sie werden daher nochmals genauer definiert.

Anleitung

Durch die fachliche Anleitung wird dem Pflegeempfänger eine verbale und demonstrative Hilfestellung gegeben, damit er einzelne Handlungsschritte so selbstständig wie möglich durchführen kann. Die Anleitung dient somit als Animation, um die Selbstständigkeit des Pflegeempfängers zu erhöhen.

Ein Beispiel: Die Pflegeperson erklärt Schritt für Schritt, wie der Waschlappen nass gemacht und dann zum Gesicht geführt wird. Gleichzeitig demonstriert sie das Waschen des Gesichts, indem sie mit ihrer Hand vor dem eigenen Gesicht kreist. Der Pflegeempfänger kann dann diese Vorgehensweise kopieren und bei sich selber durchführen.

Gerade bei Menschen mit Demenz oder sonstigen kognitiven Einschränkungen spielt die Anleitung eine große Rolle, da das Selbstpflegedefizit nicht in den motorischen Fähigkeiten liegt.

Unterstützung

Unterstützt wird der Pflegeempfänger, wenn er zwar grundsätzlich dazu in der Lage ist, die Selbstpflege selbstständig durchzuführen, jedoch zur Vorbereitung, Durchführung oder Nachbereitung ergänzende Unterstützung der Pflegeperson benötigt. Die Unterstützung kann Teil der aktivierenden Pflege sein, z. B. Zahnpaste auf Zahnbürste auftragen, Handtuch reichen, Kleidungsstücke auswählen, Unterstützung bei der Mobilisation usw. (vgl. König 2003).

Teilweise Übernahme

Benötigt der Pflegeempfänger Hilfe, um eine bereits teilweise selbstständig verrichtete Handlung zu vollenden, so leistet die Pflegeperson eine teilweise Übernahme der Handlung. Diese Pflegesituation tritt häufig ein, z. B. wenn sich der Pflegeempfänger Gesicht und Oberkörper selbstständig wäscht, jedoch den Rücken und die Füße durch die Pflegende gewaschen und abgetrocknet werden.

Auch ist die Selbstpflegekompetenz abhängig von der Tagesform des Pflegeempfängers. Kann er sich in der Regel z. B. selbstständig entkleiden, so kann es trotzdem vorkommen, dass ihm an manchen Tagen hierfür die Kraft fehlt und eine Unterstützung notwendig ist.

Vollständige Übernahme

Eine vollständige Übernahme liegt dann vor, wenn die Pflegeperson die pflegerischen Maßnahmen selbstständig durchführt, ohne dass der Pflegeempfänger aktiv dazu beiträgt. Beispiel: Die Pflegeperson übernimmt vollständig das An- und Auskleiden bei einem immobilen Pflegeempfänger.

Was heißt „selbstständig"?

Auch bei der Formulierung „selbstständig müssen Sie in der Maßnahmenplanung differenzieren zwischen (nach MDK-Anleitung zur Prüfung von Qualität nach § 80 SGB XI in der stationären Pflege von 2000):

- selbstständig
- bedingt selbstständig
- teilweise selbstständig
- unselbstständig

Selbstständig

Der Pflegeempfänger ist selbstständig, wenn er in einem Bereich sich selbst versorgen bzw. eine Verrichtung ohne Hilfsperson und ohne Hilfsmittel selbstständig durchführen kann.

Bedingt selbstständig

Grundsätzlich sind Fähigkeiten zur Selbstpflege vorhanden, jedoch in manchen Bereichen besteht eine Einschränkung bzw. ein hoher Zeitaufwand für die Durchführung der Maßnahme. Häufig ist die Unterstützung bzw. Beteiligung in einer Situation durch eine Pflegeperson notwendig.

Beispiel: Der Pflegeempfänger kann selbstständig Nahrung aufnehmen, benötigt hierfür aber ein extra ergonomisch geformtes Essensbesteck und überdurchschnittlich viel Zeit. Oder der Pflegeempfänger bittet die Pflegeperson, ihm beim Gehen zu begleiten, um sein persönliches Sicherheitsgefühl zu erhöhen.

Die Motivation des Pflegeempfängers, trotz der mühevollen Herausforderungen seine Selbstständigkeit erhalten zu wollen, ist ein Merkmal für die bedingte Selbstständigkeit.

Teilweise selbstständig

Der Pflegeempfänger besitzt nur noch eingeschränkte Fähigkeiten zur Selbstpflege. Einzelne Maßnahmen werden begonnen, jedoch im Verlauf abgebrochen oder nicht vollständig durchgeführt. So zieht er sich z. B. die Schuhe an, schnürt diese jedoch nicht, oder er kämmt sich die Haare auf der Oberseite des Kopfes, jedoch nicht mehr auf der Rückseite. Die Pflegeperson muss die fehlenden Ausführungen z. T. kompensieren durch Vorbereitungen, Anleitung oder Durchführung.

Unselbstständig

Es sind keine Fähigkeiten mehr zur Selbstpflege vorhanden. Vorbereitungen wie z. B. das Wasser in das Waschbecken einlaufen lassen oder sich mit dem Handtuch die Hände abtrocknen sind nicht möglich. Für alle Maßnahmen ist eine Unterstützung durch die Pflegeperson notwendig.

Den Pflegeprozess evaluieren

Grundsätzlich ist immer eine laufende Evaluation der Pflegeempfängersituation notwendig, um Veränderungen – positiv oder negativ – erkennen zu können. Denn die Praxiserfahrungen zeigen, dass sich der Pflegebedarf bei Menschen in der Pflegestufe 1 aufgrund der Krankheitsentwicklung am häufigsten und schneller verändert als bei Menschen mit der Pflegestufe 3. Diese Pflegeempfänger haben zwar einen hohen Pflegebedarf, jedoch verändert dieser sich nicht in der Intensität, sondern bleibt häufig im hohen Umfang stabil bzw. geht über in die finale Lebensphase. Wichtig für die individuelle und bedarfsorientierte Pflege ist jedoch, den Menschen genau in den Phasen der Veränderung professionell zu begleiten und präventiv tätig zu werden, z. B. wenn eine erhöhte Sturzrisikogefährdung eintritt, die zuvor nicht erkennbar war.

Wie oft soll evaluiert werden? Wir empfehlen eine dokumentierte Evaluation bei:
- Pflegestufe 1: spätestens alle 4 Wochen
- Pflegestufe 2: spätestens alle 8 Wochen
- Pflegestufe 3: spätestens alle 12 Wochen

Verändert sich aber die Gesundheitssituation des Pflegeempfängers, muss sofort eine inhaltliche Evaluation erfolgen.

So gehen Sie vor

Die Wirksamkeit der Pflege- und Betreuungsleistungen werden im Hinblick auf die festgelegten Ziele in der Pflegeplanung von der Pflegebezugsfachperson überprüft. Hierbei gilt es, folgende zentrale Fragen zu beantworten:
- Haben die Pflege- und Betreuungsleistungen die entsprechende Wirksamkeit, um die gesetzten Ziele zu erreichen?
- Wurden die Pflegeziele innerhalb der Zeitvorgaben vollständig oder zum Teil erreicht?
- Ist der Pflegeempfänger zufrieden (oder zumindest zufriedener) mit seiner Situation bzw. seinem Gesundheitszustand?

Müssen eine oder mehrere Fragen mit Nein beantwortet werden, muss weiter hinterfragt werden:
- Waren die Informationen aus der Pflegeanamnese unzureichend?
- Gab es Fehler bei der Problemeinschätzung bzw. war diese nicht präzise genug beschrieben?
- Waren die Pflegeziele zu hoch gesteckt?
- Waren die Pflegemaßnahmen nicht geeignet, um die Ziele zu erreichen?
- Waren die Möglichkeiten und die Motivation, am Pflegeprozess mitzuwirken, bei allen Beteiligten tatsächlich vorhanden?
- Sind mittlerweile neue Probleme aufgetreten?

Falls erforderlich, müssen gemeinsam die Problem- bzw. Ressourcenbeschreibungen, die Maßnahmen oder die Pflegeziele neu formuliert werden.

Tab. 5.3 bis **Tab. 5.8** zeigen einige Beispiele für eine Evaluation von Maßnahmen im Pflegebericht auf.

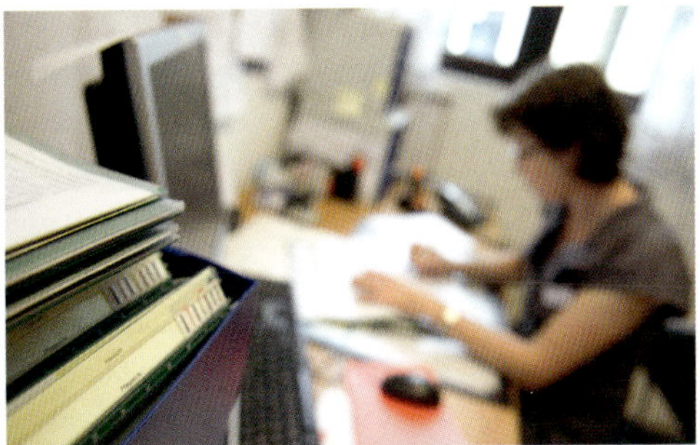

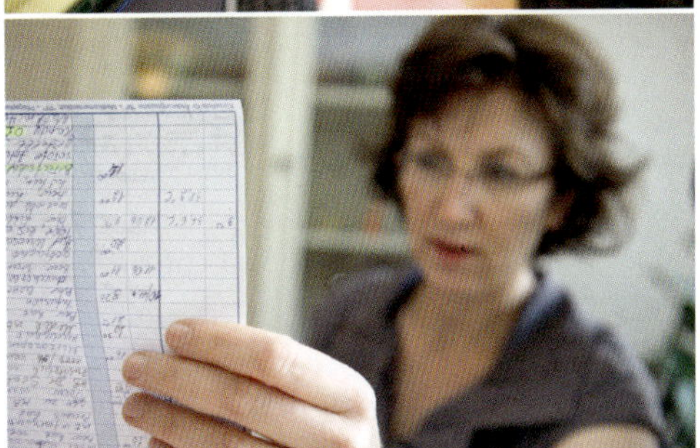

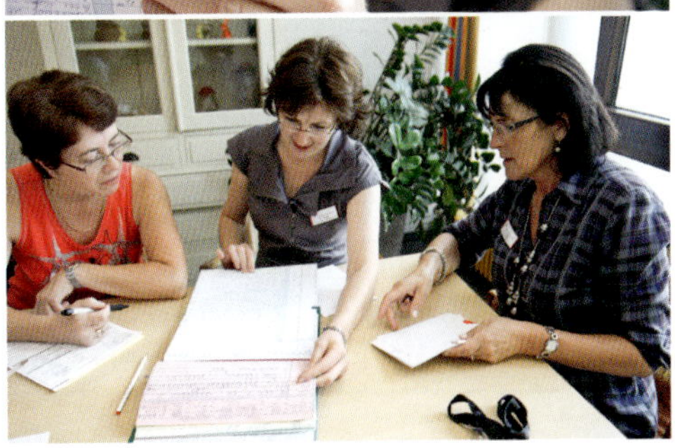

Tab. 5.3 Evaluation im Pflegebericht. Fallbeispiel 1.

Pflegebericht	*Eintragungen*	
Ressource	Herr K. möchte nach eigenen Angaben wieder selbstständig aufstehen können.	
Ziel	Herr K. steht ab dem … (Datum) wieder selbstständig auf.	
Bericht	10.00 Uhr	• Herr K. hat versucht, selbstständig aufzustehen. Im Stehen kam es zu akuten Kreislaufproblemen. • RR 100/60 • Puls 72
	10.05 Uhr	• Herrn K. ins Bett mobilisiert und Beine hoch gelagert.
	10.10 Uhr	• Herr K. ist weiterhin ansprechbar und hat nach seinen Angaben keine Schwindelgefühle mehr. • RR 120/80 • Puls 76
	12.00 Uhr	• Es kam zu keinen weiteren Kreislaufproblemen mehr. • Informationen an Hausarzt bei der nächsten Visite am … (Datum) weitergeben.

Tab. 5.4 Evaluation im Pflegebericht. Fallbeispiel 2.

Pflegebericht	*Eintragungen*	
Ressource	Frau S. trinkt gerne und je nach Tagesform selbstständig.	
Ziel	Frau S. trinkt ab … (Datum) wieder aus eigener Motivation 1,75 l/Tag.	
Bericht	08.00 Uhr	• Frau S. beim Frühstück zur Flüssigkeitsaufnahme angeleitet und animiert. Sie konnte den Becher selbstständig anheben, jedoch ihn nicht zum Mund führen. • Flüssigkeitsaufnahme: 300 ml Pfefferminztee
	10.00 Uhr	• Frau S. hat selbstständig 400 ml Apfelsaftschorle getrunken.
	24.00 Uhr	• Tagesbilanzierung: Flüssigkeitsaufnahme: 2300 ml; Ausscheidung: 1300 ml; Urin klar

Tab. 5.5 Evaluation im Pflegebericht. Fallbeispiel 3.

Pflegebericht	*Eintragungen*	
Problem	Herr V. hat Atemprobleme aufgrund Kußmaul-Atmung mit Pneumoniegefahr nach Risikoeinschätzung.	
Ziel	Freie Atmung und physiologische Belüftung der Lunge findet statt.	
Bericht	08.00 Uhr	• Pneumonieprophylaxe nach Standard 5b durchgeführt. Herr V. hat zusätzlich ohne Probleme 5 × tief ein- und ausgeatmet.
	14.00 Uhr	• Herr V. zeigt keine Anzeichen einer Dyspnoe.
	19.00 Uhr	• Herr V. hatte leichte Atemprobleme beim Aufstehen vom Stuhl nach dem Abendessen. Nach einer kurzen Pause hatte er wieder ein physiologisches Atemverhalten.

Tab. 5.6 **Evaluation im Pflegebericht. Fallbeispiel 4.**

Pflegebericht	*Eintragungen*	
Problem	Durch eine Lähmung der linken Körperhälfte ist die Beweglichkeit der Gelenke zunehmend eingeschränkt (Kontrakturgefahr).	
Ziel	Frei bewegliche Gelenke der linken Körperhälfte bis zum nächsten Kontrolltermin am … (Datum).	
Bericht	08.00 Uhr	• Bei der morgendlichen pflegerischen Versorgung alle Gelenke passiv durch bewegt. Frau B. äußerte keine Schmerzen.
	19.00 Uhr	• Bei der abendlichen pflegerischen Versorgung alle Gelenke passiv durch bewegt. Frau B. äußerte dabei leichte Schmerzen im linken Knie.
	23.06 Uhr	• Frau B. äußerte keine Schmerzen mehr.

Tab. 5.7 **Evaluation im Pflegebericht. Fallbeispiel 5.**

Pflegebericht	*Eintragungen*	
Problem	Störungen der venösen Durchblutung (Thrombosegefahr) aufgrund von Ödembildungen	
Ziel	Frau D. ist bis zum nächsten Kontrolltermin am … (Datum) frei von Ödemen.	
Bericht	08.00 Uhr	• Beide Beine sind leicht ödematös. Beine hoch gelagert.
	10.00 Uhr	• Bewegungsübungen durchgeführt. Keine Ödeme sichtbar.
	10.15 Uhr	• Frau D. konnte sich selbst aus dem Bett mobilisieren.
	12.00 Uhr	• Frau D. hat wieder leicht ödematöse Beine. Beide Beine für 30 Min. hoch gelagert.

Tab. 5.8 **Evaluation im Pflegebericht. Fallbeispiel 6.**

Pflegebericht	*Eintragungen*	
Problem	Herr Z. hat seit Aufnahme 5 kg KG verloren. Aufnahmegewicht: 70 kg, BMI = 18.	
Ziel	Kein weiterer Gewichtsverlust tritt ein. Körpergewicht nicht < 65 kg; BMI = 18.	
Bericht	08.00 Uhr	• Herrn Z. gewogen: KG 72 kg, BMI = 18,3
	09.00 Uhr	• Herr Z. hat keinen Appetit auf das Frühstück. Mit ihm vereinbart, dass er 500 ml hochkalorischer Nahrung zu sich nimmt.
	14.00 Uhr	• Angehörige bringen Äpfel für Herrn Z. mit. Er hat einen davon gegessen. Nach seinen Angaben mag er Äpfel sehr.
	18.00 Uhr	• Für Herrn Z. einen Apfel klein geschnitten. Hat ihn und das Abendessen komplett gegessen.

5.3 Korrekte und unkorrekte Pflegeplanungen – eine fachliche Gegenüberstellung

Im folgenden Kapitel möchten wir Ihnen verschiedene Pflegeplanungen präsentieren, die von verschiedenen Pflegefachkräften in unterschiedlichen Einrichtungen geschrieben worden sind.

Bei der Entwicklung und während der Testphasen der modularen Pflegevisite (Kußmaul 2011) wurden in verschiedenen stationären und ambulanten Pflegereinrichtungen hunderte von Pflegeplanungen gesichtet und mit der aktuellen Gesundheitssituation des Pflegeempfängers verglichen. Die Ergebnisse der modularen Pflegevisite sowie interner Audits, die Gespräche mit den Pflegekräften und Pflegedienstleitungen zeigten deutliche Verbesserungspotenziale im Bereich der geplanten Pflege auf. Die Pflegekräfte meldeten zurück, dass sie trotz einer Fachausbildung in vielen Fällen unsicher bei der Erstellung und Evaluation einer Pflegeplanung seien.

Übung. Bitte lesen Sie kritisch die Pflegeplanung in der Originalfassung. Lokalisieren Sie mögliche Schwachstellen und Unzulänglichkeiten. Stellen Sie sich die Frage: „Was ist falsch". Im nächsten Schritt überlegen Sie, wie Sie die Pflegeplanung schreiben würden. Im Vergleich zur beispielhaften korrekten Pflegeplanung können Sie dann abschließend die Ergebnisse vergleichen.

Die folgenden Fallbeispiele wurden analog zu den Aktivitäten, Beziehungen und existenziellen Erfahrungen des Lebens (ABEDL) von Monika Krohwinkel dargestellt.

ABEDL Kommunizieren können

Fallbeispiel 1

Kritische Betrachtung

Ressourcen und Pflegeprobleme

Die Problembeschreibung ist völlig unzureichend. Grundsätzlich wird die Ursache der Hörbeeinträchtigung nicht genannt und auch nicht, wer die Aussage getroffen hat, also z. B. Frau K. selbst, die Bezugspflegeperson oder ein Arzt. Auch das Ausmaß der Hörbeeinträchtigung ist nicht näher beschrieben, z. B. „Frau K. kann nur mit dem Hörgerät hören", „Frau K. kann jemanden bis ca. 1 m entfernt bei normaler Zimmerlautstärke noch hören".

Tab. 5.9 Frau K. Pflegeplanung in der Originalfassung.

Ressourcen und Probleme	*Ziel*	*Maßnahmen*
Problem: Hört schlecht. **Ressource:** Trägt Hörgeräte.	• keine Verschlechterung	• Hilfestellung beim Umgang mit Hörgeräten. • Macht bei Telefonaten das linke Hörgerät aus. Sie steckt die Hörgeräte öfters in die Tasche.

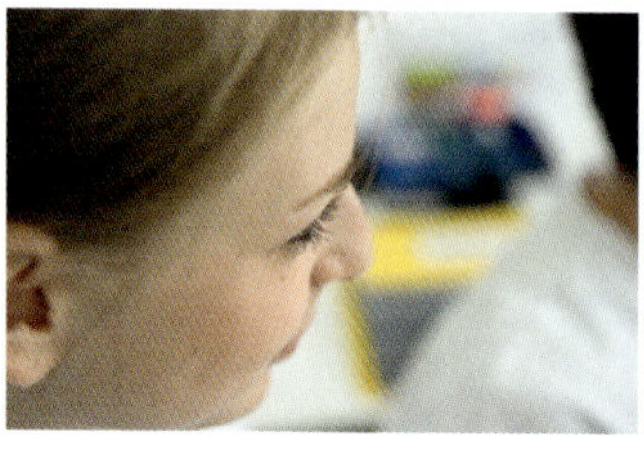
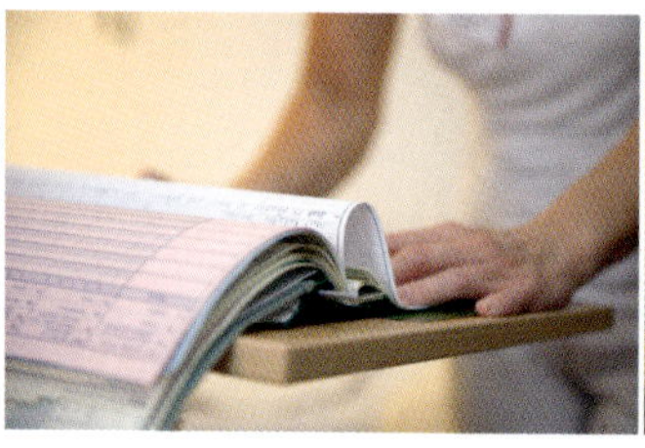
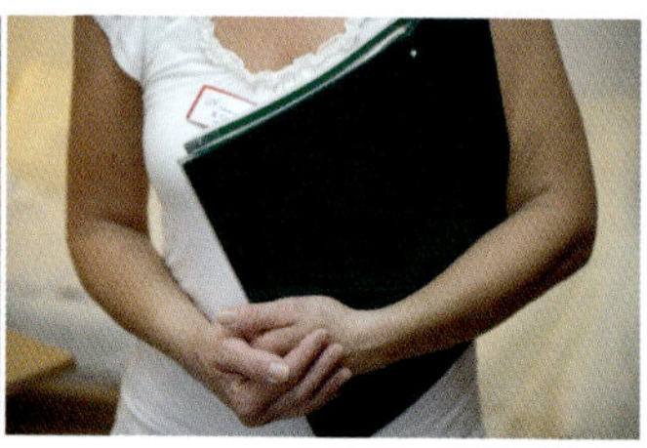

Nicht zuletzt wird bei dieser Problembenennung auch nicht deutlich, ob nun Frau K. oder die Pflegekräfte ein Problem mit dem „schlechten Hören" haben. Vielleicht stört Frau K. ihr eingeschränktes Hörvermögen gar nicht? Im Fall, dass die Pflegekräfte ein Problem mit der Hörbeeinträchtigung haben, ist es grundsätzlich fraglich, ob dieses „Problem" tatsächlich in die Planung aufgenommen werden muss. Die Benennung, dass Hörgeräte als Hilfsmittel vom Pflegeempfänger akzeptiert werden, macht in dem Fall Sinn, wenn die Akzeptanz etwas Besonderes ist bzw. diese nicht zu erwarten war. Ansonsten müssten einheitlicher Weise viele Hilfsmittel immer bei der Ressourcenbeschreibung aufgezählt werden.

Ein Hilfsmittel stellt daher per se keine Ressource da, sondern die Akzeptanz bzw. die Fähigkeit, mit dem Hilfsmittel umgehen zu können, ist eine Ressource. Es fehlt demnach die Beschreibung der Ressourcen, z. B. „Frau K. kann Wörter teilweise von den Lippen ablesen" oder „Frau K. hört verständlich in einem Umkreis von 1 m".

Pflegeziele

Die Zielformulierung ist im Kontext zur Problem- und Ressourcenbeschreibung nicht stimmig. Um messen zu können, ob eine Verschlechterung bzw. eine Verbesserung eingetreten ist, muss ein Ausgangswert genannt oder ein Ist-Zustand beschrieben sein. Beides ist in diesem Beispiel nicht erfolgt.

Pflegemaßnahmen

Weiterhin ist kritisch zu hinterfragen, mit welchen pflegerischen Maßnahmen die Verschlechterung der Hörfähigkeit grundsätzlich verhindert bzw. verlangsamt werden kann. Bei der Maßnahmenbeschreibung wird der Fokus auf die Unterstützung beim Umgang mit den Hörgeräten gelegt. Jedoch ist diesbezüglich keine Problembeschreibung erfolgt. Die Informationen, dass Frau K. bei Telefonaten das linke Hörgerät ausschaltet und öfters die Hörgeräte in die Tasche steckt, sind keine pflegerischen Maßnahmen, sondern anamnestische Informationen. Es ist nicht zu erkennen, ob diese Beschreibung ein Problem oder sogar eine Ressource im Umgang mit den Hörgeräten ist. Um näher zu klären, warum Frau K. ihr Hörgerät beim Telefonieren ausmacht und sich ggf. in anderen Situationen ähnlich verhält, wäre eine differenziertere pflegerische Anamnese notwendig. Im oben beschriebenen Fall wäre zu klären, ob Frau K. das Hörgerät vielleicht nicht mehr passt, sie Batterien sparen oder zeitweise nichts hören möchte? Erst durch die Feststellung, dass sie ihr Hörgerät wirklich sucht und nicht findet, entsteht eine mögliche Problembeschreibung.

Tab. 5.10 Frau K. Fachlich korrekte Pflegeplanung.

Ressourcen und Probleme	*Ziel*	*Maßnahmen*
Ressource: Frau K. kann teilweise Wörter von den Lippen ablesen. Durch das Ablesen und ihr restliches Hörvermögen kann sie das Gesprochene inhaltlich verstehen. Frau K. kann selbstständig das linke Hörgerät entfernen, um besser telefonieren zu können. **Problem:** Frau K. hat eine zentral-auditive mittelgradige Hörbeeinträchtigung seit 1990. Sie legt häufiger die Hörgeräte in ihre Tasche und findet diese dann manchmal nicht mehr.	• Die Kommunikation ist erfolgreich.	• Langsam, deutlich und zugewandt sprechen. Bei Bedarf Sätze wiederholen. Mimik und Gestik bei der Kommunikation bewusst einsetzen. • Frau K. bei Bedarf daran erinnern, die Hörgeräte wieder einzusetzen. • Bei Bedarf Unterstützung beim Einsetzen der Hörgeräte anbieten und zum sachgerechten Umgang mit dem Hörgerät anleiten.

Fallbeispiel 2

Kritische Betrachtung

Ressourcen und Pflegeprobleme

Auch diese Problembeschreibung ist völlig unzureichend. Grundsätzlich fehlt die Ursachenbenennung für die Sehschwäche und wer die Aussage getroffen hat, z. B. Frau N. selbst, die Pflegebezugsperson oder der Augenarzt? Auch ist das Ausmaß der Sehschwäche nicht beschrieben, z. B. „kurzsichtig“, „weitsichtig“, „kann 2 m weit scharf sehen“ oder „kann ab 4 m nur noch Umrisse erkennen“. Als Ressource wurde eine Handlung genannt, bei der unklar bleibt, ob Frau N. dies selbst durchführen kann oder ob es im Sinne einer pflegerischen Maßnahme zu betrachten ist.

Pflegeziele

Das gesetzte Ziel „Kann gut sehen“ ist kritikwürdig. Wenn das Ziel auf die Qualität der Brille bezogen ist, weil dadurch die Sehschwäche ausgeglichen werden könnte, so ist das kein pflegerisches Ziel, sondern Aufgabe des Brillenherstellers bzw. des Optikers. Wenn mit der Zielbeschreibung ein gesundheitsbezogenes Ziel gemeint ist, so ist kritisch zu hinterfragen, wie man pflegerisch die Sehschwäche beheben könnte.

Pflegemaßnahmen

Aufgrund der fehlenden konkreten Problembeschreibung lässt sich das gesetzte Ziel nicht messen, da der Ausgangswert bzw. eine Beschreibung der Ausgangssituation nicht aufgeführt ist. Aus der Maßnahmenbenennung lässt sich an diesem Beispiel ableiten, dass voraussichtlich Frau N. ein Problem mit dem Reinigen und/oder Aufsetzen der Brille hat. In der tatsächlichen Problembeschreibung ist dies jedoch nicht adäquat formuliert.

Die Maßnahmenbeschreibung ist ebenfalls unklar im Bezug auf die Ressourcenbeschreibung. Aufgrund der identischen Wortwahl ist anzunehmen, dass es sich um einen Falscheintrag handelt. In welchem Bereich der Fehleintrag getätigt worden ist, lässt sich an diesem Beispiel nicht ableiten.

Tab. 5.11 Frau N. Pflegeplanung in der Originalfassung.

Ressourcen und Probleme	*Ziel*	*Maßnahmen*
Ressource: Sehschwäche **Problem:** Brille putzen und aufsetzen.	• Kann gut sehen.	• Brille putzen und aufsetzen.

Tab. 5.12 Frau N. Fachlich korrekte Pflegeplanung.

Ressourcen und Probleme	*Ziel*	*Maßnahmen*
Ressource: Frau N. ist sich über ihr Sturzrisiko bewusst, wenn sie die Brille nicht trägt. Frau N. teilt mit, wenn ihre Brille verschmutzt ist. **Problem:** Aufgrund ihrer ausgeprägten Kontrakturen in den Armgelenken und ihrer fortgeschrittenen Gicht in den Fingern kann Frau N. ihre Brille nicht putzen und aufsetzen. Sie ist aufgrund einer Achsenmyopie kurzsichtig (kann 2 m weit scharf sehen, danach nur verschwommen). Sie nimmt bereits bei kleinsten Verschmutzungen der Brillengläser eine optische Verzerrung wahr.	• Frau N. hat eine optimal gereinigte Brille zur Verfügung, die sie tagsüber trägt.	• Brille unmittelbar vor dem Aufstehen reinigen und ihr aufsetzen. • Mehrmals täglich und bei Kontakt prüfen, ob Brille reinigungsbedürftig ist. • Frau N. körpernah begleiten, wenn sie keine Brille trägt. **inhaltlicher Verweis in der Pflegeplanung:** • Thema Sturzrisikogefährdung

ABEDL Sich bewegen können

Fallbeispiel 3

Kritische Betrachtung

Ressourcen und Pflegeprobleme

Die Problembeschreibung stellt eine Maßnahmenbeschreibung dar. Somit fehlt die Problembeschreibung vollständig. Es fehlen die vom nationalen Expertenstandard „Sturzprophylaxe in der Pflege“ empfohlene Sturzrisikoeinschätzung sowie die pflegefachliche Risikoeinschätzung der Pflegebezugsperson. Der Grad des Sturzrisikos ist nicht angegeben. Die Problemstellung, warum Frau V. zeitweise eine Unterstützung benötigt, ist nicht ersichtlich. Es lässt sich lediglich vermuten, dass sie sich schlechter bewegen kann.

Auch die Ressourcen sind kaum bzw. nur unzureichend benannt. Die Beschreibung der Ressourcen nimmt aber, um die aktivierende Pflege gewährleisten zu können, einen hohen Stellenwert in der Pflegplanung ein.

Pflegeziele

Wenn der Fokus in der Zielformulierung auf die Vermeidung eines Sturzes gerichtet ist, dann ist dieses Ziel adäquat. In den besonderen Fällen, in denen Menschen trotz aller möglichen Präventivmaßnahmen häufig stürzen und dies auch nicht zu verhindern ist, ist ein Ziel in der 2. Ebene zu wählen. Anstatt des Ziels „keine Stürze“ wäre das Ziel „keine Verletzung beim Sturz“ zu wählen. Bei dieser Zielsetzung muss jedoch allen im Pflegepro-

Tab. 5.13 Frau V. Pflegeplanung in der Originalfassung.

Ressourcen und Probleme	*Ziel*	*Maßnahmen*
Ressource: Braucht zeitweise Unterstützung beim Gehen, entsprechend nach Tagesform. **Problem:** Kann sich äußern, wenn sie sich schlechter bewegen kann.	• keine Stütze	• Sturzprävention durchführen.

Tab. 5.14 Frau V. Fachlich korrekte Pflegeplanung.

Ressourcen und Probleme	*Ziel*	*Maßnahmen*
Ressource: Frau V. kann ihre Bewegungs- und Koordinationsfähigkeit selbstständig einschätzen und informiert das Pflegepersonal über ihre Tagesform. Sie nimmt Hilfe bei der Begleitung an und fordert diese bei Bedarf aktiv ein. Frau V. sind mögliche Folgen eines Sturzereignisses bewusst. Sie ist über präventive Maßnahmen informiert. **Problem:** Die Bewegungs- und Koordinationsfähigkeit ist aufgrund des Parkinsons dauerhaft eingeschränkt und führt zu einem unsicheren sowie einer unkoordinierten Schrittabfolge im Gangbild. Je nach Tagesform variieren die Einschränkungen. Nach der Sturzrisikoeinschätzung sowie nach pflegefachlicher Risikoeinschätzung ist Frau V. hoch sturzgefährdet. Es kam in den letzten 6 Monaten zu insgesamt 4 Stürzen.	• Frau V. ist sturzfrei und sie äußert Begleitungsbedarf.	• Tagesformabhängige Einschätzung erfragen und entsprechend dem Tagesablauf planen. • Sturzprävention nach einrichtungsinternen Standard durchführen. **Individualisierung:** • Begleitung bei den Wegstrecken: Zimmer – Aufenthaltsraum – Speiseraum – Zimmer • Rollator in Reichweite bereitstellen. • Täglich Geh- und Schritttraining durchführen.

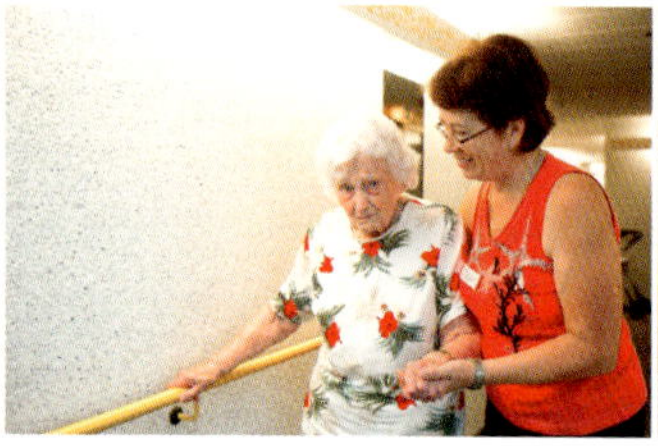 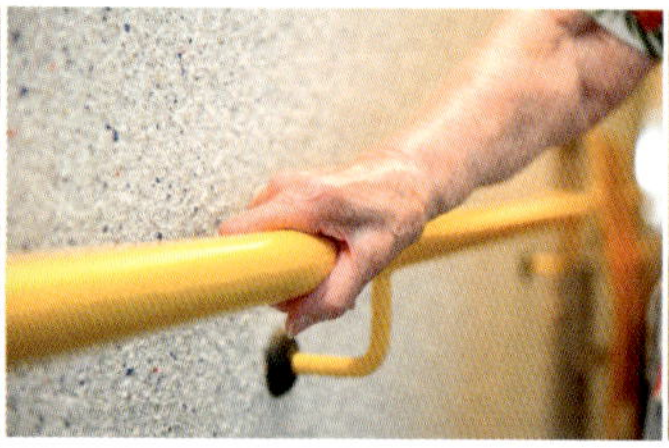 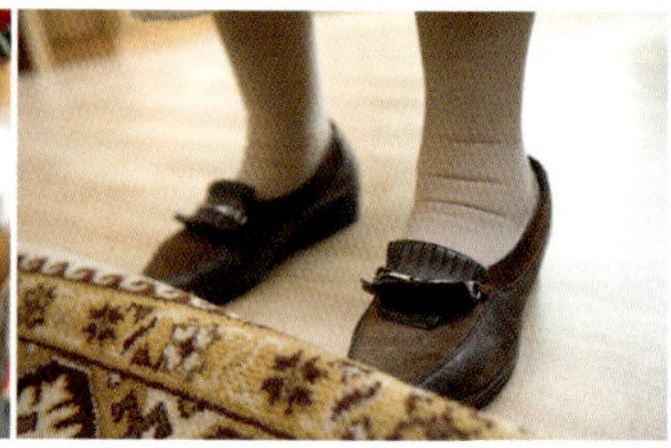

zess Beteiligten bewusst sein, dass es höchstwahrscheinlich zu weiteren Stürzen kommen wird, diese aber nicht verhinderbar sind. Daher muss dann die Reduzierung des Verletzungsrisikos im Zentrum der pflegerischen präventiven Maßnahmen stehen.

Pflegemaßnahmen

In der Maßnahmenbeschreibung wird lediglich darauf verwiesen, Sturzpräventionsmaßnahmen durchzuführen. Diese Maßnahme ist fachlich jedoch nicht ausreichend. Es werden keine konkreten Maßnahmen genannt, die individuell auf Frau V. angepasst sind. Aber dies ist aufgrund der fehlerhaften Problem- und Ressourcenbeschreibung auch nicht möglich.

Fallbeispiel 4

Kritische Betrachtung

Ressourcen und Pflegeprobleme

Die Problembeschreibung ist grundsätzlich nicht präzise genug und weist fachliche Defizite auf. Aspekte der Wunddokumentation werden mit der Problembeschreibung vermischt. Es fehlt die vom nationalen Expertenstandard „Dekubitusprophylaxe in der Pflege" empfohlene Dekubitusrisikoeinschätzung sowie die pflegefachliche Risikoeinschätzung der Pflegebezugsperson. Das Ausmaß des Dekubitusrisikos ist nicht angegeben. Zudem gibt die Problembeschreibung keine Auskunft darüber, warum Herr S. immobil ist und wann es zu Hautrötungen kommt. Die Beschreibung „kleine offene Stelle am Po" stellt keine fachliche Hautbeurteilung dar. Mit dieser Beschreibung ist ein Dekubitus 1. Grades anzunehmen und somit ist eine separate Wunddokumentation erforderlich.

In der Ressourcenbeschreibung wird auf die Akzeptanz einer leichten Seitenlagerung hingewiesen. Aus dieser Formulierung lässt sich eine mangelnde Compliance bei anderen Lagerungsformen ableiten. Diese Einschränkungen sind jedoch nicht in der Problembeschreibung konkret aufgeführt. Weiterhin werden fälschlicherweise Maßnahmen im Problembereich aufgeführt. So soll die Seitenlagerung „bei Bedarf durchgeführt" werden und „Herr S. wird jetzt nachts regelmäßig gelagert". Kritisch betrachtet könnte sogar abgeleitet werden, dass die Immobilität bekannt war und aufgrund der fehlenden Lagerung ein Dekubitus 1. Grades entstanden ist. Aus diesem Grund wurde

Tab. 5.15 Herr S. Pflegeplanung in der Originalfassung.

Ressourcen und Probleme	*Ziel*	*Maßnahmen*
Problem: Herr S. liegt nur auf dem Rücken; Po ist zeitweise gerötet; dreht sich von selbst nicht auf die Seite. Hat jetzt eine kleine offene Stelle am Po. **Ressource:** Herr S. akzeptiert leichte Seitenlagerung; wird bei Bedarf durchgeführt (Dekubitusprophylaxe). Herr S. wird jetzt nachts regelmäßig gelagert	• kein Dekubitus/Abheilen des Dekubitus	• Lagerung (nach Plan) • Herr S. hat zurzeit eine kleine offene Stelle am Po, wird deshalb gelagert. Hat an beiden Fersen trockene Dekubitusulzera, Fersen hoch lagern.

Tab. 5.16 Herr S. Fachlich korrekte Pflegeplanung.

Ressourcen und Probleme	*Ziel*	*Maßnahmen*
Ressource: Herr S. akzeptiert 30° Grad-Seitenlagerungen, da ihm das Dekubitusrisiko bewusst ist. **Problem:** Herr S. ist fast vollständig immobil aufgrund Apoplexie re. Er bevorzugt die Rückenlage. Nach der Braden-Risikoeinschätzung sowie nach pflegefachlicher Risikoeinschätzung besteht ein hohes Dekubitusrisiko. Das Risiko besteht insbesondere am Steiß sowie an beiden Fersen (verheilte Dekubitusulzera).	• Dekubitus ist abgeheilt.	• Lagerung mit 1,5-stündlichem Lagerungsintervall, zwischendurch Mikrolagerungen durchführen. • Zusätzlich Druckentlastung am bestehen Dekubitus gewährleisten. Lagerungs- und Bewegungsplan führen. • Haut beobachten und Ergebnis dokumentieren. • 3x tgl. Fingertest durchführen und Ergebnis dokumentieren. • Hautschutz mit Pflegecreme durchführen, Produkt benennen. • Wundexperten einschalten und Dekubitus nach ärztlicher Anordnung versorgen. • Hilfsmittel prüfen, ob die Druckentlastung gewährleistet ist. **inhaltlicher Verweis in der Pflegeplanung:** • Thema Flüssigkeitsaufnahme • Thema Ernährungsmanagement • Thema Wunddokumentation

erst daraufhin reagiert und eine Lagerung veranlasst.

Die Dekubitusprophylaxe besteht nach dieser Darstellung scheinbar nur aus der Lagerung. Die Lagerung wird „regelmäßig" durchgeführt, auch in der Nacht. „Regelmäßig" kann auch einmal pro Tag, einmal pro Monat oder einmal pro Quartal sein. Diese nicht konkretisierte Begrifflichkeit ist in Zusammenhang mit der Lagerung keine fachlich korrekte quantitative Zeitvorgabe. Abschließend wäre kritisch zu hinterfragen, ob Herr S. vor der Entstehung des Dekubitus 1. Grades nicht nachts gelagert worden ist?

Pflegeziele

Das Ziel „kein Dekubitus" ist in diesem Fall nicht korrekt, da bereits ein Dekubitus 1. Grades vorliegt. Hier wurde die Pflegeplanung offensichtlich nicht evaluiert. Das 2. aufgeführte Ziel „Abheilen des Dekubitus" ist prinzipiell in der aktuellen Situation richtig.

Pflegemaßnahmen

In der Maßnahmenbeschreibung wird jedoch lediglich „Lagerung" aufgeführt. Es fehlt jedoch der korrekte Lagerungsintervall und der Verweis auf den Lagerungs- und Bewegungsplan. Weitere Maßnahmen zur Dekubitusprophylaxe bzw. Maßnahmen zur Unterstützung des Heilungsverlaufs des bestehenden Dekubitus fehlen vollständig. In der Maßnahmenbeschreibung wird auf ein weiteres Problem, die bestehende Gefährdung der Fersen, hingewiesen. Diese Aufführung hätte aber korrekterweise unter der Rubrik Probleme platziert werden müssen.

ABEDL Vitale Funktionen aufrechterhalten können

Fallbeispiel 5

Kritische Betrachtung

Ressourcen und Pflegeprobleme

In dieser Pflegeplanung fehlt die Problembeschreibung völlig. Somit bleibt auch die Ursache für die Ödeme unbekannt. Und als Ressource werden

Tab. 5.17 Frau A. Pflegeplanung in der Originalfassung.

Ressourcen und Probleme	Ziel	Maßnahmen
Ressource: Puls, Blutdruck und Gewicht werden einmal monatlich kontrolliert.	• entstaute Beine	• Kompressionsstrümpfe anziehen. • Kompressionsstrümpfe ausziehen.

Tab. 5.18 Frau A. Fachlich korrekte Pflegeplanung.

Ressourcen und Probleme	Ziel	Maßnahmen
Ressource: Frau A. klingelt, bevor sie aufstehen möchte, um die Kompressionsstrümpfe angezogen zu bekommen. Sie ist sich der Risiken von Ödemen bewusst und trägt die Kompressionstrümpfe, obwohl sie diese als sehr unangenehm empfindet. **Problem:** Aufgrund einer kompensierten Herzinsuffizienz mit entsprechenden Bewegungseinschränkungen kommt es ohne Kompressionsmaßnahmen zur Ödembildung an beiden Füßen und Unterschenkeln.	• keine Ödeme an beiden Füßen und Unterschenkeln	• Kompressionsstrümpfe an- und ausziehen nach einrichtungsinternem Standard und ärztlicher Anordnung. **Individualisierung:** • Unterschenkel tgl. alle 3 Std. hochlagern für 30 Min. • Unterschenkel in der Nacht dauerhaft hochlagern. • Wöchentlich Gewicht kontrollieren.

Maßnahmen beschrieben. Tatsächlich vorliegende Ressourcen von Frau A. werden daher gar nicht aufgeführt.

Pflegeziele

Das aufgeführte Ziel „entstaute Beine" ist nicht präzise genug beschrieben. Sind hier tatsächlich die Beine gemeint, ohne gleichzeitig die Füße mit einzubeziehen, oder sind hier unter dem Begriff „Beine" gleichzeitig auch die Füße gemeint?

Pflegemaßnahmen

Als Maßnahmen sind lediglich ärztliche verordnete Tätigkeiten aufgeführt, die von den Pflegenden übernommen werden. Pflegerische Maßnahmen zur Reduzierung bzw. zur Vermeidung von Ödemen werden hingegen nicht aufgeführt. Dies ist aufgrund der fehlerhaften Problem- und Ressourcenbeschreibung auch schwerlich möglich.

Fallbeispiel 6

Kritische Betrachtung

Ressourcen und Pflegeprobleme

Die Medikamentengabe stellt eine ärztliche Tätigkeit mit entsprechender Anordnungsverantwortung dar. Die Pflegefachperson trägt bei der Übernahme der Tätigkeit die Durchführungsverantwortung. Tätigkeiten, die auf ärztlicher Anordnung beruhen, wie hier z. B. die Medikamentenverabreichung, sind grundsätzlich kein Thema für die Pflegeplanung. Sie werden separat in der Akte des Pflegeempfängers aufgeführt (hier z. B. in einer Medikamentenverordnung). Dort wird auch die Durchführung dokumentiert. Die Medikamentengabe wäre dann ein Thema für die Pflegeplanung, wenn aufgrund pflegerischer Maßnahmen die Medikamentengabe erst ermöglicht wird (z. B. bei fortschreitender Demenz, Unterstützung beim Schluckreflex, Motivation zur Einhaltung der ärztlichen Anordnung, Anleitung zum Öffnen des Mundes usw.).

Tab. 5.19 Herr Z. Pflegeplanung in der Originalfassung.

Ressourcen und Probleme	*Ziel*	*Maßnahmen*
Ressource: Nimmt Tabletten. **Problem:** Mag seine Tabletten nicht und spuckt diese häufig wieder aus.	• Nimmt seine Tabletten.	• Tablettengabe

Tab. 5.20 Herr Z. Fachlich korrekte Pflegeplanung.

Ressourcen und Probleme	*Ziel*	*Maßnahmen*
Ressource: Herr Z. teilt mit einer Abwehrhaltung mit, wenn ihm die Nahrung bzw. Medikamente zu bitter sind (z. B. durch Zusammenkneifen der Lippen oder Ausspucken der Nahrung). **Problem:** Herr Z. hat eine Abneigung gegenüber bitteren Geschmackstoffen. Dies kann bis zum Erbrechen führen. Aufgrund starker Kontrakturen in beiden Ellenbogen kann er die Arme nur sehr eingeschränkt bewegen.	• Medikamentengabe nach ärztlicher Anordnung ist gewährleistet.	• Medikamentengabe erfolgt nach ärztlicher Anordnung und einrichtungsinternem Standard Medikamentenmanagement.

In dieser Problembeschreibung wird nicht deutlich, warum die Tabletten wieder ausgespuckt werden. Es wird auch nicht begründet, warum Herr Z. seine Tabletten „nicht mag". Ebenfalls sind keine objektiven Kriterien aufgeführt, die den eindeutigen Schluss zulassen, dass die Tabletten nicht gemocht werden. Aus diesem Grund bleibt unklar, ob die Tabletten z. B. nicht eingenommen werden wollen und es daher zu einer ablehnenden Verhaltensweise kommt, oder ob tatsächlich die Medikamente Geschmacksstoffe enthalten, die für Herrn Z. nicht akzeptabel sind. Die festgestellte Problematik sollte schnellstmöglich in der Arztvisite thematisiert und nach Alternativlösungen gesucht werden. Die Ressourcenbeschreibung ist ungenau und nicht kongruent zur Problembeschreibung.

Pflegeziele

Die Zielbeschreibung ist zu unpräzise und hat keinen Bezug zur ärztlichen Therapieverordnung, die vorliegen muss, um Medikamente verabreichen zu dürfen.

Pflegemaßnahmen

Die Maßnahmenbeschreibung ist völlig unzureichend. Hier müsste in der Maßnahmenbeschreibung einerseits auf die ärztliche Anordnung hingewiesen werden und andererseits müssten die pflegerischen Maßnahmen, die von der Pflegefachperson zu beachten sind, ausgeführt werden (z. B. die Einhaltung der 5-R-Regel).

ABEDL Sich pflegen können

Fallbeispiel 7

Kritische Betrachtung

Ressourcen und Pflegeprobleme

Das Problem ist nur unzureichend beschrieben. Es ist unklar, in welcher Art und Weise sowie Ausprägung Herr K. mit der Körperpflege nicht zurecht kommt bzw. welche Unterstützung er deshalb benötigt. Auch die Ursachen für den notwendigen Unterstützungsbedarf sind nicht benannt. Auf eine Ressourcenbeschreibung wurde in diesem Beispiel fälschlicherweise ganz verzichtet. Die Ressourcen-

Tab. 5.21 Herr K. Pflegeplanung in der Originalfassung.

Ressourcen und Probleme	Ziel	Maßnahmen
Problem: Herr K. kommt mit der Körperwäsche nicht allein klar.	• hygienische Körperverhältnisse • Wohlbefinden	• Ganzkörperwäsche am Waschbecken

beschreibung nimmt, um die aktivierende Pflege zu gewährleisten, einen hohen Stellenwert in der Pflegeplanung ein.

Pflegeziele

Um eine objektive Wirksamkeitskontrolle bei dem Ziel „Wohlbefinden" durchführen zu können, muss man Herrn K. fragen können, ob er sich auch wohl fühlt. Falls dies nicht möglich ist, muss die Pflegebezugsperson die Situation pflegefachlich subjektiv einschätzen, um das Ziel evaluieren zu können. Bei einer solchen subjektiven Wirksamkeitskontrolle steigt allerdings entsprechend die Fehlerquote. Wohlbefinden als Ziel ist daher sehr schwer zu messen, weil jeder Mensch Wohlbefinden anders wahrnimmt. Folgernd müsste beschrieben sein, wie Herr K. ganz individuell Wohlbefinden wahrnimmt. Diese Schilderung ist im Beispiel aber nicht vorhanden.

D ***Aus der Sichtweise eines Dienstleisters und im Hinblick auf die Professionalisierung der Pflege sollte „Wohlbefinden" nicht als Ziel formuliert werden, sondern der Normalfall sein.***

ABEDL Essen und trinken können

Fallbeispiel 8

Kritische Betrachtung

Ressourcen und Pflegeprobleme

Auch diese Problembeschreibung ist nicht präzise genug. Es fehlt eine vom nationalen Expertenstandard „Ernährungsmanagement zur Sicherstellung der oralen Ernährung in der Pflege" empfohlene Risikoeinschätzung für ein Flüssigkeitsdefizit sowie eine fachliche Risikoeinschätzung der Pflegebezugsperson. Die Aussage „Frau B. trinkt zu wenig" gibt lediglich einen Hinweis auf ein Problem. Unklar bleibt jedoch, wie wenig Frau B. tatsächlich trinkt. Eine Einschätzung über einen längeren Zeitraum (z. B. 3 Tage) ist ebenfalls nicht vorhanden.

Die weitere Problembeschreibung legt die Annahme nahe, dass eine Demenz vorliegen könnte.

Tab. 5.22 Herr K. Fachlich korrekte Pflegeplanung.

Ressourcen und Probleme	Ziel	Maßnahmen
Ressource: Herr K. meldet zurück, ob er sich nach der Waschung wohl fühlt. Er kann Gesicht und Hände selber waschen und abtrocknen. Er massiert sich mehrmals selbstständig am Tag die Hände mit einer Hautschutzcreme ein. **Problem:** Herr K. kann die Ganzkörperwäsche nicht komplett selbstständig durchführen. Die Ursache hierfür sind 2 versteifte Lendenwirbel und eine Arthrose in beiden Schultergelenken. Dadurch ist seine Bewegungsfähigkeit stark eingeschränkt.	• Die Ressourcen bleiben erhalten.	• Ganzkörperwäsche am Waschbecken nach einrichtungsinternem Standard durchführen. **Individualisierung:** • Herr K. kann Gesicht und Hände selber waschen und abtrocknen. **inhaltlicher Verweis in der Pflegeplanung:** • Kontrakturprophylaxe • Sturzrisikogefährdung

Tab. 5.23 Frau B. Pflegeplanung in der Originalfassung.

Ressourcen und Probleme	*Ziel*	*Maßnahmen*
Problem: Frau B. trinkt zu wenig, trägt volle Gläser weg und schüttet sie aus (Tee trinkt sie nicht). **Ressource:** Frau B. trinkt unter Anleitung von Pflegeperson, mag gerne süße Getränke (Fanta, Saft).	• ausreichend Flüssigkeit	• Getränke anbieten.

Die möglichen Hintergründe für das beschriebene Verhalten von Frau B. sind nicht konkretisiert. Weiterhin lassen sich aus der Ressourcenbeschreibung ebenfalls zu wenige Informationen entnehmen. Die Ressourcenbeschreibung nimmt jedoch, wie bereits erwähnt, im Zusammenhang mit der aktivierenden Pflege einen hohen Stellenwert in der Pflegplanung ein.

Pflegeziele

Die Zielformulierung ist defizitär. Bezeichnungen wie „ausreichend", „gut", „viel", „wenig" usw. geben lediglich eine Tendenz für eine Einschätzung an und können je nach Mensch sehr unterschiedlich sein. Der individuelle Flüssigkeitsbedarf muss anhand einer validen Berechnung (z.B. nach den Empfehlungen der Deutschen Gesellschaft für Ernährung e. V., DGE) durchgeführt werden. Im weiteren Schritt müsste die Pflegebezugsperson einschätzen, ob diese errechnete Flüssigkeitsmenge hinsichtlich der Gesundheitssituation und sonstiger Einflussfaktoren (z.B. medizinische Therapie) realistisch ist oder entsprechend angepasst werden muss.

Pflegemaßnahmen

Die Maßnahmenbeschreibung ist fachlich völlig unzureichend. Es werden keine konkreten Maßnahmen benannt, die individuell auf Frau B. angepasst sind. Dies ist aufgrund der fehlerhaften Problem- und Ressourcenbeschreibung aber auch nicht möglich. Und schließlich sind auch keinerlei pflegerische Maßnahmen definiert, die sich mit dem Problem des Wegtragens und Ausschüttens von Getränken befassen.

Tab. 5.24 Frau B. Fachlich korrekte Pflegeplanung.

Ressourcen und Probleme	*Ziel*	*Maßnahmen*
Ressource: Frau B. kann den Getränkebecher halten und unter Anleitung selbstständig zum Mund führen. Im Gespräch kann sie eine sinnvolle Verbindung zwischen Getränk und Flüssigkeitsaufnahme herstellen. **Problem:** Aufgrund fortschreitender Demenz werden die Getränke nicht mit der notwendigen Flüssigkeitsaufnahme in Verbindung gebracht und häufig weggeschüttet. Frau B. trinkt im Durchschnitt 1 l/Tag (siehe Erhebung an 3 aufeinander folgenden Tagen). Exsikkosezeichen an der Haut sind sichtbar. Sie ist nach pflegefachlicher Einschätzung exsikkosegefährdet.	• Frau B. trinkt 1,5 l/Tag.	• Bevorzugte Getränke bei jedem Kontakt anbieten und zur Flüssigkeitsaufnahme animieren. • Bei Bedarf ein gemeinsames Trinken zu zweit oder in der Gruppe anbieten. • validierende Kommunikation, wenn Frau B. die Getränke wegtragen und ausschütten möchte. • Einfuhrprotokoll führen.

Fallbeispiel 9

Kritische Betrachtung

Ressourcen und Pflegeprobleme

Auch hier ist die Problembeschreibung wieder sehr unpräzise. Es sind keine Gründe aufgeführt, warum Frau M. vergisst, zu essen bzw. sehr langsam kaut. Dies könnte verschiedene Ursachen haben, z. B. eine fortschreitende Demenz, schlechter Zahnstatus oder Schluckstörungen. Aus dem Geschriebenen geht auch nicht hervor, ob ein Unterstützungsbedarf bei der Nahrungsvorbereitung bzw. -aufnahme notwendig ist. Man könnte annehmen, dass sie deshalb so lange kaut, weil sie die Nahrung nicht klein schneiden kann und deshalb zu große Portionen in den Mund nimmt. Und welcher Zeitraum ist gemeint mit „sehr langsam"?

Ein Screening und ggf. Assessment zur Risikoeinschätzung, wie im nationalen Expertenstandard „Ernährungsmanagement zur Sicherstellung der oralen Ernährung in der Pflege" empfohlen, um die potenzielle Gefahr einer Mangelernährung zu erkennen, fehlt vollständig. Ebenso wie die pflegefachliche Einschätzung hinsichtlich der Gefahr einer Mangelernährung.

Die Beschreibung der Ressourcen bekommt mit der Formulierung „überreden" einen leicht negativen Charakter. Es stellt sich die Frage, welche pflegerischen Maßnahmen notwendig sind bzw. wären und wie pflegerisch reagiert werden sollte, wenn die Nahrungsaufnahme sehr häufig verweigert wird bzw. werden würde. Eine Ressourcenbeschreibung im Sinne der aktivierenden und individuellen Pflege findet in dem aufgeführten Beispiel nicht statt.

Pflegeziele

Die Zielformulierung „hat ausreichend Nahrung" ist zu unpräzise und fachlich falsch. Das ausreichend Nahrung zur Verfügung steht, ist Aufgabe der Hauswirtschaft und der Pflege. Wahrscheinlich ist hier der ausreichende Ernährungsstatus von Frau M. gemeint. Aber um diesen zu verbessern bzw. zu erhalten, ist ein Ausgangswert bzw. eine Beschreibung der aktuellen Ernährungssituation notwendig. Es finden sich aber keine Informationen zum Körpergewicht, zum Körpergewichtsverlauf oder zum BMI-Index. Diese Angaben dienen nach dem nationalen Expertenstandard „Ernährungsmanagement zur Sicherstellung der oralen Ernährung in der Pflege" zwar nicht allein, um ein mögliche Mangelernährung feststellen zu können, jedoch können diese Werte wichtige Hinweise zum allgemeinen Ernährungsstatus geben. Im aufgeführten Beispiel liegt diesbezüglich jedoch keine Erhebung vor.

Pflegemaßnahmen

Die Maßnahmenplanung „Essen und Trinken bereitstellen" sind in diesem Beispiel keine ausreichenden Maßnahmen, um dem komplexen Thema der Nahrungsaufnahme gerecht zu werden. Eine adäquate pflegerische Reaktion auf das beschriebene Problem „Frau M. vergisst das Essen" wird nicht angeboten. Eine detaillierte Maßnahmenbeschreibung kann auch deshalb nicht erfolgen, da die Problem- und Ressourcenbeschreibung sehr lückenhaft ist.

Tab. 5.25 Frau M. Pflegeplanung in der Originalfassung.

Ressourcen und Probleme	*Ziel*	*Maßnahmen*
Problem: Frau M. vergisst das Essen und kaut sehr langsam. **Ressource:** Frau M. lässt sich manchmal zu Nahrungsaufnahme überreden.	• Hat ausreichend Nahrung.	• Essen und Trinken bereitstellen.

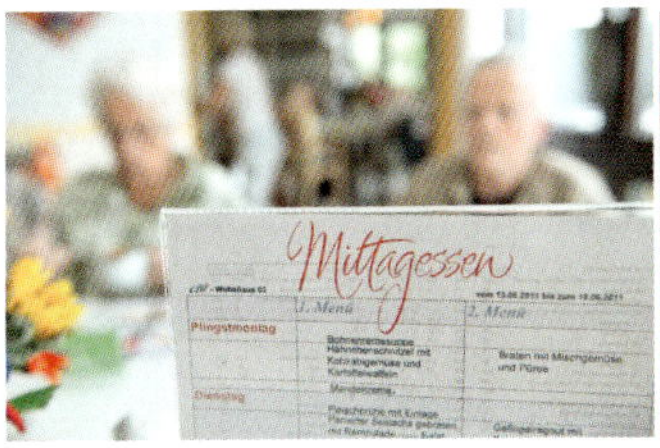

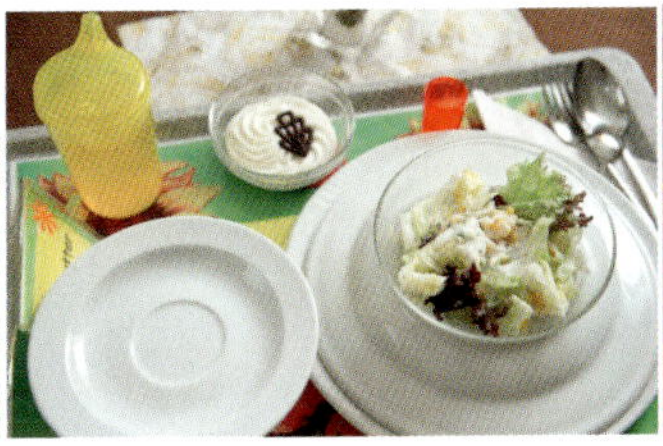
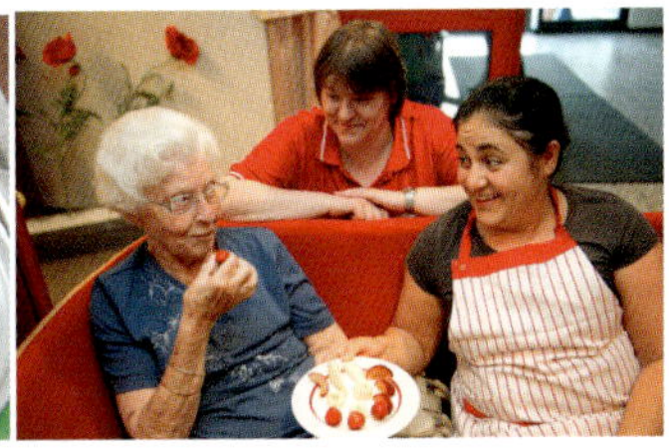

Tab. 5.26 Frau M. Fachlich korrekte Pflegeplanung.

Ressourcen und Probleme	*Ziel*	*Maßnahmen*
Ressource: Frau M. kann unter Anleitung die Nahrung selbstständig mundgerecht zerkleinern. Sie teilt ihre Vorlieben und Abneigungen bzgl. Nahrungsmittel mit. **Problem:** Bei Frau M. besteht nach dem MNA-Screening und dem RAI-Assessment sowie nach pflegefachlicher Einschätzung die Gefahr einer Mangelernährung. Verlust des Körpergewichts in den letzten 6 Monaten um 10 % auf 63 kg. BMI = 18. Aufgrund einer fortschreitenden Demenz vergisst Frau M. häufig die Nahrungsaufnahme bzw. denkt, sie habe bereits gegessen. Weiterhin ist ihr häufig nicht bewusst, was sie mit der aufgenommenen Nahrung im Mund tun soll.	• Körpergewicht von mind. 65 kg und BMI-Wert = 20. Keine Anzeichen einer Mangelernährung sind feststellbar.	• Frau M. bei der Nahrungsaufnahme nach einrichtungsinternem Standard unterstützen. • Frau M. die Nahrungsmittel aufzeigen und sie bei der Auswahl unterstützen. • Frau M. über den zeitlichen Rahmen der Hauptmahlzeiten informieren und Zwischenmahlzeiten anbieten. **Individualisierung:** • Frau M. anleiten, um die Nahrungsmittel mundgerecht zu verkleinern. • Frau M. bei den Mahlzeiten erinnern, in angemessenen Zeitabständen zu schlucken. • Wöchentlich Gewicht kontrollieren. **inhaltlicher Verweis im Pflegeprozess und in der Pflegeplanung:** • fachliche Beratung mit Ernährungsexpertin

ABEDL Ausscheiden können

Fallbeispiel 10

Kritische Betrachtung

Ressourcen und Pflegeprobleme

Das Pflegeproblem ist auch hier wieder nur unzureichend beschrieben. Es ist nicht ersichtlich, aus welchen Gründen Herr D. die Toilette nicht findet. Die Ursache für dieses Problem kann sehr verschieden sein, z. B. eine fortschreitende Demenz oder auch eine fehlende Orientierung, weil Herr D. gerade erst in das Pflegeheim eingezogen ist.

In der Ressourcenbeschreibung wird auf die Anleitung zum Toilettengang und auf Orientierungshilfen hingewiesen. Jedoch bleibt unklar, um welche Orientierungshilfen es sich handelt. Orientierungshilfen können sehr verschieden sein und sind oftmals, je nach individueller Sichtweise eines Menschen, entweder hilfreich oder gegenstandslos.

Pflegeziele

Das Ziel „intakte trockene Haut" ist inhaltlich zu den Ressourcen und Problemen nur in Ansätzen stimmig. Bei der weiteren Bewertung der geplan-

Tab. 5.27 **Herr D. Pflegeplanung in der Originalfassung.**

Ressourcen und Probleme	*Ziel*	*Maßnahmen*
Problem: Herr D. findet teilweise Toilette nicht selbstständig. **Ressource:** Findet die Toilette unter Anleitung und Orientierungshilfen.	• intakte trockene Haut	• Toilettengang, Hilfestellung und Beaufsichtigung

Tab. 5.28 **Herr D. Fachlich korrekte Pflegeplanung.**

Ressourcen und Probleme	*Ziel*	*Maßnahmen*
Ressource: Herr D. kann sich seine Hände selbstständig waschen. Er kann genau einschätzen, ob die Inkontinenzeinlage korrekt und bequem angelegt ist. **Problem:** Herr D. hat aufgrund einer beginnenden Demenz räumliche Orientierungsschwierigkeiten. Da er erst vor 2 Wochen in das Pflegeheim eingezogen ist, findet er häufig sein Zimmer nur nach längerem Suchen.	• Herr D. findet rechtzeitig die Toilette bei Harndrang.	• Herrn D. beim Toilettengang nach einrichtungsinternem Standard begleiten. • Herrn D. in desorientierten Phasen Begleitung anbieten. **Orientierungshilfen:** • Die Toilettentür ist mit einer DIN-A4-Seite und entsprechenden Großbuchstaben mit „WC" beschriftet. • Die Zimmertür ist mit einem Bild und ihrem Namen beschriftet. **Individualisierung:** • Hilfestellung beim An- und Auskleiden sowie bei der Intimpflege geben.

ten Maßnahmen ist fachlich nicht mehr zu erkennen, welches pflegerische Problem im Fokus der Pflegeplanung steht. Ist es die Begleitung beim Toilettengang mit anschließendem Hautschutz oder sind es die Orientierungsschwierigkeiten, die Toilette zu finden? Hier sollte beurteilt werden, welches pflegerische Thema Priorität haben sollte. Wenn beide Themengebiete wichtig für die Pflegeplanung sind, so sind diese entweder inhaltlich in Einklang zu bringen oder mit 2 verschiedene Planungen fachlich zu separieren.

Pflegemaßnahmen

Aus der Maßnahmenplanung geht nicht hervor, welche Hilfestellung gegeben werden muss. Die Begrifflichkeit „Beaufsichtigung" hat einen negativen Charakter im Kontext eines modernen Gesundheitsdienstleisters. Als Alternative könnte in diesem Beispiel der Begriff „Begleitung" benutzt werden.

Fallbeispiel 11

Kritische Betrachtung

Ressourcen und Pflegeprobleme

Die Problembeschreibung ist nicht präzise genug. Es gibt keine Information zu den Ursachen der Obstipation bzw. der Stuhlinkontinenz. Auch die Ressourcen sind nur unzureichend beschrieben. Die Feststellung, dass Pflaumensaft bei der Darmentleerung unterstützend wirkt, muss näher konkretisiert werden. So wäre es hilfreich, zu erfahren, wie viel Pflaumensaft notwendig ist und wie lange es dauert, bis eine positive Reaktion zu erwarten ist.

Die Benennung, dass Inkontinenzsysteme als Hilfsmittel akzeptiert werden, macht dann Sinn, wenn die Akzeptanz etwas Besonderes ist bzw. diese nicht zu erwarten war. Ansonsten müssten

Tab. 5.29 Frau E. Pflegeplanung in der Originalfassung.

Ressourcen und Probleme	*Ziel*	*Maßnahmen*
Problem: Obstipation, Stuhlinkontinenz **Ressource:** Frau E. führt nach Pflaumensaft ab, akzeptiert Inkontinenzmaterial.	• regelmäßige Darmentleerung	• Laxans supp. Verabreichen. • Obstipationsprophylaxe mit Pflaumensaft/Weizenkleie

Tab. 5.30 Frau E. Fachlich korrekte Pflegeplanung.

Ressourcen und Probleme	*Ziel*	*Maßnahmen*
Ressource: Frau E. kann selbstständig zur Toilette gehen. **Problem:** Aufgrund einer Schließmuskelinsuffizienz kommt es häufig zu Spontandarmentleerungen. Aufgrund einer postoperativen Darmverengung besteht ein hohes Obstipationsrisiko. Im vergangenen Jahr kam es bereits zu 2 akuten Obstipationszuständen mit anschließendem Krankenhausaufenthalt.	• Eine Darmentleerung ist jeweils spät. nach 3 Tagen erfolgt.	• Medikamente nach ärztlicher Anordnung und einrichtungsinternem Standard verabreichen. • Obstipationsprophylaxe nach einrichtungsinternem Standard durchführen. **Individualisierung:** • 20 ml Pflaumensaft zum Frühstück und zum Abendessen geben. • 15 g Weizenkleie zum Mittagessen geben. • Bewegungstraining 2 × 20 Min./Tag • Flüssigkeit bereitstellen und bei Kontakt zum Trinken motivieren. **inhaltlicher Verweis in der Pflegeplanung:** • Thema Aktivierung und Isolationsprophylaxe

alle verwendeten Hilfsmittel als Ressource aufgezählt werden. Die entscheidende Frage hierbei ist, ab wann ein Gebrauchsgegenstand aus pflegerischer Sichtweise ein Hilfsmittel darstellt. Per se stellt ein Hilfsmittel keine Ressource dar, sondern die Akzeptanz bzw. die Fähigkeit, mit dem Hilfsmittel umgehen zu können, ist eine Ressource.

Pflegeziele

Die Darmentleerung soll „regelmäßig" erfolgen. „Regelmäßig" kann einmal pro Tag, einmal pro Monat oder einmal pro Quartal sein. Diese Begrifflichkeit ist im Zusammenhang mit der Darmentleerung also keine fachlich quantitative Zeitvorgabe.

Pflegemaßnahmen

Bei den Pflegemaßnahmen müsste konkretisiert werden, in welcher Menge die Weizenkleie und wie viel Milliliter Pflaumensaft gegeben werden sollte, um das Ziel zu erreichen.

ABEDL Sich kleiden können

Fallbeispiel 12

Kritische Betrachtung

Ressourcen und Pflegeprobleme

Die Ursache des Problems wird in der Beschreibung nicht genannt und es bleibt unklar, warum die Kleidungsstücke nicht mehr zugeordnet bzw. übereinander angezogen werden. Es ist weiterhin

Tab. 5.31 Frau F. Pflegeplanung in der Originalfassung.

Ressourcen und Probleme	*Ziel*	*Maßnahmen*
Problem: Frau F. kann Kleidungsstücke teilweise nicht mehr zuordnen, zieht mehrere Sachen übereinander an. **Ressource:** Akzeptiert Hilfe von Pflegeperson.	• Kleidung	• Ankleiden, gesamt • Frau F. benötigt Hilfe beim Ausziehen von BH, Unterhemd, Hose und Strümpfen.

Tab. 5.32 Frau F. Fachlich korrekte Pflegeplanung.

Ressourcen und Probleme	*Ziel*	*Maßnahmen*
Ressource: Frau F. erkennt ihre Kleidungsstücke und kann ihre Anziehwünsche äußern. Sie kann ihre Oberteile selbst anziehen. **Problem:** Frau F. kann ihre Kleidungsstücke teilweise jedoch nicht mehr korrekt zuordnen und zieht diese falsch bzw. übereinander an.	• Frau F. hat ihre Wunschkleidung korrekt angezogen.	• Frau F. nach einrichtungsinternem Standard an- und entkleiden. **Individualisierung:** • Frau F. befragen, welche Kleidungsstücke sie anziehen möchte, ggf. entsprechend dem geplanten Tagesprogramm beraten. • Frau F. darüber informieren, welches Kleidungsstück als nächstes an- bzw. entkleidet werden soll.

undeutlich, in welchem Maße Frau F. noch selbstständig bzw. ob sie z.B. unter Anleitung Kleidung auswählen, anziehen bzw. ausziehen kann. In der Problembeschreibung wird darauf hingewiesen, dass Frau F. Kleidung übereinander anzieht. Dies bedeutet, dass sie grundsätzlich Kleidung selbstständig anziehen kann.

Pflegeziele

Die Zielformulierung „Kleidung" ist völlig unzureichend. Die Maßnahmenbeschreibung berücksichtigt nur teilweise die beschriebene Problematik. Es erfolgt keine Ressourcenorientierung und nur teilweise eine Problemorientierung.

Pflegemaßnahmen

In der Maßnahmenbeschreibung wird jedoch das An- und Auskleiden teilweise bzw. komplett übernommen. Daher muss in dieser Pflegeplanung darüber nachgedacht werden, welches Thema im Fokus stehen soll. Es findet keine ausreichende Ressourcenbeschreibung statt. Die reine Akzeptanz der Hilfe durch eine Pflegeperson ist erst dann eine Ressource, wenn diese Akzeptanz eine Besonderheit darstellt. Ansonsten müsste, wie schon mehrmals erwähnt, in jeder Pflegeplanung diese Ressourcenbeschreibung aufgeführt werden, was fachlich nicht korrekt wäre.

ABEDL Ruhen, schlafen und sich entspannen können

Fallbeispiel 13

Kritische Betrachtung

Ressourcen und Pflegeprobleme

In der Problembeschreibung wird auf die zeitweisen Durchschlafstörungen hingewiesen. Die Ursachen hierfür sind aber nicht benannt. Widersprüchlich ist, dass Herr G. einerseits nicht selbstständig aus dem Bett aufstehen kann und anderer-

Tab. 5.33 Herr G. Pflegeplanung in der Originalfassung.

Ressourcen und Probleme	Ziel	Maßnahmen
Problem: Herr G. hat zeitweise Durchschlafstörungen, wacht in der Nacht auf und steht vom Bett auf (Sturzgefahr besteht). • Er kann nicht selbst zu Bett gehen/aufstehen. • Tag-Nacht-Rhythmus ist aufgrund der Demenz leicht gestört. **Ressource:** Herr G. schläft abends gleich ein, wenn man ihn zu Bett bringt; er läuft am Tag viel auf der Station, wird dabei müde.	• erholsame Nachtruhe • adäquater Tag-Nacht-Rhythmus • sicheres Aufstehen aus dem Bett/ sicheres Zu-Bett-Gehen	• Aufstehen aus dem Bett/Hilfestellung geben

seits aber nachts aufsteht und dadurch eine Sturzgefahr besteht. Auch bleibt unklar, was unter einer „leichten" Störung des Tag-Nacht-Rhythmus zu verstehen ist. Um dies zu verdeutlichen, müssten hier einige Beispiele aufgeführt werden.

Mit der Ressourcenbeschreibung ist eine pflegerische Einschätzung möglich. Es ist jedoch nicht anzunehmen, dass Herr G. über den Wohnbereich „läuft", im Sinne von joggen, sondern „geht". Außerdem bleibt auch die Frage offen, warum es zu Schlafstörungen kommt, obwohl Herr G. aufgrund der hohen Mobilität als „müde" beschrieben wird.

Inhaltlich ist das Thema Sturzgefährdung nicht geklärt, da es tagsüber anscheinend kein Problem darstellt, jedoch nachts eine Sturzrisikogefährdung vorliegt. In welchem Maße die Sturzgefährdung am Tag und in der Nacht vorliegt und welche pflegerischen Maßnahmen zur Sturzprävention durchgeführt werden, ist nicht aufgeführt.

Pflegeziele

Um eine objektive Wirksamkeitskontrolle bei dem Ziel „erholsame Nachtruhe" durchführen zu können, müsste man Herrn G. fragen können, ob für ihn die Nachtruhe erholsam war. Falls dies nicht möglich ist, muss eine subjektive pflegefachliche Einschätzung durchgeführt werden, um das Ziel zu evaluieren. Hierbei steigt natürlich die Gefahr einer Fehleinschätzung.

Ein adäquater Tag-Nacht-Rhythmus als Ziel ist ebenfalls sehr schwer zu definieren bzw. zu messen, da jeder Mensch einen individuellen Rhythmus besitzt. Dieser müsste wenigstens in den Ressourcen bzw. Problemen genauer bzw. die Abweichung vom normalen Tag-Nacht-Rhythmus dargestellt werden.

Die Zielsetzung, sicher zu Bett gehen zu können bzw. wieder aufstehen zu können, ist korrekt. Jedoch muss in der Pflegeplanung inhaltlich überlegt werden, welches Thema im Fokus dieser Planung steht und welche Themen z. B. bei der Sturzgefährdung beim Gehen beschrieben werden. Aus diesem Grund ist es in dieser Pflegeplanung sinnvoll, nur ein Ziel zu setzen.

Pflegemaßnahmen

Die beschriebenen Maßnahmen sind auf keines der 3 geplanten Ziele zutreffend. Es sind keine pflegerischen Maßnahmen geplant, um eine erholsame Nachtruhe zu unterstützen. Ebenfalls findet keine fachliche Planung statt, um den Tag-Nacht-Rhythmus entsprechend zu gestalten. Um das Ziel „sicheres Aufstehen aus dem Bett/sicheres Zu-Bett-Gehen" zu gewährleisten, ist die aufgeführte pflegerische Maßnahmenplanung nicht ausreichend. Zu kritisieren ist, dass nur beim Aufstehen aus dem Bett geholfen werden soll, nicht jedoch beim Ins-Bett-Gehen.

Tab. 5.34 Herr G. Fachlich korrekte Pflegeplanung.

Ressourcen und Probleme	Ziel	Maßnahmen
Ressource: Herr G. schläft, wenn man ihn abends zu Bett bringt, innerhalb von wenigen Minuten ein. Er geht am Tag weite Strecken im Wohnbereich (ca. 1,5 km) und ist abends sehr müde. **Problem:** Herr G. hat zeitweise Durchschlafstörungen. Er wacht in der Nacht auf und möchte dann sofort aufstehen, da er denkt, es wäre bereits Morgen. Aufgrund des schnellen Aufstehens kommt es häufig zu Kreislaufschwierigkeiten und einer daraus folgenden Sturzgefährdung. Eine zunehmende Tendenz bei der Verwechslung von Tag und Nacht ist aufgrund der fortschreitenden Demenz zu beobachten.	• Herr G. schläft nachts mind. 6 Std. kontinuierlich durch.	• Herrn G. durch ein Gespräch beruhigen und über die aktuelle Tages- bzw. Nachtzeit informieren. • In der Nacht die Klingelmatte vor das Bett legen. • Herrn G. bei der Mobilisation in und aus dem Bett unterstützen. • Herrn G. in den Tagesablauf auf dem Wohnbereich einbinden und entsprechendes Tagesprogramm planen. Feste Zeiten (z. B. Mittagessen) benennen. **inhaltlicher Verweis in der Pflegeplanung:** • Thema Sturzprävention

ABEDL Sich beschäftigen lernen und sich entwickeln können

Fallbeispiel 14

Kritische Betrachtung

Ressourcen und Pflegeprobleme

Als Ursache, warum Frau Q. sich nur eingeschränkt beschäftigen kann, wird in der Problembeschreibung Demenz angegeben. Das Thema Aktivierung und Beschäftigung bietet für einen Menschen sehr viele Möglichkeiten und es muss daher konkretisiert werden, welche Aktivierungen und Beschäftigungen nicht mehr selbstständig möglich, aber aus der Biografiearbeit ersichtlich gewünscht sind (z. B. Zeitung lesen, spezielle Musik hören, singen, spielen).

Auf die Ressourcenbeschreibung wird unverständlicherweise vollständig verzichtet. Die interessante Frage ist doch hierbei, welche Aktivitäten und Beschäftigungen können noch von Frau Q. ausgeführt werden? Und gibt es vielleicht Tätigkeiten, die sie erst aufgrund der demenziellen Entwicklung gerne macht?

In der Problembeschreibung wird darauf hingewiesen, dass Frau Q. „immer wieder aufsteht und die Gruppe verlässt“. Hierfür wird jedoch keine Ursache benannt bzw. Kriterien für eine Vermutung dokumentiert. Verlässt sie z. B. die Gruppe, weil es ihr zu laut ist oder interessiert sie sich einfach nicht für die angebotene Beschäftigung?

Tab. 5.35 Frau Q. Pflegeplanung in der Originalfassung.

Ressourcen und Probleme	Ziel	Maßnahmen
Problem: Frau Q. kann sich aufgrund der Demenz nur eingeschränkt selbst beschäftigen. Bei Aktivierungsangeboten steht sie immer wieder auf und verlässt die Gruppe.	• abwechslungsreicher Tagesablauf	• Teilnahme an Beschäftigungsangeboten auf dem Wohnbereich

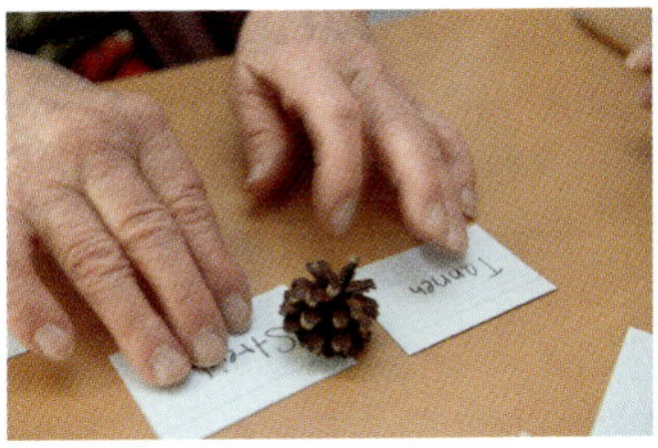
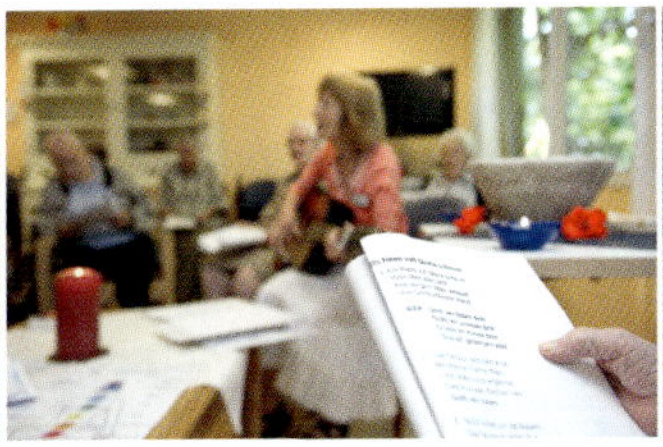
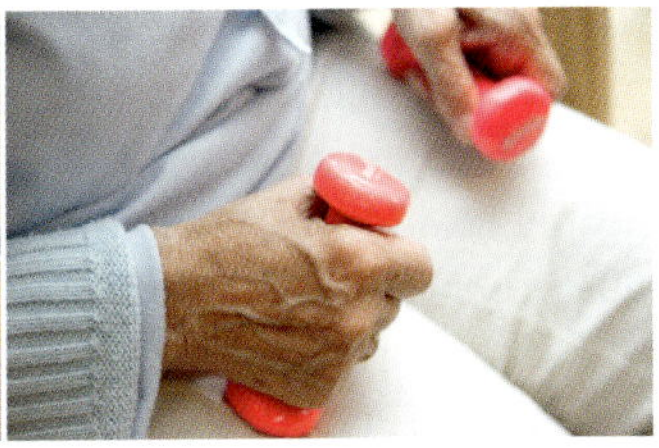

Pflegeziele

Die Zielformulierung ist in dieser Form sehr schwer messbar, da schon die Frage: „Was ist ein abwechslungsreicher Tagesablauf?" subjektiver Natur ist. Um dieses Ziel messen zu können, müsste Frau Q. danach gefragt werden können, ob sie ihren Tagesablauf als abwechslungsreich wahrnimmt. In unserem Beispiel könnte diese Frage vermutlich aufgrund der Demenz nur bedingt beantwortet werden. Könnte Frau Q. diese Frage noch beantworten, wäre die Zielsetzung möglich. Falls nicht, wäre eine andere Zielsetzung notwendig, da eine Einschätzung der Pflegebezugsperson zu dieser Frage nur sehr subjektiv getroffen werden könnte.

Pflegemaßnahmen

Die Maßnahmenbeschreibung geht nur in Ansätzen auf die Problembeschreibung ein. Die Teilnahme an Beschäftigungsangeboten wird zwar geplant, jedoch wird nicht benannt, bei welchen konkreten Beschäftigungen Frau Q. teilnehmen soll. Auch gibt es keine Individualisierung bei der Maßnahmenplanung (z. B. Einzelangebote auf die speziellen Interessen von Frau Q. ausrichten).

Tab. 5.36 Frau Q. Fachlich korrekte Pflegeplanung.

Ressourcen und Probleme	*Ziel*	*Maßnahmen*
Ressource: Frau Q. ist evangelisch und gläubig. Während des Gottesdienstes steht sie normalerweise nicht auf. Sie hört zu und singt mit. Sie ist vielseitig interessiert, fragt aktiv nach. Sie kann selbstständig einen Backteig kneten. **Problem:** Frau Q. kann sich aufgrund der Demenz nur eingeschränkt selbst beschäftigen bzw. kann Beschäftigungsmöglichkeiten nicht erkennen. Sie benötigen hierfür einen Impuls zur Aufnahme einer Beschäftigung. Wenn es Frau Q. zu laut wird, steht sie häufig bei Aktivierungsangeboten spontan auf und verlässt die Gruppe, ohne ein konkretes Ziel.	• Nimmt mind. an einem Beschäftigungsangebot pro Tag auf dem Wohnbereich teil.	• Teilnahme an folgenden Beschäftigungsangeboten auf dem Wohnbereich: • **Montag:** Zeitungsrunde, Gedächtnistraining • **Dienstag:** Zeitungsrunde, gemeinsames Singen • **Mittwoch:** Zeitungsrunde, Sturzpräventionsgruppe • **Donnerstag:** Zeitungsrunde, Musiknachmittag • **Freitag:** Zeitungsrunde, Bingonachmittag • **Samstag:** Spaziergang, Backgruppe • **Sonntag:** Gottesdienst, Spielenachmittag **Individualisierung:** • Kurz vor Beginn einer Aktivierung bzw. Beschäftigung Frau Q. die Teilnahme vorschlagen. • Täglich nach dem Frühstück 15 Min. lang einen biblischen Text vorlesen. • Falls Frau Q. die Gruppe verlassen sollte, ihr ein Gespräch zur Klärung anbieten. Wenn möglich eventuelle subjektive Störungen beseitigen. Nach Bedarf ihr eine Alternativmöglichkeit zur Beschäftigung anbieten bzw. nach Möglichkeit wieder mit ihr zurück in die Gruppe gehen.

Nicht zuletzt sind auch keine pflegerischen Maßnahmen geplant, wenn Frau Q. die Gruppe verlässt. Dies scheint in diesem Fall auch nicht möglich zu sein, da bisher noch kein ausreichendes pflegerisches Assessment stattgefunden hat.

ABEDL Sich als Frau oder Mann fühlen und verhalten können

Fallbeispiel 15

Kritische Betrachtung

Ressourcen und Pflegeprobleme

Der Wunsch nach gepflegtem Aussehen und schicker Kleidung stellt grundsätzlich kein Problem im Rahmen einer Pflegeplanung dar. Im Einzelfall würde dies eine Ressource darstellen. Das wirkliche Problem ist jedoch darin zu sehen, dass Frau L. – aus einem nicht beschriebenen Grund – ihrem Wunsch nach gepflegtem Aussehen und schicker Kleidung nicht mehr entsprechen kann. Die Ursache wird jedoch nicht erwähnt. Ebenso wenig wie der Grund, warum sie keinen Frisör mehr aufsuchen kann.

Und warum leidet Frau L. unter Bartwuchs im Gesicht? Leidet sie ggf. auch an weiteren Körperstellen an verstärktem Haarwuchs? Hierfür könnte es hormonelle Ursachen geben. Die Beschreibung: „Wird von PP zum Frisör im Haus gebracht“, ist keine Ressource, sondern eine Maßnahme. Die Beschreibung, dass Frau L. sich „den Damenbart rasieren lässt“, ist nur dann eine Ressource, wenn dies etwas Besonders oder Unerwartetes darstellt, z.B. wenn es bei der Körperpflege immer zu Abwehrhaltungen kommt, aber nie beim Rasieren. Ansonsten müssten ja alle Pflegehandlungen, die von der Pflegeempfängerin akzeptiert werden, aufgeführt werden. Diese wäre aber falsch.

Pflegeziele

Wie im Fallbeispiel von Frau Q. ist die Zielformulierung hier ebenfalls objektiv nur sehr schwer messbar. Die Frage, was eine positive Körperwahrnehmung ist, basiert auf einer sehr subjektiven Grundlage. Für manche Menschen erzeugt ein Frisörbesuch keine positive Körperwahrnehmung und ist evtl. sogar mit Stress und Ängsten verbunden. Um dieses Ziel jedoch messen zu können, müsste Frau L. danach gefragt werden können, ob sie ihren Frisörbesuch und ihre Kleidung als positiv wahrgenommen hat. Kann sie diese Frage noch beantworten, wäre die Zielsetzung möglich.

Grundsätzlich sind verschiedene Aspekte in der Pflegeplanung angesprochen und würden – ohne eine Differenzierung – zu mehreren Zielnennungen bei einem beschriebenen Problem in einer Pflegeplanung führen. Aus diesem Grund muss entschieden werden, auf welches Ziel der Fokus in dieser Pflegeplanung gelegt wird. Für die weiteren Pflegeziele sind entweder separate Pflegeplanungen unter einer weiteren ABEDL anzulegen bzw. gilt es zu prüfen, ob es nicht in eine bereits bearbeitete ABEDL integrierbar ist, z.B. ABEDL Sich pflegen.

Pflegemaßnahmen

Die Maßnahmenbeschreibung geht auf das Thema „Kleidung“ unverständlicherweise nicht ein.

Tab. 5.37 Frau L. Pflegeplanung in der Originalfassung.

Ressourcen und Probleme	*Ziel*	*Maßnahmen*
Problem: Bei Frau L. bestand (lt. Sohn) schon immer der Wunsch nach gepflegtem Aussehen und schicker Kleidung. Sie kann jetzt den Frisör nicht selbst aufsuchen, ihre Kleidung nicht selbst wählen. Hat einen Damenbart. **Ressource:** Wird von Pflegeperson zum Frisör im Haus gebracht; Kleidung wird mit Frau L. ausgewählt. Lässt sich den Damenbart rasieren.	• positive Körperwahrnehmung durch Frisörbesuch/schicke Kleidung	• Frisörbesuch ermöglichen. • Damenbart rasieren.

Tab. 5.38 Frau L. Fachlich korrekte Pflegeplanung.

Ressourcen und Probleme	*Ziel*	*Maßnahmen*
Problem: Frau L. kann wegen Amputation beider Unterschenkel den Frisör nicht selbst aufsuchen. Aufgrund vollständiger Blindheit kann sie ihre Kleidung nicht selbst auswählen. Frau L. hat aufgrund einer Hormontherapie einen verstärkten Haarwuchs am Kinn. **Ressource:** Frau L. legte schon immer großen Wert auf ein gepflegtes Aussehen und auf schicke Kleidung (weiße Bluse, heller Rock bis über die Knie und Lederschuhe).	• Frau L. besucht nach Wunsch den Frisör. • Sie trägt ihre Wunschkleidung. • Der Bartwuchs ist nicht sichtbar.	• Termin mit Frau L. und dem Frisör absprechen. Frau L. im Rollstuhl zum Frisör bringen. Vorherige Absprache bzgl. der gewünschten Frisur gewährleisten. • Die im Schrank befindliche Kleidung verbal beschreiben und zum Tasten reichen. • Haare am Kinn nach einrichtungsinternem Standard rasieren.

Unklar bleibt, in welcher Häufigkeit ein Frisörbesuch ermöglich werden soll und welche Frisur gewünscht ist.

ABEDL Für eine sichere und fördernde Umgebung sorgen können

Fallbeispiel 16

Kritische Betrachtung

Ressourcen und Pflegeprobleme

Die Problembeschreibung ergibt nur eine sehr eingeschränkte Vorstellung von der Pflegesituation. Ursachen für die beschriebenen Verhaltensweisen werden nicht aufgeführt. Diese Sachlage erscheint aber vielschichtig und bedarf daher eines detaillierten pflegerischen Assessments.

Das Thema Sturzrisikogefährdung bleibt ebenfalls unbearbeitet. Grundsätzlich muss überlegt werden, welches Thema im Fokus der Pflegeplanung stehen soll. Die freiheitsentziehende Maßnahme „Stecktisch anbringen“ wird fälschlicherweise durch ein Sturzrisiko begründet. Das lässt sich auch aus dem formulierten Ziel: „Bleibt sitzen“ ableiten.

Pflegeziele

Das Ziel ist jedoch fachlich falsch. Aus dem nationalen Expertenstandard „Sturzprophylaxe in der Pflege“ ist bekannt, dass eine herbeigeführte Immobilität durch freiheitsentziehende Maßnahmen zusätzlich zur Sturzgefährdung beiträgt. Das Sturzrisiko ist jedoch in diesem Beispiel vermutlich nicht näher untersucht und fachlich eingeschätzt worden. Der Stecktisch dient hier nicht als Hilfsmittel (z. B. zur Nahrungsaufnahme), sondern

Tab. 5.39 Herr H. Pflegeplanung in der Originalfassung.

Ressourcen und Probleme	*Ziel*	*Maßnahmen*
Problem: Herr H. steht ständig vom Rollstuhl auf und fällt hin. Er klopft mit den Fäusten kontinuierlich auf die Rollstuhllehne oder auf den Stecktisch. Andere Bewohner reagieren genervt. **Ressource:** Herr H. unterbricht das Klopfen, wenn man ihn deutlich darauf hinweist.	• Bleibt sitzen.	• Stecktisch anbringen. • Auf das kontinuierliche Klopfen aufmerksam machen.

lediglich dazu, das Aufstehen zu verhindern. Offensichtlich ist jedoch der Wunsch von Herrn H. aufzustehen mit der Bezeichnung „Steht ständig auf“ dominant vorhanden. Das kontinuierliche Klopfen könnte ein Zeichen der Auflehnung sein. Dass „andere Pflegeempfänger genervt reagieren“ ist primär nicht das Problem von Herrn H., sondern als ein fachlicher Auftrag an die Pflegenden zu sehen.

Die Ressourcenbeschreibung ist fachlich völlig unzulänglich. Kritisch zu hinterfragen ist auch die Art und Weise, wie „deutlich“ Herr H. auf das Klopfen hingewiesen wird. Wenn er das Klopfen kurzfristig unterlässt, könnte es darin begründet sein, weil er eingeschüchtert worden ist oder die gewünschte Aufmerksamkeit nicht erhalten hat. Diese Fragestellung müsste ebenfalls in einem detaillierten pflegerischen Assessment geklärt werden. Grundsätzlich stellt diese Beschreibung in dieser Formulierung keine Ressource dar.

Pflegemaßnahmen

Die Beschreibung der Maßnahmen ist in jeglicher Hinsicht fachlich unkorrekt. Falls eine freiheitsentziehende Maßnahme durchgeführt werden würde, die sich fachlich begründet ließe, müssten exakt die Uhrzeiten von Beginn und Ende des Freiheitsentzuges aufgeführt werden.

Grundlage für die Durchführung von freiheitsentziehenden Maßnahmen ist die Einwilligung des Pflegeempfängers (wenn möglich) oder die Genehmigung durch das zuständige Betreuungsgericht. Einmalig und kurzfristig können freiheitsentziehende Maßnahmen in Notfallsituationen angewendet werden. Um jedoch einen Sturz zu vermeiden, ist die hier angewandte Maßnahme „Stecktisch anbringen“ grundsätzlich nicht geeignet. Die Maßnahme „Auf das Klopfen aufmerksam machen“ dient nicht dazu, Herrn H. in seinen Bedürfnissen zu unterstützen, sondern hat eher einen „erzieherischen“ und in diesem Fall negativen Charakter. Das Klopfen als ein mögliches Signal der Hilfe bzw. der Mitteilung von Bedürfnissen wird dadurch bewusst unterbunden bzw. sogar verboten.

Tab. 5.40 Herr H. Fachlich korrekte Pflegeplanung.

Ressourcen und Probleme	*Ziel*	*Maßnahmen*
Ressource: Herr H. kann durch Klopfen auf horizontale Flächen auf seine Bedürfnisse hinweisen. Er nimmt an Aktivitäten teil und verfolgt diese aufmerksam. In dieser Zeit findet nur selten ein Klopfen statt. **Problem:** Herr H. kann aufgrund einer fortschreitenden Demenz nur noch durch Klopfen auf seine Bedürfnisse hinweisen. Er überschätzt bei einem hohen Bewegungsdrang sein Gleichgewichtsgefühl. Nach der Sturzrisikoeinschätzung sowie nach fachlicher Einschätzung besteht eine erhöhte Sturzgefährdung.	• Die Bedürfnisse sind verstanden.	• Stündlich und nach Bedarf gemeinsames Gehen über den Wohnbereich anbieten. • Teilnahme am Sturzpräventionsprogramm ermöglichen. • Individuelles Aktivierungs- und Beschäftigungsprogramm auf Grundlage der Biografiearbeit anbieten. • Bei starkem Klopfen ein persönliches Gespräch mit Augenkontakt halten. • Den Stecktisch nur zur Unterstützung bei den Mahlzeiten anbringen. **inhaltlicher Verweis im Pflegeprozess und in der Pflegeplanung:** • Fallbesprechungen im Team durchführen bzw. nonverbal mitgeteilte Bedürfnisse von Herrn H. interpretieren. • Intensive Biografiearbeit durchführen. • Thema Sturzrisikogefährdung

ABEDL Soziale Beziehungen und Bereiche sichern und gestalten können

Fallbeispiel 17

Kritische Betrachtung

Ressourcen und Pflegeprobleme

Aus der Problembeschreibung kann nur teilweise die pflegerische Situation eingeschätzt werden. Es ist nicht erkennbar, warum Herr T. jetzt keine Briefe mehr schreibt. Es sind auch keine sonstigen sozialen Kontakte (z. B. Freunde, Bekannte, Gemeindemitglieder) aufgeführt. Unklar bleibt, warum Herr T. keinen Besuch mehr bekommt.

Als Ressource wird aufgeführt, dass Herr T. „seine Einsamkeit mitteilt". In vielen Fällen stellt die Möglichkeit der Kommunikation schon selbst eine Ressource da. In diesem Fall scheint die Beschreibung keine Ressource zu sein, sondern eher eine Art des Hilferufs. Das Gefühl der Einsamkeit wird oftmals erst dann wahrgenommen, wenn sich diese über einen längeren Zeitraum vollzieht. Es ist deshalb nicht vergleichbar mit einem akuten körperlichen Ereignis wie z. B. Kopfschmerzen. Aus diesem Grund ist die aufgeführte Res-

Tab. 5.41 Herr T. Pflegeplanung in der Originalfassung.

Ressourcen und Probleme	*Ziel*	*Maßnahmen*
Problem: Die Frau von Herrn T. ist vor 2 Jahren verstorben und die Kinder leben alle im Ausland. Kein weiterer Besuch kommt aus dem früheren sozialen Umfeld. Er hat früher Briefe geschrieben. Jetzt nicht mehr. **Ressource:** Teilt mit, dass er sich einsam fühlt.	• Fühlt sich geborgen.	• Teilnahme an Aktivierungs- und Beschäftigungsangeboten auf dem Wohnbereich.

Tab. 5.42 Herr T. Fachlich korrekte Pflegeplanung.

Ressourcen und Probleme	*Ziel*	*Maßnahmen*
Ressource: Herr T. wird als sehr kommunikativ wahrgenommen und schreibt sehr gerne Gedichte. **Problem:** Seine Frau ist vor 2 Jahren verstorben und die Kinder leben alle im Ausland. Seit dem Einzug in das Pflegeheim am 15. Januar sind die Besuche von gleichaltrigen Freunden aufgrund der weiten Strecke stark zurückgegangen. Herr T. kann aufgrund seiner Gicht in den Fingern keine Briefe schreiben bzw. Briefe öffnen.	• Herr T. hat seine bestehenden Kontakte aufrechterhalten und neue Kontakte auf dem Wohnbereich gefunden.	• Herrn T. beim Schreiben von Briefen unterstützen und ggf. Text in eine E-Mail an seine Kinder übertragen, um die Kommunikation zu ermöglichen bzw. aufrecht zu erhalten. • Herrn T. beim Aufschreiben der Gedichte unterstützen. • Alle 2 Tage Gedichtlesungen von Herrn T. auf dem Wohnbereich für alle Pflegeempfängerinnen und -empfänger sowie Gäste planen und ermöglichen. **Einzelaktivierung:** • Mit einem zusätzlichen Betreuungsassistenten bzw. ehrenamtlich Engagierten 1 × pro Monat einen Ausflug in die Innenstadt organisieren, damit Herr T. seine Freunde im Café Fuchs treffen kann.

sourcenbeschreibung eher als ein Problem zu formulieren.

Pflegeziele

Wird die Zielformulierung „Fühlt sich geborgen" gewählt, muss zunächst geklärt sein, was der Pflegeempfänger darunter versteht. Wie in den vorherigen Fallbeispielen auch, muss – um das Ziel erreichen zu können – der Pflegeempfänger befragt werden können, ob er sich nach den eingeleiteten Maßnahmen auch „wohl fühlt". Wird dies verneint, muss entweder ein anderes messbares Ziel vereinbart werden oder über andere wirksamen Maßnahmen nachgedacht werden. In Ausnahmefällen kann dieses Ziel auch so beibehalten werden. Jedoch muss die Pflegebezugsperson zur Wirksamkeitskontrolle eine subjektive Einschätzung vornehmen. Diese Einschätzung ist entsprechend fehleranfällig.

Pflegemaßnahmen

Kritisch ist grundsätzlich zu hinterfragen, ob die geplanten Maßnahmen zur Zielerreichung beitragen. Die aufgeführten Probleme werden in der Maßnahmenbeschreibung gar nicht oder nur teilweise berücksichtigt (z.B. das Briefeschreiben). Ebenfalls muss geklärt werden, welche Aktivierungs- und Beschäftigungsangebote überhaupt passend für Herrn T. sind, um das gesetzte Ziel erreichen zu können.

5.4 Pflegeplanung richtig evaluieren – ein Beispiel

Eine Pflegeplanung muss immer aktuell mit der tatsächlichen Pflegesituation des Pflegeempfängers übereinstimmen. Verändert sich seine Gesundheitssituation, muss die Pflegeplanung entsprechend evaluiert werden. Und dies muss schnellstmöglich erfolgen.

Dabei muss insbesondere auf die Veränderung der Pflegesituation geachtet werden. Sind neue Probleme aufgetreten, die noch nicht bekannt waren oder ist vielleicht ein bisheriges Problem durch die veränderte Gesundheitssituation plötzlich irrelevant? Auch die Beurteilung der Wirksamkeit bisheriger Maßnahmen stellt eine wichtige Aufgabe in der Evaluation dar.

Im Folgenden stellen wir Ihnen die Evaluierung einer Pflegeplanung am Fallbeispiel eines Sturzereignisses vor.

Evaluation der Pflegeplanung am Beispiel eines Sturzereignisses

Jedes Sturzereignis stellt ein außergewöhnliches Lebensereignis dar und kann dazu führen, dass der Pflegeempfänger auch aus dem Leben „stürzen" kann.

Treten Stürze aufgrund der Gesundheitssituation des Pflegeempfängers und trotz umfangreicher Präventionsmaßnahmen immer wieder auf, kann dies im Extremfall dazu führen, dass Stürze – einmal oder mehrmals am Tag – für den Betroffenen und sein Umfeld normal sind. Ein Sturz kann aber niemals ein normales Tagesereignis sein. Aus diesem Grund ist nach jedem Sturzereignis erneut zu prüfen, ob es nicht doch Möglichkeiten gibt bzw. sich neue Möglichkeiten ergeben haben, um pflegerisch präventiv eingreifen zu können.

Im Folgenden zeigen wir die Schritte von der ursprünglichen Pflegeplanung über das Sturzereignisprotokoll bis hin zur Evaluation der Pflegeplanung auf.

Ausgangssituation

Besteht bei einem Patienten bzw. Bewohner ein Sturzrisiko, plant die Pflegebezugsperson auf Grundlage einer vollständigen Anamnese die pflegerischen Maßnahmen zur Sturzprävention in der Pflegeplanung (**Tab. 5.43**).

Das Sturzereignis

In unserem Fallbeispiel kam es am 09.08.2011 zu einem unvorhergesehen Sturz, der von einer Pflegeperson aus der Ferne beobachtet worden war. Das Sturzereignis wurde im einrichtungsinternen

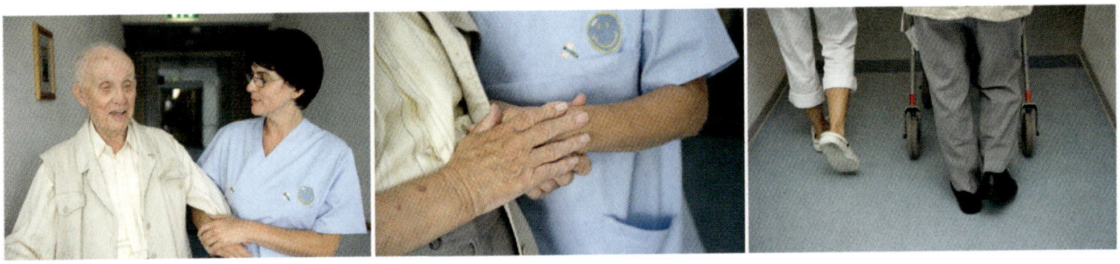

Tab. 5.43 Herr N. Pflegeplanung, Auszug vom 04.08.2011.

Ressourcen und Probleme	Ziel	Maßnahmen
Problem: Herr N. ist aufgrund zeitweiliger Kreislaufschwankungen hoch sturzgefährdet. Ursache unbekannt. Es kam bereits zu 2 Stürzen im Zeitraum vom 01.08.2011 bis 04.08.2011. Er ist nach pflegefachlicher Einschätzung sowie nach der Risikoeinschätzung Sturz erhöht sturzgefährdet. **Ressource:** Herr N. ist sich des Sturzrisikos bewusst und bittet aktiv um Hilfe, wenn er ein Schwindelgefühl verspürt. Er akzeptiert einen Gehwagen und Hüftprotektoren.	• Kein Sturz ist eingetreten.	• Nach morgendlichem Duschen Vitalzeichen kontrollieren. • Jeden Morgen für Herrn N. in der Mitte des Weges vom Zimmer bis zum Speisesaal einen Stuhl zum Ausruhen bei Bedarf aufstellen. • Herrn N. daran erinnern, dass er langsam aufstehen möchte, damit es zu keinen kurzfristigen Kreislaufveränderungen kommt. • Beim Anziehen der Hüftprotektoren unterstützen. • Gehwagen bereitstellen.

Sturzereignisprotokoll (**Abb. 5.4**) detailliert beschrieben. Aus der Beschreibung des Sturzherganges ergibt sich eine neue Informationslage für die Pflegesituation des Herrn N. Es muss angenommen werden, dass sich seine Sehfähigkeit im letzten Monat verschlechtert hat und dies die Ursache für das Sturzereignis war.

Aktualisierung der Pflegeplanung

Die Pflegebezugsperson muss schnellstmöglich die neue Pflegesituation fachlich bewerten und Maßnahmen zur Sturzprävention planen und einleiten.

Erforderliche Maßnahmen könnten z. B. sein:

- Im Gespräch nachfragen, wie es aus der Sicht von Herrn N. zu dem Sturzereignis kam.
- Abklären, ob Herr N. bereits eine Brille hat und diese evt. nicht aufsetzen möchte bzw. er vergisst die Brille aufzusetzen.
- Schnellstmöglich einen Termin beim Augenarzt vereinbaren, um die Sehstärke überprüfen lassen. Bei dieser Gelegenheit ist zu prüfen, ob bisherige Sehhilfen noch der aktuellen Sehstärke entsprechen oder ersetzt werden müssen.
- Angehörige und weitere Personen, die im Pflegeprozess eingebunden sind (z. B. Reinigungskraft auf dem Wohnbereich), über das Ereignis und die Maßnahmen informieren.

Evaluation der Pflegeplanung

Die Pflegebezugsfachperson wurde vom Augenarzt informiert, dass Herr N. an beiden Augen nur eine eingeschränkte Sehfähigkeit hat. Er kann inzwischen nur noch ca. 1 m weit scharf sehen. Diese neue wichtige Information wurde in der evaluierten Pflegeplanung aufgenommen und 2 neue präventive pflegerische Maßnahmen geplant, die ein erneutes Sturzereignis verhindern sollen. Die Risikoeinschätzung hat sich nicht verändert, da bereits vor dem Sturzereignis eine erhöhte Sturzrisikogefährdung bestand.

Pflegeheim Highlandview	Geltungsbereich: Pflege stationär
	Qualitätsmanagementhandbuch

Name des Bewohners:	*Ben N.*	Wohnbereich:	*2*
Datum:	*09.08.2011*	Uhrzeit:	*13 : 30*

Beschreibung des Sturzhergangs:

☒ Sichtweise eines Pflegemitarbeiter ☐ Sichtweise des Bewohners ☐ andere (z.B. Angehörige): ________

Herr N. ging mit seinem Gehwagen von seinem Zimmer zum Gemeinschaftsraum. Im Gang stand ein Warmhaltewagen für das Mittagessen. Er sah den Warmhaltewagen offensichtlich nicht bzw. zu spät und prallte mit voller Gehgeschwindigkeit an die Ecke des Warmhaltewagens. Herr N. ist daraufhin zu Boden geglitten. Eine Platzwunde an der Stirn war sofort sichtbar.

Sturz erfolgte beim:
- ☐ selbständigen Aufstehen/ Hinsetzen von einem Stuhl/ Bett
- ☐ Aufstehen/ Hinsetzen von einem Stuhl/ Bett mit anwesender Pflegekraft
- ☒ selbständigen Gehen
- ☐ selbständigen Gehen mit anwesender Pflegekraft
- ☐ sonstiges: ________________

Sturzort:
- ☐ Zimmer
- ☐ Gemeinschaftsraum
- ☐ Nasszelle
- ☒ Im Gang
- ☐ außerhalb des Hauses
- ☐ Balkon/Garten

Was trug der Gestürzte?
- ☐ Hausschuhe offen
- ☒ Hausschuhe geschlossen
- ☐ Turnschuhe
- ☐ Straßenschuhe
- ☐ rutschfeste Socken
- ☐ keine Schuhe
- ☒ Hüftprotektoren
- ☐ sonstiges: ____________

sofort erkannte Sturzfolgen
- ☐ keine Verletzung
- ☐ Schmerzen/ Körperteil: ____________
- ☒ Platzwunde/ Körperteil: ____________
- ☐ Platzwunde Stirn (zentral)
- ☐ Prellung/ Körperteil: ____________
- ☐ mögliche Fraktur: ____________

eingeleitete Maßnahmen
- ☒ Arztkontakt (Hausarzt/Facharzt); Anordnung: ____________
- ☐ Krankenhauseinweisung
- ☒ Krankenhauseinweisung ist erfolgt.
- ☐ Kein Arztkontakt ist erfolgt.
- ☒ Information Angehörige ist erfolgt.
- ☒ Information Pflegedienstleitung ist erfolgt.
- ☒ Aktualisierung der Maßnahmen in der Pflegeplanung zur Sturzprävention sind durchgeführt.
- ☐ Keine Aktualisierung der Pflegeplanung durchgeführt. Begründung im Pflegebericht.
- ☐ Verweis im EDV Pflegedokumentationsprogramm auf das Sturzereignisprotokoll ist erfolgt.

Datum/ Unterschrift Pflegeperson:

Abb. 5.4 Sturzereignisprotokoll vom 09.08.2011.

Tab. 5.44 Herr N. Pflegeplanung, Auszug vom 11.08.2011.

Ressourcen und Probleme	*Ziel*	*Maßnahmen*
Problem: Herr N. ist aufgrund zeitweiliger Kreislaufschwankungen hoch sturzgefährdet (Ursache unbekannt). Es kam bereits zu 3 Stürzen im Zeitraum vom 01.08.2011 bis 09.08.2011. Er ist nach pflegefachlicher Einschätzung sowie nach der Risikoeinschätzung erhöht sturzgefährdet. **Problem (aktualisiert!):** Herr N. hat eine eingeschränkte Sehfähigkeit an beiden Augen. Er kann nur ca. 1 m weit scharf sehen. **Ressource:** Herr N. ist sich des Sturzrisikos bewusst und bittet aktiv um Hilfe, wenn er ein Schwindelgefühl verspürt. Er akzeptiert einen Gehwagen.	• Kein Sturz ist eingetreten.	• Nach morgendlichem Duschen Vitalzeichen kontrollieren. • Jeden Morgen für speziell für Herrn N. in der Mitte des Weges vom Zimmer bis zum Speisesaal einen Stuhl zum Ausruhen bei Bedarf aufstellen. **1. neue Maßnahme:** • Gegenstände (Stolperfallen), wie mit ihm besprochen, aufräumen. Herrn N. Bescheid sagen, wenn keine Gegenstände mehr im Weg sind. **2. neue Maßnahme:** • Herrn N. nach dem Aufstehen von Bett oder Stuhl daran erinnern, dass er seine neue Brille aufzieht. • Herrn N. daran erinnern, dass er langsam aufstehen möchte, damit es zu keinen kurzfristigen Kreislaufveränderungen kommt. • Beim Anziehen der Hüftprotektoren unterstützen. • Gehwagen bereitstellen.

Beachten Sie die Dokumentationspflicht

Sind nach sorgfältiger fachlicher Prüfung keine neuen wirksamen Präventivmaßnahmen möglich, so muss auch dies in der Pflegedokumentation festgehalten werden. Nur so können die Pflegenden nachweisen, dass eine fachliche Bewertung tatsächlich stattgefunden hat, auch wenn keine neuen Maßnahmen ergriffen werden konnten. Denn im Rahmen der Evaluation der Pflegeplanung muss kontinuierlich bewertet werden, ob auch tatsächlich alle möglichen Sturzpräventionsmaßnahmen durchgeführt werden.

Wägen Sie gewissenhaft ab

Grundsätzlich ist immer abzuwägen, ob alle Präventionsmaßnahmen, die möglich sind, auch durchgeführt werden sollen. Denn so manche Maßnahme geht auch mit einer Einschränkung der Lebensqualität einher. Daher kann es ggf. auch sinnvoll sein, sich bewusst für ein erhöhtes Sturzrisiko zu entscheiden, wenn man damit wesentliche Aspekte der Lebensqualität erhalten kann.

Eine Frage der Lebensqualität. Die Pflegebezugsperson muss im gemeinsamen Gespräch mit dem Pflegeempfänger und den Angehörigen über das Sturzrisiko und mögliche Folgen informieren. Weiterhin muss sie über präventive Maßnahmen zur Sturzprävention beraten. Ziel des Beratungsgesprächs ist, dass alle im Pflegeprozess Beteiligten sich für einen gemeinsamen Weg entscheiden. Diese Vereinbarungen, z.B. welche Sturzpräventionsmaßnahmen durchgeführt werden sollen und welche nicht gewünscht sind, sollten in der Pflegedokumentation oder in einem Kurzprotokoll festgehalten werden.

5.5 Prozessorientiertes Planen in der Pflege – ein Ausblick

Die Bedingungen, unter denen Pflege praktiziert wird, haben sich in den letzten Jahren stark verändert. Der pflegewissenschaftlichen Weiterentwicklung steht in der Praxis eine zunehmende Arbeitsverdichtung bei steigenden Qualitätsansprüchen gegenüber. Gleichzeitig fehlen meist die finanziellen Ressourcen.

Auch die Pflegeplanung ist von diesen Veränderungen nicht ausgenommen. Eine Weiterentwicklung hat insbesondere im Umgang von Gefährdungspotenzialen und der Einbindung der Risikoeinschätzung in die Pflegeplanung als anamnestische Information stattgefunden. Dazu wurden in diesem Buch erste Ansätze einer modularen und fokussierten Pflegeplanung vorgestellt. Dieses Vorgehen könnte eine Grundlage für eine Weiterentwicklung in der Methodik der Pflegeplanung darstellen.

Pflegeprozessorientiertes Planen im Umbruch

In der Auseinandersetzung mit der beruflichen Realität wird deutlich, dass derzeit die pflegeprozessorientierte Planung in den Tätigkeitsbereichen der klinischen, stationären und ambulanten Pflege einen unterschiedlichen Stellenwert einnimmt. Im stationären und ambulanten Pflegebereich steht die pflegeprozessorientierte Planung deutlich mehr im Mittelpunkt der Aufmerksamkeit als im klinischen Alltag. Dies wird gefordert und gefördert durch

- eine konsequentere Umsetzung der nationalen Expertenstandards in der Pflege,
- eindeutigere gesetzliche Vorgaben,
- zunehmend steigende Reglementierungen des Medizinischen Dienstes der Krankenkassen und
- die Verpflichtung, einen pflegerischen Leistungsnachweis zu erbringen, der die entscheidende Grundlage zur Vergabe der Pflegestufe darstellt.

Im klinischen Bereich wird die pflegeprozessorientierte Planung eher stiefmütterlich behandelt. Vermutlich deshalb, weil die Erlösrelevanz derzeit eher nachrangig ist.

Im Hinblick auf die sich abzeichnenden, veränderten Rahmenbedingungen im Gesundheitssystem, einer zukünftig generalistisch gestalteten Pflegeausbildung sowie den fortschreitenden Entwicklungen in der Pflegewissenschaft wird es mehr denn je wichtig sein, in jedem pflegerischen Tätigkeitsfeld professionell planen zu können. Die nicht spezialisierte Pflegefachperson ist mit dieser Aufgabe im besonderen Maße gefordert, scheint vielleicht aber überfordert.

Experten gesucht

Für viele Spezialaufgaben innerhalb des Berufsfeldes wurden in den letzten Jahren Experten ausgebildet. So gibt es z. B. Stomatherapeuten, Wundexperten oder auch die Pain Nurse. Durch diese hochqualifizierten Fachkräfte gelingt es der Pflege, eine professionelle Dienstleistung in der gesundheitlichen Versorgung zur Verfügung zu stellen. Sie tragen mit dazu bei, dass Pflege als Profession wahrgenommen wird.

Um eine geplante Pflege auf höchstem Qualitätsniveau gewährleisten zu können, werden nach unserer Meinung dringend speziell qualifizierte Pflegekräfte benötigt. Deshalb stellt eine vergleichbare Spezialisierungsmöglichkeit zum „Experten für die pflegeprozessorientierte Planung" ein wichtiges Anliegen auf dem Weg zur Eigenständigkeit der Pflegeprofession dar.

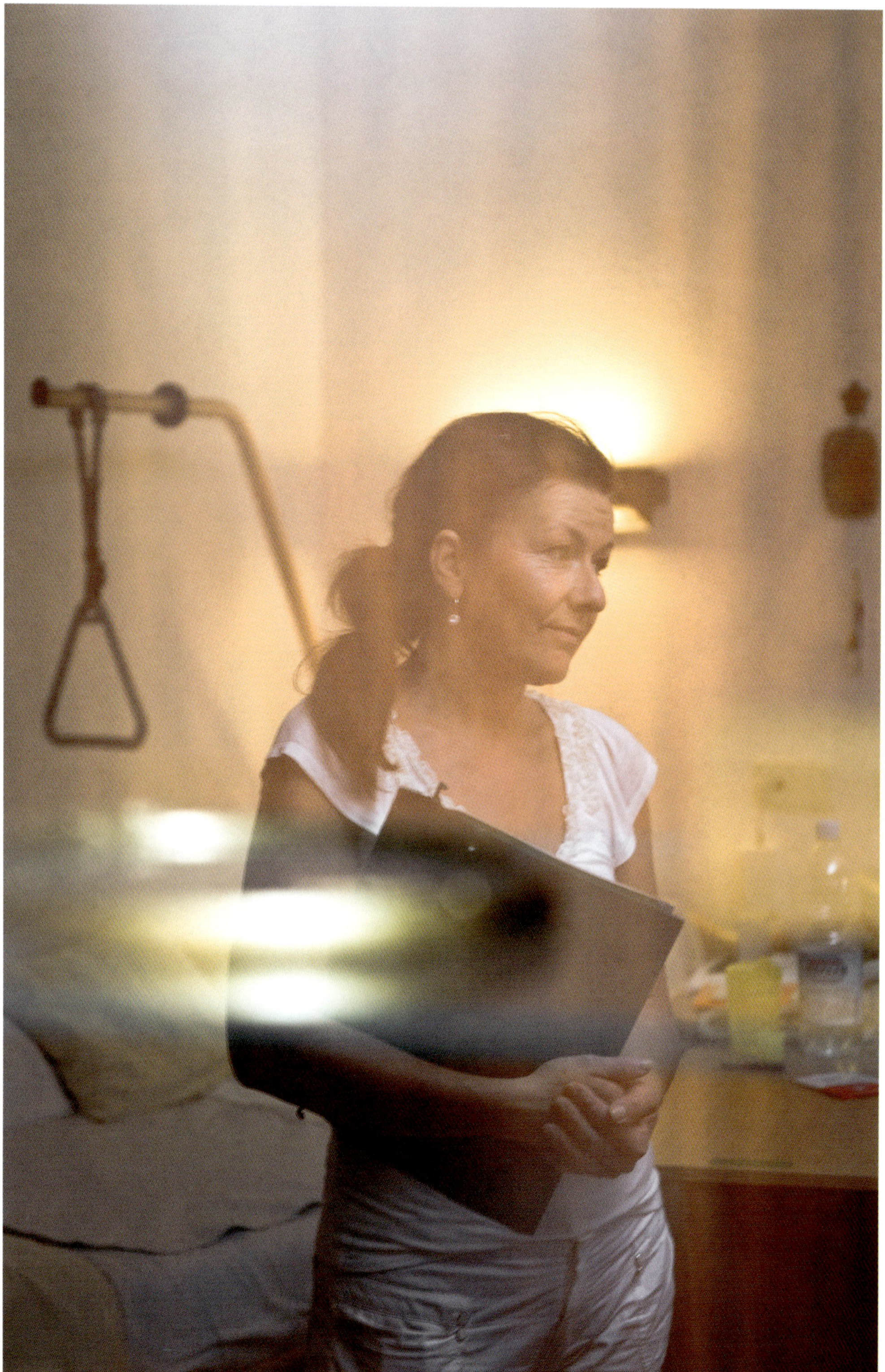

Anhang

Anhang

Literaturverzeichnis

Amt für Statistik und Einwohnerwesen, Hrsg. Stationäre Pflege in Freiburg. Belegungsveränderungen und Verweildauer im Jahr 2003. Im Internet: http://www.freiburg.de/servlet/PB/show/1156373/statistik_infodienst_2004-05.pdf; Stand: 12.06.2011

Arets J. et al. Professionelle Pflege. 3. Aufl. Huber: Bern; 1999

Buell EL. The case study: As a method of teaching students and graduates the principles of public health nursing. American Journal of Nursing 1930; 30: 399–407

Bischoff-Wanner C. Frauen in der Krankenpflege: Zur Entwicklung von Frauenrolle und Frauenberufstätigkeit im 19. und 20. Jahrhundert. 3. Aufl. Campus: Frankfurt; 1997

Braun U, Halisch R. Pflegeplanung als Arbeitsstil. Vincentz: Hannover; 1989

Buckley-Viertel D. Der Pflegeprozess in Klinikwissen. In: Frommelt M et al., Hrsg. Management Handbuch Pflege. medhochzwei: Heidelberg; 2011

Budnik B. Pflegeplanung leicht gemacht. Gustav Fischer: Lübeck; 1998

Bundesministerium für Gesundheit, Hrsg. Umsetzungsbericht des Beirats zur Überprüfung des Pflegebedürftigkeitsbegriffs. 2009 Im Internet: https://www.bundesgesundheitsministerium.de/uploads/publications/Umsetzungsbericht-Pflegebeduerftigkeitsbegriff_200905.pdf; Stand: 12.06.2011

Bundesministerium für Gesundheit. Aktivierende Pflege. Im Internet: http://www.bmg.bund.de/glossarbegriffe/aktivierende-pflege.html; Stand: 12.06.2011

BWKG e.V. Entwicklung wesentlicher Kennzahlen der Krankenhäuser in Baden-Württemberg seit 2000. Im Internet: http://www.bwkg.de/statistik/leistungsdaten/krankenhaeuser.html; Stand: 12.06.2011

Deutsches Netzwerk für Qualitätsentwicklung in der Pflege, Hrsg. Methodisches Vorgehen zur Entwicklung, Einführung und Aktualisierung von Expertenstandards in der Pflege. Osnabrück; 2011. Im Internet: http://www.dnqp.de/Qualimeth.htm; Stand: 12.06.2011

Deutsches Netzwerk für Qualitätsentwicklung in der Pflege, Hrsg. Nationaler Expertenstandard Dekubitusprophylaxe in der Pflege. Osnabrück; 2010. Im Internet: http://www.dnqp.de/; Stand: 12.06.2011

Deutsches Netzwerk für Qualitätsentwicklung in der Pflege, Hrsg. Nationaler Expertenstandard Schmerzmanagement in der Pflege. Osnabrück; 2005. Im Internet: http://www.dnqp.de/; Stand: 12.06.2011

Deutsches Netzwerk für Qualitätsentwicklung in der Pflege, Hrsg. Nationaler Expertenstandard Sturzprophylaxe in der Pflege. Osnabrück; 2006. Im Internet: http://www.dnqp.de/; Stand: 12.06.2011

Deutsches Netzwerk für Qualitätsentwicklung in der Pflege, Hrsg. Nationaler Expertenstandard Förderung der Harnkontinenz in der Pflege. Osnabrück; 2007. Im Internet: http://www.dnqp.de/; Stand: 12.06.2011

Deutsches Netzwerk für Qualitätsentwicklung in der Pflege, Hrsg. Nationaler Expertenstandard Ernährungsmanagement zur Sicherstellung und Förderung der oralen Ernährung in der Pflege. Osnabrück; 2009. Im Internet: http://www.dnqp.de/; Stand: 12.06.2011

Deutsches Netzwerk für Qualitätsentwicklung in der Pflege, Hrsg. Nationaler Expertenstandard Pflege von Menschen mit chronischen Wunden. Osnabrück; 2009. Im Internet: http://www.dnqp.de/; Stand: 12.06.2011

Donabedian A. Basic approaches to Assessment: Structure, Process, and Outcome In: The Definition of Quality and Approaches to its Assessment: Explorations in Quality Assessment and Monitoring. Volume Health Administration Press: Michigan; 1980

Fiechter V, Meier M. Pflegeplanung. Eine Anleitung für die Praxis. 1. Aufl. Recom: Basel; 1981

Fiechter V, Meier M. Pflegeplanung. Eine Anleitung für die Praxis. 9. Aufl. Recom: Basel; 1993

GKV-Spitzenverband, Hrsg. Gemeinsame Grundsätze und Maßstäbe zur Qualität und Qualitätssicherung einschl. des Verfahrens zur Durchführung von Qualitätsprüfungen nach §80 SGB XI in vollstationären Pflegeeinrichtungen vom 07.03.1996. Im Internet: https://www.gkv-spitzenverband.de/upload/QVvoll_442.pdf; Stand: 12.06.2011

Gemeinsame Grundsätze und Maßstäbe zur Qualität und Qualitätssicherung einschl. des Verfahrens zur Durchführung von Qualitätsprüfungen nach §80 SGB XI in der ambulanten Pflege vom 10. Juli 1995 (i.d.F. vom 31. Mai 1996). Im Internet: https://www.gkv-spitzenverband.de/upload/QVamb_440.pdf; Stand: 12.06.2011

Henderson V. The Nursing Process – Is the Title Right? In: Halloran EJ, ed. A Virginia Henderson Reader. Excellence in Nursing 1995: 199–212

Heimgesetz für Baden-Württemberg (Landesheimgesetz – LHeimG) vom 03. Juni 2008. Im Internet: http://www.biva.de/uploads/media/Baden-Wuerttemberg_LHeimG_03.06.08.pdf; Stand: 12.06.2011

Jung-Heintz H, Lieser A. Pflegeprozess – eine Methode geplanter und strukturierter Pflege. In: Thiemes Pflege. 10. Aufl. Thieme: Stuttgart; 2004

Kurtenbach H. et al. Krankenpflegegesetz mit Ausbildungs- und Prüfungsverordnung für die Berufe in der Krankenpflege. 5. Aufl. Kohlhammer: Stuttgart; 1998

Kußmaul J. Die modulare Pflegevisite. Ein Instrument zur Qualitätssicherung von Pflege- und Betreuungsleistungen mit statistischer Auswertung für den Pflegeprozess. Kohlhammer: Stuttgart; 2011

Krohwinkel M. Der Pflegeprozeß am Beispiel von Apoplexiekranken. Eine Studie zur Erfassung und Entwicklung Ganzheitlich-Rehabilitierender Prozeßpflege. Nomos: Baden-Baden; 1993

Krohwinkel M. Rehabilitierende Prozesspflege am Beispiel von Apoplexiekranken. Fördernde Prozesspflege als System. 3. Aufl. Huber: Bern; 2008

König P. Organisation und Planung von Pflege. Pflege heute. 3. Aufl. Urban & Fischer: Müchen; 2004

König J. Der MDK – Mit dem Gutachter eine Sprache sprechen. Schlütersche: Hannover; 2003

Mauksch I, Mauksch H. The Value of the Nursing Care Study. The American Journal of Nursing 1950; 50: 44–46

Medizinischer Dienst der Spitzenverbände der Krankenkassen e.V. (MDS). Grundsatzstellungnahme Pflegeprozess und Dokumentation Handlungsempfehlungen zur Professionalisierung und Qualitätssicherung in der Pflege. 2005. Im Internet: http://www.mds-ev.de/media/pdf/P42_Pflegeprozess1.pdf; Stand: 12.06.2011

Medizinischer Dienst der Spitzenverbände der Krankenkassen e.V. (MDS). Grundsatzstellungnahme Dekubitus. Medizinisch-pflegerische Grundlagen. Prophylaxe und Therapie. Bearbeitung von Behandlungs-/Pflegefehlervorwürfen. Juni 2001 Im Internet: http://www.mds-ev.de/media/pdf/P32_Dekubitus.pdf; Stand: 12.06.2011

Medizinischer Dienst der Spitzenverbände der Krankenkassen e.V. (MDS). Grundsatzstellungnahme Pflegeprozess und Dokumentation. Handlungsempfehlungen zur Professionalisierung und Qualitätssicherung in der Pflege. April 2005. Im Internet: http://www.mds-ev.de/media/pdf/P42_Pflegeprozess1.pdf; Stand: 12.06.2011

Medizinischer Dienst der Spitzenverbände der Krankenkassen e. V. (MDS). MDK. Anleitung zur Prüfung der Qualität nach §80 SGB XI in der stationären Pflege. 2. Ausg. 2000. Im Internet: http://www.kda.de/files/MDK-Anleitung-stat-07062000.pdf; Stand: 12.06.2011

Messer B. 100 Tipps für die Pflegeplanung in der stationären Altenpflege. Brigitte Kunz: Hannover; 2006

Messner B. 100 Tipps für die Pflegeplanung in der stationären Altenpflege. 2. Aufl. Brigitte Kunz: Hannover; 2009

Menche N. et al., Hrsg. Pflege heute. 4. Aufl. Elsevier: München; 2007

Mischo-Kelling M. Pflegewissenschaft 1. Pflegeprozess-System aufeinanderbezogene Handlungen. Studienbrief 7. Hamburger Fern-Hochschule: Hamburg; 2003

Müller E. Pflegewissenschaft 1. Einführung in die Pflegewissenschaft und Instrumente zur Analyse und Bewertung von pflegetheoretischen Modellen. Studienbrief 2. Hamburger Fern-Hochschule: Hamburg; 2003

Stewart IM, ed. The Hospital Head Nurse. 2. Aufl. MacMillian; New York; 1948

Pflege lernen. Im Beruf orientieren. Bd 1. Westermann; Braunschweig; 2008

Oelke U. In guten Händen. Bd 1. Cornelsen: Berlin; 2007

Schewior-Popp S, Sitzmann F, Ullrich L, Hrsg. Thiemes Pflege. 11. Aufl. Thieme; Stuttgart 2009

Spiegel online. Rückrufe kosten Toyota mehr als eine Milliarde Euro. 04.02.2010. Im Internet: http://www.spiegel.de/wirtschaft/unternehmen/0,1518,675874,00.html; Stand: 15.05.2011

Stiller S. Unterrichtseinheit Pflegeplanung. Optiplan GmbH: Düsseldorf; 1987

SGB XI §87a Berechnung und Zahlung des Heimentgelts

Von Stösser A. Pflegestandards. Erneuerung der Pflege durch Veränderung der Standards. 3. Aufl. Springer: Berlin; 1994

Reimer W, Füller F. Der Pflegeprozess: Theoretischer Hintergrund und Klassifikation mit Vorschlägen für die praktische Arbeit. Universitätsverlag Ulm: Ulm; 1998

Tanner C. Vorwort. In: Carnevali DL. Nursing care planning: Diagnosis and Management. Lippincott: Philadelphia; 1983

Veit A. Professionelles Handeln als Mittel zur Bewältigung des Theorie-Praxis-Problem in der Krankenpflege. Robert Bosch Stiftung, Hrsg. Reihe Pflegewissenschaft. Huber: Bern; 2004

Völkel I, Ehemann M. Spezielle Pflegeplanung in der Altenpflege. In stationären und ambulanten Einrichtungen. 3. Aufl. Urban & Fischer: Müchen; 2006

Wietek P, Velleuer HJ. Pflegeprobleme formulieren – Pflegemaßnahmen planen – Leitfaden zur Dokumentation. 7. Aufl. Recom: Fritzlar; 2001

Wieteck P, Hrsg. Handbuch für PKMS und PPR-A4. Kodierrichlinien und praktische Anwendung der OPS 9-20 hochaufwendige Pflege von Patienten. Recom: Kassel; 2009

World Health Organization, Regional Office for Europe. People's needs for nursing care: A European study: a study of nursing care needs and of the planning, implementation, and evaluation of care provided by nurses in two selected groups of people in the European region. WHO: Copenhagen and Albany, NY; 1987

Yura H, Walsh MB. The Nursing Process: Assessing, Planning, Implementing, Evaluating. Appleton-Century-Crofts; 1967

Bildnachweis

Fotos: Werner Krüper, Steinhagen
www.blickweise.de

Wir danken folgenden Institutionen für ihre Unterstützung:

- Herz-Jesu-Krankenhaus, Dernbach
- CBT Wohnhaus St. Monika, Sankt-Augustin
- Seniorenzentrum St. Peter, Mülheim-Kärlich
- Hilfe daheim, Mülheim-Kärlich
- Deutsches Netzwerk für Qualitätsentwicklung in der Pflege (DNQP)

Sachverzeichnis

F

G

H

I

K

L

M

N

O

P

Q

R

S

T

U

V

W